精神科學
與
近代東亞

王文基、巫毓荃　主編

中研院人文講座叢書總序

　　中央研究院自 2014 年 1 月起成立「中研院人文講座」，每學期為陽明大學的一、二年級同學開設六門課程，分別針對「社會與經濟」、「歷史與文明」、「科技與社會」、「藝術與文化」、「哲學與心靈」、「倫理與道德思考」六大領域，目的是建立國內人文教育的課程典範。我們認為，新世代的人才必須具備深厚的人文、社會學科素養。唯有具備人文素養的科技人才，才能帶領社會走向一個健康的方向。

　　至 2018 年 6 月為止人文講座共開設 48 門課程，參與開課的同仁達 39 位，其中包含 3 位院士，涵蓋了本院人文組 10 個研究所及 1 個中心。中央研究院對大學人文教育展現這種熱忱，希望可以刺激國內人文教育的發展，促成國人重視人文教育的重要性。由於黃進興副院長的協調，自 2017 年 9 月起臺北醫學大學與國防醫學院加入人文講座。我們提供一流的師資與中央研究院的院區作為教室，歡迎各校同學分享中央研究院的軟硬體資源。

　　中研院人文講座叢書的構想，來自於王汎森前副院長與數位資深院士的交談。院士們如劉兆漢先生鼓勵人文講座的授課同仁配合授課的機會，各自撰寫主題專書出版。錢穆先生在北京大學授課時據其授課講義完成專書《國史大綱》，院士們期待我們以此為理想目標，希望此叢書為中央研究院人文領域開創更長遠的意義。

編輯序言

　　這本書的編輯始於中央研究院社會學研究所蔡友月副研究員的發想。當時，友月正與陽明大學科技與社會研究所陳嘉新副教授共同編輯一本以精神醫學社會研究為主題的論文集，對於精神醫學人文研究充滿使命感的友月，提出了同時出版一本精神醫學史論文集的構想，期待藉以引發對此領域的興趣與關心，並帶動相關研究。因此，本書一開始便被設定是《不正常的人？台灣精神醫學與現代性的治理》一書的姊妹作，從而也將範圍限定於現代精神醫學的歷史，而不試圖涵蓋為數更多且已有豐碩成果的傳統醫學史研究。然而，與《不正常的人》一書集結首次出版的臺灣本地研究論文不同，本書乃是以東亞為範圍，挑選東亞各地學者以各種語言書寫且已發表的論文，將其翻譯為中文集結成書。做此選擇，一方面是希望能將東亞精神醫學史近年來蓬勃發展的狀況與重要研究成果，介紹給中文世界讀者，因此本書所挑選論文，除了徵詢作者意見請其選擇自己具代表性的作品之外，針對日韓學者的部分，也盡可能選擇原本以日文或韓文發表的論文，希望能讓無法閱讀上述語言或對日韓學界較少接觸的中文讀者，有機會認識了解日韓兩地的重要精神醫學史學者及其研究。另一方面，如本書導論所言，藉由集結東亞學者的研究成果，本書也希望能帶動對於東亞精神醫學史的意義——包括精神醫學史對於東亞的意義，以及東亞對於精神醫學史的意義——的關注與討論。

　　本書論文的選擇，盡可能達到學者所在地域與論文主題地域及年代的平衡，並且希望能充分反映近年東亞精神醫學史研究的多元關注。書中所觸及主題包括憂鬱症、神經衰弱、精神治療、創傷、戰爭精神醫學、殖民精神醫學、情緒史、宗教與心理學、跨國精神醫學、文化精神醫學及心理治療等。這些主題既是當今精神醫學史研究熱切關心的主題，同時也反映了精神科學在現代東亞的滲透普及與多重影響。本書譯者除語言能力外，多數具有相關訓練背景，以期能掌握脈絡使翻譯精準，且譯文皆經兩位主編審訂，期待能將錯誤降至最低。為避免造成誤解，全書專有名詞、人名、地名及機構名稱之翻譯力求統一，並盡可能附上原文或英文。其中，schizophrenia一詞，雖然近年來為去污名化，臺灣官方譯語改為「思覺失調症」，但考量到在本書各篇論文所關注之年代，東亞各地一般將仍其翻譯為「精神分裂症」，故本書仍統一使用「精神分裂症」。此外，原文注解與書目格式不一，為求統一，譯文皆將其改為《新史學》格式，除腳註外，另在文末附上參考書目。參考文獻基本上採用原論文的呈現方式，如直接以英文、日文、韓文或中文呈現，或是以羅馬拼音加以英文意譯方式呈現。考量到讀者對於韓文可能閱讀較有困難，在本書唯一一篇韓文論文中，附上韓文參考文獻題目的中文翻譯。若參考資料為中文，也在可確定範圍內，提供原中文文獻名稱。在少數情況中，原著所提供參考資料不夠完整或可能有誤，考量到考證困難以及新增錯誤的可能性，譯文採忠於原著之原則，致力將原著忠實翻譯，而不再增添資訊或逐一考證。

　　本論文集得以成書，需感謝各位作者慨然支持，從他們的回應，讓我們明確感受東亞精神醫學史研究並不是一個單純只

以地域界定的主題,而是一個意義正在日漸豐富深化的概念與研究領域。同時,必須感謝各文原出版者:包括日本青弓社、日本宗教學會、The Korean Society for the History of Medicine、Duke University Press、新史學雜誌、University of California Press、Cambridge Scholars Publishing、日本科學史學會、Sage Publishing、Taylor & Francis Group,同意讓我們使用該篇文章。此外,本書除一章外原作分別以英文、日文與韓文寫就,兩位主編希望向各篇章的譯者與校稿者致上敬意與謝意。近一半的譯者(王珮瑩、詹穆彥、林桂卉、湯家碩及張邦彥幾位)為先前或現下精神科學史領域的研究生,本書就此意義而言可稱得上是另一種集體合作的成果。透過此書,希望能號召更多學者從事相關領域的研究。編輯期間,受中央研究院及陽明大學合作執行的科技部「新世代跨領域科學人才培育計畫」下屬「醫療史研究群的建構與發展」計畫,及中央研究院人社中心「衛生與東亞社會」計畫經費補助。感謝科技部及中研院對醫療史研究的長期支持,以及臺灣醫療史研究群同仁們的鼓勵與協助。計畫助理楊力行、洪均燊、張良幾位在編輯、校對及出版過程中投入甚多,非言語足以表達謝意。

二十多年以來臺灣精神醫學歷史與當代研究已累積一定成果,本書及姊妹作《不正常的人?台灣精神醫學與現代性的治理》的問世即是例證。本書系除促進學界交流,與讀者攜手共探未來研究走向外,多少也為我們這一代人的努力留下紀錄。We few, we happy few, we bands of brothers(and sisters)。

目次

緒論

東亞及跨界視野下的
精神科學史

王文基

一、國際脈絡下的東亞精神科學史

約半世紀以來，包含精神醫學（psychiatry）、心理學
（psychology）、心理治療（psychotherapy）、精神分析
（psychoanalysis）等「精神科學」（*psy* sciences或*psy* disciplines）
的歷史研究發展蓬勃。在1960-1970年代反精神醫學運動（anti-
psychiatry）的時代氛圍下，當時與之後二十年間不少學者探討
精神醫學與權力的關係，省思精神醫學在鞏固社會現狀、排除社
會邊緣人上所扮演的角色。[1]隨著社會文化史的興起，更多學者則
將視野放寬，探究瘋狂、醫學知識與社會間的複雜關係。如羅
伊・波特（Roy Porter）等學者則強調跳醫者的觀點，由下書寫
醫療史（doing medical history from below），凸顯各時代及社會
關於瘋狂的特殊體驗。[2]包括躁狂、歇斯底里、創傷、多重人格、
憂鬱症等狀態或精神疾病在不同社會與歷史脈絡下的樣態，成為
學者顛覆現代人成見極佳的切入點。[3]精神醫學積極參與討論各類

1　Michel Foucault, *History of Madness*; Robert Castel, *The Regulation of Madness: The Origins of Incarceration in France*; Klaus Dörner, *Madness and the Bourgeoisie: A Social History of Insanity and Psychiatry*.

2　Roy Porter, "The Patient's View: Doing Medical History from Below," 175-198; Roy Porter, *Madness: A Short History*.

3　David Healy, *Mania: A Short History of Bipolar Disorder*; Andrew Scull, *Hysteria: The Biography*; Allan Young, *The Harmony of Illusions: Inventing Post-Traumatic Stress Disorder*; Ian Hacking, *Rewriting the Soul: Multiple Personality and the Sciences of Memory*; Allan V Horwitz and Jerome C. Wakefield, *The Loss of Sadness: How Psychiatry Transformed Normal Sorrow into Depressive Disorder*.

重要社會議題的歷史，長期受學界矚目。[4]精神醫學與西方帝國主
義擴張及殖民統治間的關係，研究頗多，成果已形成精神醫學史
重要的次領域（下文另將討論）。自然，梳理精神醫學的內在發
展或正確道路，依舊是若干研究者無時或忘的志業。[5]

　　心理學的史學研究，雖不若精神醫學史、瘋狂史受社會矚
目，其發展亦不遑多讓。針對機構與人物的傳統編年史作法早已
被專業心理學史學者所摒棄。[6]例如，柯特‧丹齊格（Kurt
Danziger）一系列關於實驗對象、心理學範疇的歷史研究，強調
心理學研究法、知識及討論課題的社會建構性，顛覆我們對人類
心理乃至心理學的許多假設，持續啟發後輩學者。[7]深受傅柯影響
的社會學家尼可拉斯‧羅斯（Nikolas Rose），則關注包括心理
學、犯罪學在內的現代精神科學如何成為社會治理個體，或個體
自我認識的手段（下文另將討論）。關於特定心理學家、心理科
學與社會關係的其他研究亦十分精采，不一而足。[8]單就英語世界
Journal of the History of the Behavioral Sciences 及 *History of
Psychology* 這兩份主流期刊的內容觀之，晚近學界處理的議題與

4　Ronald Bayer, *Homosexuality and American Psychiatry: The Politics of Diagnosis*;
　　Charles Rosenberg, *The Trial of the Assassin Guiteau: Psychiatry and the Law in
　　the Gilded Age.*

5　Edward Shorter, *A History of Psychiatry*; Edward Shorter, *How Everyone Became
　　Depressed: The Rise and Fall of Nervous Breakdown.*

6　E. G. Boring, *A History of Experimental Psychology.*

7　Kurt Danziger, *Constructing the Subject: Historical Origins of Psychological
　　Research*; Kurt Danziger, *Naming the Mind: How Psychology finds its Language*;
　　Kurt Danziger, *Marking the Mind: A History of Memory.*

8　Greg Eghigian et al., eds., *The Self as Project: Politics and the Human Sciences.*

內容甚為多元。如由美國心理學會出版之 *History of Psychology* 期刊過去數年專號便包括心理學史學史、心理學與女性主義、心理測驗、心理學與政治等諸多主題。

相對於精神醫學史與心理學史的多元發展，精神分析的歷史研究則自成格局。由於佛洛伊德學說自第一世界大戰之後便受國際矚目，特別是20世紀中葉成為主流的心理學理論及人文社會學說，關於佛洛伊德生平、學思歷程的研究自其過世後如雨後春筍般刊行。之後，其他重要精神分析師的學說，精神分析在各地的發展，乃至知名病患生平的研究也所在多有。精神分析史研究取徑上也有國別差異：例如法國學者多以採取概念史的方式處理精神分析的學說發展。[9]在精神分析遠非史學界及精神醫學主流的今日，研究明顯減少，但仍陸續出現。[10]在我們這個佛洛伊德不斷被心理學及社會媒體宣告死亡的年代，*Psychoanalysis and History* 期刊的持續出刊證明精神分析強韌的生命力。

由以上簡介可知，近年來精神科學史成果豐碩。相較之下，與東亞相關的研究較少，仍待開發。本書既以「精神科學與近代東亞」為題，其目的之一便在回顧既有與東亞相關的研究成果在國際學界中的地位，並探索未來可能的發展方向。受限於筆者專長及研究興趣，以下就過去十年內與東亞研究現況的評析，偏重

9　Lydia Marinelli and Andreas Mayer, "Editors' Introduction: Forgetting Freud? For a New Historiography of Psychoanalysis," 1-13; Patricia Cotti, "Towards a New Historiography of Psychoanalysis: In Defence of Psychoanalysis as Science—An Essay on George Makari's Revolution in Mind," 133-146.

10　舉例而言，最近法語及英語界的研究可見 Elizabeth Roudinesco, *Freud: In His Time and Ours*; John Forrester and Laura Cameron, *Freud in Cambridge*.

精神醫學、臨床心理學與精神衛生等領域。

　　整體而論，過去數十年間國際學界關於精神科學的史學研究主要以西方為中心。晚近視野逐漸擴及非西方世界，然東亞仍僅作為參照點。例如，Springer出版社約於十年前刊行的 *History of Psychiatry and Medical Psychology* 涵蓋瘋狂史、精神醫學史，以及重要概念與主題的討論，然而全書27個篇章並未論及非西方世界。2010年出版 *Transnational Psychiatries* 一書既然強調跨國比較，作法自然較具開展性。在常見關於英國、法國、德國與前殖民地的研究外，該書包含北中淳子（Junko Kitanaka）、鈴木晃仁（Akihito Suzuki）及橋本明（Akira Hashimoto）三位日本學者分別關於其本國鬱病、精神醫學療法以及家庭治療的研究。[11] 著名精神醫學史家與社會學家安德魯・史考爾（Andrew Scull）於2015年出版的 *Madness in Civilization*，可謂近十年來瘋狂史與精神醫學史的巨著。從標題可清楚得知，Scull試圖呈現出瘋狂與文明間的關係，特別強調各文明、時期以相當不同方式面對及處置瘋狂，而歷史不甚久遠的現代醫學僅是其中一種。該書處理的斷限與主題甚廣，包含古埃及到當代精神藥物學的興盛與困境。相較於之前同類型大部頭論著，*Madness in Civilization* 分配較多篇幅給非西方世界，包括傳統中國的瘋狂觀，20世紀中國社會中新舊概念與作法間的衝突，以及戰後日本精神病院的快速發展等。然因作者研究興趣之故，全書不免仍以西方為重。2016年，由殖民精神醫學史專家Waltraud Ernst所主編的探討精神醫

11　Waltraud Ernst and Thomas Mueller eds., *Transnational Psychiatries: Social and Cultural Histories of Psychiatry in Comparative Perspective, c. 1800-2000.*

學與工作之間關係的論文集，內容涵蓋區域亦廣，包括歐、美、亞等地。與尋常此類論文集較不同處在於該書也包括由橋本明與中村治（Osamu Nakamura）分別撰寫的日本案例。[12] 2017年由英國Routledge出版社出版、Greg Eghigian主編的 *The Routledge History of Madness and Mental Health* 可謂近年為精神醫學史定調的另一個嘗試。該書涉及議題不少，包括前現代與現代早期以降關於瘋狂及精神醫學的發展、瘋狂者經驗，以及療法史。在東亞方面，該書收錄鈴木晃仁利用精神病院病歷探討精神疾病、治療與日本當代文學的精采近作。[13]

　　如上所述，迄今英語世界精神科學史目光的焦點還是西方。這明顯涉及精神醫學史、心理學史、精神分析史作為專業領域的發展歷程。上述領域關於西方以外區域的討論，大多則以醫學、科學與西方殖民統治與帝國擴張的關係為主題。大多來自西方世界的學者透過實證研究，探究精神醫學、心理學在鞏固或顛覆殖民統治或帝國體制中所扮演的重要角色。總體而言，這類研究大部分仍環繞著西方精神科學專家、學說、機構在這段不算光榮的歷史中扮演的角色，或殖民政體下白人瘋狂者的體驗；不過，近來也有若干學者試圖呈現被殖民者對殖民的體驗、回應。[14]可惜

---

12 Waltraud Ernst, *Work, Psychiatry and Society, c. 1750-2015*.

13 Georg Eghigian, *The Routledge History of Madness and Mental Health*.

14 相關著作頗眾，文獻回顧可見Sloan Mahone and Megan Vaughan, *Psychiatry and Empire*; Richard C. Keller, *Colonial Madness: Psychiatry in French North Africa*; Warwick Anderson et al., *Unconscious Dominions: Psychoanalysis, Colonial Trauma, and Global Sovereignties*, 及 Will Jackson, *Madness and Marginality: The Lives of Kenya's White Insane*.

的是，殖民與帝國精神醫學史的主軸還是以受西方直接殖民的地
區為研究對象（特別是英屬非洲、印度及緬甸、法屬北非、美屬
菲律賓等），較少觸及西方擴張時期歐美與東亞各地間的關係。

　　若單就東亞研究在國際精神科學史中所占據的位置而論，上
文提及跨國比較晚近崛起的力道。而在此學術氛圍下，主要以日
本為主的東亞研究也被零星納入研究視野。此一現象自然跟精神
科學史研究領域的自我反省相關：學界以非西方案例作為參照，
或藉此「問題化」（problematize）或「地方化」（provincialize）
既有的西方中心論，或藉此顛覆傳統「西方相對於東方」（West
vs. East）此種二元對立的研究取徑。在此之外，最近國際學界
趨勢另有兩個現象亦值得一提。首先，上述著作在論及東亞時主
要以日本為例；此一現象顯示日本學者在精神醫學史領域累積相
當成果。他們在從事本國及國外案例研究之餘，也積極參與國際
對話。此外，或因日本過去精神醫學與社會發展的特色，包括橋
本明、鈴木晃仁與北中淳子等人的研究雖著眼於本國的經驗研
究，但主要還是以西方發展作為參照。例如橋本明一系列的研究
探討日本與德國之間精神醫學理論與技術的交流。[15]本篇收錄鈴
木晃仁關於休克療法的研究，也是以西方精神醫學療法發展作為
背景。持平而論，除晚近Janice Matsumura及橋本明關於日本帝
國境內精神醫學學說及精神醫療體系的跨界研究外，[16]相關學者

---

15 Akira Hashimoto, "Invention of a 'Japanese Gheel': Psychiatric Family Care from
　a Historical and Transnational Perspective," 142-171; Akira Hashimoto, "A
　'German World' Shared among Doctors: A History of Relationship between
　Japanese and German Psychiatry before World War II," 180-195.
16 Janice Matsumura, "The Politics of Manic Depression in the Japanese Empire";

的著作則較少觸及日本與其他非西方世界的關係。

二、近代東亞的精神科學史研究

從上文或可推知精神科學史研究在東亞各地發展程度不一。日本無疑領先甚多，無論就學者或成果數量而論。日本於1997年便成立精神醫學史學會，並刊行機關報《精神醫學史研究》。根據鈴木晃仁的觀察，早先日本研究作者多為執業醫師，讀者群也設定為圈內人。過去數十年間越來越多具有人文社會領域背景的學者加入，著重社會與文化層面的專論也多發表於非醫學類的學術期刊。[17]就研究現況而言，人物、機構與療法的討論一直為日本精神醫學史的特色之一。鈴木晃仁所謂瘋狂與精神疾病的社會文化史研究，以及精神疾病的當代研究，二者作為後起之秀，如今也已蔚為風潮。除上文提及的幾位外，兵頭晶子、佐藤雅浩、[18]中村江里等人晚近也備受學界矚目。至於專業的日本心理學史，大致也從1990年後期方才建制化：如日本心理學史專業期刊於1999年創刊。該國陸續也有以心理學史為博士論文主題

Akira Hashimoto, "Empire and Psychiatry: A Comparative Study on Mental Health Laws in the Former Japanese Colonies;" 橋本明，〈帝国と精神医療──旧日本植民地における精神病関連法制の比較研究〉。

17 Akihito Suzuki, "Review of Hyôdô Akiko 兵頭晶子, *Seishinbyô no Nihon kindai: tsuku shinshin kara yamu shinshin e* 精神病の日本近代：憑く心身から病む心身へ (*Mental Disease and Japanese Modernity: From the Possessed Mind/Body to the Diseased Mind/Body*)," 467-473.

18 佐藤雅浩，《精神疾患言説の歴史社会学──「心の病」はなぜ流行するのか》。

的發展，其中包括機構史與人物史以外的歷史研究。[19]

　　韓國方面，迄今關於精神醫學史的專業歷史論著數量較少。根據本書中呂寅碩的文章所示，此類研究主旨在於整理該國重要精神機構及相關學說的發展。由於神經精神科學引進韓國的歷程多少與日本殖民時期重疊，該國學者著重探討日人精神醫學所具有學術特色（德國影響）及殖民性質，如韓國民族性的科學建構，以及療法發展的局限等。[20] 在此類機構史與精神醫學概念史的基礎研究外，最近五年內也有令人欣喜的變化。劉峻（Theodore Jun Yoo）於2014年出版日帝殖民時期瘋狂史專書，除整理前人研究成果外，結合社會文化史與精神醫學史的取徑可謂開韓國瘋狂史研究的風氣之先。[21] Haeyoung Jeong同年發表的韓國精神治療史專論，則強調傳統韓國文化在精神醫學與臨床心理學發展中的重要性，亦值得學界留意。[22]

　　就中文世界而論，首先，中國國內的精神醫學史研究相較下尚待開發。迄今中國精神醫學史與瘋狂史領域的學者，除馬志瑩（Zhiying Ma）外，大多來自境外，且以美國居多。[23] 由於心理學

19　Tatsuya Sato et al., "History of 'History of Psychology' in Japan."

20　Sung Kil Min, Chang-ho Lee, and Kyubak Lee, "Research by Psychiatrists of Chosun Chongdokbu Hospital and Keijo Imperial University in Korea during Japanese Colonial Rule," 142-171; Sung Kil Min and Chang-ho Lee, "Research on Psychiatric Treatment by Psychiatrists of Chosun-Governor Hospital and Keijo Imperial University Hospital in Korea during Japanese Colonial Rule," 143-157.

21　Theodore Jun Yoo, It's Madness: The Politics of Mental Health in Colonial Korea.

22　Haeyoung Jeong, Archaeology of Psychotherapy in Korea: A Study of Korean Therapeutic Work and Professional Growth.

23　過去研究成果及最新研究現況，可見 Howard Chiang, ed., Psychiatry and

史在中國屬於正統心理學教育與研究的一部分，其發展相較蓬勃
許多。然因現代心理學強調應用、實證研究，就學術發展而言心
理學史的地位極其邊陲，相關學者甚為憂心。[24] 不過在《心理學
報》、《中國科技史雜誌》及其他大學學報上，過去二十年間也
出現有關清末至民國時期的扎實研究。例如閻書昌、范庭衛幾位
的研究把梳心理學論著，並使用書信、公文、影像等資料，探討
重要心理名詞的出現與翻譯，心理學前輩的學說發展，以及重要
機構的興建與運作等議題。[25] 高志鵬關於中共建政初期心理學巴
甫洛夫化的新作，在重要議題的開發上令人高度期待。[26] 在數十
年間未見心理學史專論新刊之後，2015 年底上海教育出版社刊
行閻書昌所著《中國近代心理學史（1872-1949）》一書，希望可
激起精神科學史的研究風潮。[27]

　　瘋狂與精神醫學史學研究在臺灣的發展，若不論精神醫學前
輩的整理，大致從 1990 年代中期開始。迄今發展或許可放在醫
學的社會文化史、醫學人文省思，以及包括醫學人類學、科技研
究（science studies）在內的廣義醫學社會研究（social studies of
medicine）等幾個學術趨勢下理解。既有研究多以中國、臺灣與
日本為研究範圍，此態勢相當反映臺灣特殊的歷史際遇；若放在
東亞精神科學史界觀之也可謂為特色。相關學者討論議題相當多

Chinese History。

24 如高峰強，〈心理學理論與史研究之尷尬地位芻議〉，頁 11-14。

25 見閻書昌（河北師範大學教育學院），范庭衛（蘇州大學教育學院）個人網頁。

26 Zhipeng Gao, "Pavlovianism in China: Politics and Differentiation across Scientific
Disciplines in Maoist Era," 57-85.

27 閻書昌，《中國近代心理學史（1872-1949）》。

元，涵蓋傳統中國瘋狂觀與療治史（陳秀芬），日治臺灣精神科學關於民族性的建構（巫毓荃），近代歐洲歇斯底里症狀史（陳嘉新），日治時期不良少年的誕生（王珮瑩），達悟人現代化過程中經歷的社會受苦（蔡友月），民國時期心理衛生與精神疾病觀的演變（王文基），20世紀前半葉日本神經衰弱與另類的精神療法（巫毓荃），戰後國際衛生合作下精神醫學與精神疾病範疇的發展（吳易叡），以及中國改革開放以來興起的心理治療風潮（黃宣穎）等主題。[28] 相較之下，臺灣方面關於心理學史、心理治療史、精神分析史的研究尚待開發。例如歷史學界未來或可多與包括本土心理學在內的其他領域互動。

　　我們可從幾個層次思考「精神科學與近代東亞」作為研究範疇及研究取徑的重要性。首先，東亞各國因地理與文化上的相近，互動頻繁，長期歷史與命運交織、糾葛。在此同時，各地發展又自有特色，實有比較研究的必要。[29] 就精神科學在20世紀的

28　傳統中國瘋狂與情志疾病史的研究，可見陳秀芬自博士論文以來一系列著作，http://www.history.nccu.edu.tw/people/bio.php?PID=56337，檢索日期：2017年08月22日。臺灣原住民精神疾病研究，見蔡友月，《達悟族的精神失序——現代性、變遷與受苦的社會根源》。日本精神療法史，見Yu-Chuan Wu, *A Disorder of Ki: Alternative Treatments for Neurasthenia in Japan, 1890-1945*。陳嘉新（〈歇斯底里烙印的歷史：從Charcot到Freud〉）則從醫學思想史及科技研究的取徑分析19世紀末，20世紀初歇斯底里烙印在不同精神科學典範間的軌跡。王珮瑩的碩士論文（〈日治時期臺灣「不良少年」的誕生〉）則處理日治時期精神科學與警政視野下的不良少年。其他文中提及臺灣學者處理的主題，可見本書所收錄由巫毓荃、王文基、吳易叡、黃宣穎撰寫之章節。

29　Daiwie Fu, "How Far can East Asian STS Go? A Position Paper," 1-14；王文基、劉士永，〈初診東亞的殖民、性別與現代性〉，頁7-21。

東亞發展而論，其中最明顯者，莫若20世紀前半葉中國、韓國
與臺灣的精神醫學或心理學深受日本影響。[30]而無論二戰之前或
之後，原本起源西方的精神科學知識、技術與制度，在東亞各社
會又開展出不同的形貌，有待由比較與跨界的視野加以分析。在
此同時，特別是日本等地精神醫學、精神分析與精神治療發展，
乃至處理情緒及心理衛生問題的態度，又深植於東亞乃至亞洲的
思想淵源（如儒學、佛學、神道等）。晚近若干人文社會學者倡
導「以亞洲作為方法」。東亞思想史及文化研究等領域在批判西
方中心論，促進東亞內部合作上已經營許久；[31]科學史與醫學史
領域就此論題晚近也多有發揮。[32]嚴格定義下的現代精神科學於
19世紀中葉逐漸傳至東亞，帶來不同以往的認識自我的樣式，
關注自我的技術，甚至持續創造出新的心理範疇、疾病實體以及
人己關係。相較於主要以「身體」為對象的東亞醫療史研究已累
積豐碩的成果，與心理、精神與自我相關的歷史研究亦值得學界
更多關注。至於東亞精神科學史方面因其研究議題的特殊性，在
「亞洲作為方法」的提點下是否能勾勒出不同的亞洲圖像，開展
出另類的方法，則有待同輩及後進學者繼續努力。

　　再者，如上所論，國際學界精神科學史主要仍以西方為重。

---

30 Geoffrey Blowers. "Origins of Scientific Psychology in China, 1899-1949"; Ho
　　Young Lee, "Past, Present and Future of Korean Psychiatry"；巫毓荃，〈「病態」
　　的民族──日治晚期台灣的民族性精神疾病史〉。

31 張崑將，〈關於東亞的思考「方法」：以竹內好、溝口雄三與子安宣邦為中
　　心〉；陳光興，《去帝國：亞洲作為方法》，頁259-288。

32 相關討論可見 *East Asian Science, Technology and Society* 期刊出版迄今的幾個
　　論壇。另見 Volker Scheid, "Constraint 鬱 as a Windows on Approaches to
　　Emotion-related Disorders in East Asian Medicine."

以東亞各地為研究範疇的學者，或將視野局限一地，或也習慣性的將西方作為參照點。透過本書，我們特別期望東亞學者（以及所有關切東亞的學者）能更了解區域內其他學者的研究。視野的擴大目的不在（或不只在）收羅更多可供比較、對照的案例，而是思索更多跨國、跨界研究的可能。如本書許多篇章所示，在精神知識與技術高度流動的年代，囿於一時一地的觀點已不再足夠。在體認到知識與技術移動軌跡的複雜、多樣與不可逆料，以及單一學者的能力與學識不足之餘，適足以促進東亞精神科學史研究者間的合作。

　　最後，既然科技研究倡議跟隨行動者，追索知識、技術與技術物移動的軌跡，以「近代東亞」為範疇，與其說將之作為目標，不如說是一個操作上的研究假定。換言之，研究者雖以東亞為起點，但視野不應該局限在東亞。本書11位作者皆有東亞背景，來自或原本來自日本、韓國與臺灣等地。此書就此點而言可謂東亞精神科學史近年來重要成果的集結。此一安排在思考以亞洲作為方法的可能的同時，並不試圖發展出一種「真正」帶有東亞特色的研究方法。在問題化「西方」的同時，也不該又落入將「東亞」本質化、抽象化的牢籠。強調以東亞作為視野及方法之餘，亦應省思精神科學史研究下「東亞」的意義與範疇。[33]

　　限於時間斷限、篇幅，再加上有區域平衡的考量，本書集結的內容不免有遺珠之憾。此外，本書設定讀者來自中文世界，因此收錄的文章大多原以外文撰寫。就主題而論，全書十一章大致

33　Harry Yi-Jui Wu and Wen-Ji Wang, "Making and Mapping *Psy* Sciences in East and Southeast Asia," 109-120.

可區分為三類。第一篇「近代的東亞」，探討精神科學在體現與
建構東亞現代性中所扮演的角色。第二篇「治理的東亞」則試圖
梳理精神科學與社會重整、帝國建構間的關係。最後，「移動的
東亞」則透過追隨精神科學知識與技術移動的軌跡，討論這些科
學與東亞本身具有的流動性。

三、近代的東亞

精神科學與「現代性」（modernity）間的關係，一直是精神
科學史學者專注的核心議題之一。上文提及傅柯與相關學者，透
過歷史與當代研究爬梳精神科學在形塑及鞏固現代社會秩序，打
造現代主體性過程中的角色。隨著現代化、都市化與工業化，精
神疾病與社會變遷間的關係，從 18 世紀以來便是醫界必須回應
的課題，這包括神經症，[34] 戰爭神經症，[35] 體質退化，[36] 優生學的發
展，[37] 現代性體驗 [38] 等等。若回到東亞的脈絡，最早由西方引進的
精神科學各自有其發展的軌跡。如許多論者所言，科學與醫學作
為 19 世紀中葉以來東亞各國推動現代化的重要機制。就此意義

---

34 Roy Porter, ed., *George Cheyne: An English Malady (1733)*.

35 Mark S. Micale and Paul Lerner, *Traumatic Pasts: History, Psychiatry, and Trauma in the Modern Age, 1870-1930*.

36 Daniel Pick, *Faces of Degeneration: A European Disorder, c.1848-c.1918*.

37 Robert Dowbiggin, *Keeping America Sane: Psychiatry and Eugenics in the United States and Canada, 1880-1940*.

38 Gemma Blackshaw and Leslie Topp, eds., *Madness and Modernity: Mental Illness and the Visual Arts in Vienna 1900*; Liah Greenfeld, *Mind, Modernity, Madness: The Impact of Culture on Human Experience*.

而言，科學史與醫學史對於了解近現代東亞社會的形貌實不可或缺。[39]而面對從西方引進的各項醫療制度、觀念與作法，東亞社會又各自其既有條件與資源的基礎上，開展出有別於西方的現代醫療體系。晚近學者關於種痘、痲瘋、結核病、中西醫論戰、傳染病等議題的研究清楚的開啟關於「現代性」概念的批判、反省與發揮。[40]不過在此同時，相較於防治重大傳染疾病的公共衛生，或與一般民眾日常生活的相關的其他醫學領域，東亞精神醫學與神經醫學所處的地位又更為邊緣。這些醫學除透過參與鼓吹心理衛生運動擴大其影響力與能見度外，常以處理社會邊緣人的方式回應隨著現代社會興起而來的種種問題。是故，若從瘋狂史與精神醫學史的角度書寫東亞近現代史，恐怕與其他醫療史（特別是公共衛生、傳統醫學等）的若干結論將有所不同。

　　本書〈鬱之病〉的前兩章節以日本為例，分別討論傳統概念在現代社會中的延續與轉化，以及「現代」與「科學」等概念具有的異質性。人類學家北中淳子的專論 *Depression in Japan* 探討「憂鬱症」此一新興疾病如何於 1990 年代在關心工作壓力與社會變遷等議題的日本找到生根落腳之地。該書內容豐富，取徑新穎，深獲學界好評，成為近年來東亞精神醫學研究的力作。[41]本書收錄的〈鬱之病〉一文為相關著作，著重討論過去日本數百年

---

39 相關論著見 Sean Hsiang-Lin Lei, *Neither Donkey nor Horse: Medicine in the Struggle over China's Modernity*；劉士永、王文基編，《東亞醫療史：殖民、性別與現代性》。

40 梁其姿，〈醫療史與中國「現代性」問題〉；Robert Peckham, *Epidemics in Modern Asia.*

41 Junko Kitanaka, *Depression in Japan: Psychiatric Cures for a Society in Distress.*

間從傳統醫學中「鬱證」到現代精神醫學下定義的「憂鬱症」間的變化過程。長久以來,「鬱」一字意指氣的鬱積、阻塞,同時也與強烈情緒所導致的七情之病相關。江戶後期(18世紀末)隨著「氣」的概念逐漸脫離與身體的關係,鬱也慢慢被「心理化」。之後,在包含蘭學的西學引進後,鬱與瘋狂的聯繫也幾經變化。受曾為西方醫學近千年主流的體液學說影響,鬱證曾與體液鬱積的「憂鬱」(melancholia)概念相關。19世紀初,瘋狂作為腦部疾病的觀念也被若干日本醫家引為重新解釋鬱證。19世紀末現代精神醫學的引入,以及當時強調國族健康的氛圍,鬱病則轉變成危害社會秩序的重度精神疾病,逐漸脫離傳統社會中因長年心勞導致的「氣鬱」概念。1960年代抗憂鬱劑的普及,使得憂鬱症又在精神醫師筆下成為輕微的精神疾病。北中除細數氣鬱至憂鬱症的歷史轉變,也關心民眾與疾病相關的體驗。隨著現代醫學影響無遠弗屆,一般民眾似乎已被剝奪使用日常熟悉語彙指稱身心不適的權力。由此角度觀之,北中的觀察可與國內讀者甚為熟悉的栗山茂久先生所主張的「身體感」研究相呼應。

　　相較於北中淳子探討概念與經驗的互構歷程,兵頭晶子所著〈大正時期的「精神概念」:透過大本教與《變態心理》之爭的考察〉一文主要從思想史的層次處理傳統與現代的問題。19世紀末,隨著各式精神科學及相關領域(包括精神醫學、變態心理學、精神研究〔psychical research〕、催眠術等)被引進日本,逐漸出現兵頭所謂的「心的領域」。但由於「精神」、「靈魂」與「心」是當時不少領域關注的焦點,當時討論又涉及醫學、宗教與司法等不同範疇,使得相關人士的論戰並不單純只是學理之爭,還包括科學與迷信、主流與異端,正常與異常間界線的攻

防。乍讀之下，兵頭的文章類似點將錄，列舉當時參與辯論的精
神醫師、心理學家、宗教家各自的立場；但該文事實上具有相當
深刻科學史學史的意涵。兵頭藉由爭議研究（controversy studies）
的手法，梳理當時論者各自關於精神、靈魂與心的理論假設與背
後動機；她一方面藉此凸顯當時「精神」概念所具有的複雜性與
異質性，另一方面也問題化論者常將此時爭論簡化為「科學」與
「迷信」間的二元對立。19世紀末關於精神、靈魂與心的爭議並
不始於日本，西方各國皆出現與日本類似的合作與爭辯。[42]不過
兵頭的研究凸顯出若干東亞的特色，包括源自傳統神道的新興宗
教如何挪用所謂「現代」的精神科學觀念以強化其合理性，以及
精神醫師、心理學家這些現代的社會工程師（social engineers）
如何與政府聯手壓制被視為異端的新興宗教等等。

　　延世大學醫史學科呂寅碩教授（Yeo In-sok）素以朝鮮傳統
醫學史及古希臘醫學史及哲學研究著稱，晚近部分心力也關注精
神科學與精神衛生的發展。[43]本書收入的〈世富蘭偲精神科的設
立與人道主義治療傳統的形成：以麥拉倫與李重澈的活動為探討
重心〉一文，主要從人物與制度史的角度梳理韓國近代傳教醫療
的發展及其本土化過程所具有的特色。呂寅碩的文章指出，從
19世紀末韓國簽訂不平等條約開港後，精神醫學主要沿著兩個
方向發展。日本殖民醫學主要以管理社會邊緣人的角度處置韓國

42　Janet Oppenheim, *The Other World: Spiritualism and Psychical Research in England, 1850-1914*; Heather Wolffram, *Stepchildren of Science: Psychical Research and Parapsychology in Germany, c. 1870-1939*; Andreas Sommer, "Psychical Research and the Origins of American Psychology," 23-44.

43　Min and Yeo, "Mental Health in Korea: Past and Present," 79-92.

的瘋狂問題，並以殖民者與文明先進者的眼光鄙視韓國文化。相較之下，創辦世富蘭偲聯合醫學校精神科的澳大利亞醫療宣教士麥拉倫（Charles I. McLaren）的論著便充滿人道主義。此一人道主義深受麥拉倫的宗教情操影響，以至於其對精神疾病與文化發展的詮釋模式更趨近於阿德勒（Alfred Adler），而非強調性與無意識的佛洛伊德。更多著墨心理層面的傾向也促使麥拉倫可以認可傳統社會習俗、日本殖民在引發朝鮮人民神經與精神疾病中扮演的角色。呂寅碩這部分的內容凸顯出日治韓國精神醫學的多樣性。文章的第二部分則以世富蘭偲精神科的韓籍畢業生的發展，闡述該單位日帝統治時期中提供的醫師養成訓練所具有的形貌。其中李重澈的學經歷程十分有趣。世富蘭偲畢業後，李重澈陸續又赴入京城帝國大學醫學部精神科、北平協和醫學院、九州帝國大學醫學部、澳洲等地研究或學習。此一豐富的跨國移動軌跡提醒我們應該以更廣闊的視野理解東亞精神科學的發展。雖然李重澈在二戰結束之前便英年早逝，但我們可合理的推測他在朝鮮本地、日本、中國與澳洲的經歷不同程度上形塑了殖民體制下精神醫學的發展。

　　黃宣穎的〈當代中國都會心理熱的出現〉一文，探討1990年代起中國社會對心理治療，或更正確的說，對學習心理治療的風潮。文中首先簡述「心理諮詢」一詞在中國的歷史，特別提及其所具有的社會與文化意義。從改革開放至21世紀初這段期間，因社會變遷所導致的自殺與精神疾病問題，再加上國際衛生組織對精神健康的重視，使得中國當局在政策上變得積極。心理諮商師於21世紀初得到勞動部認證，成為政府認可的職業。值得注意的是，此時中國政府與心理學界雖有志推廣心理諮商，但

存在結構性的限制。黃宣穎指出，就中國精神醫學與心理學發展
而論，心理諮商與精神治療長期未受重視。在短期之內需求大增
的狀況下，各式各樣的心理諮商訓練課程良莠不齊；課程逐漸主
要由私人興辦，心理諮商課程也成為商品。雖然整個顧客群的形
貌未明，但心理諮商成為不少人學習的課程。2004 年在中央電
視台十二頻道開始播出的《心理訪談》節目，更助長這股心理
熱。透過精神衛生專家訪談當事人，觀眾得以了解心理學在解決
心理問題，探究人類心理中可以扮演的功能。此外，許多受過接
受相關課程者積極投入2008 年發生的汶川地震救災活動。雖然
他們的專業能力不足以處理震後創傷，但在國家支持的志願服務
與愛國風潮之下，若干與「心理」相關的語彙更為社會大眾所
知。此後，各類源自國外或國內的訓練課程更方興未艾，心理熱
已成為黃宣穎所謂聚集多元利益與複雜成分的「社會世界」，包
含學習心理技術的中產階級婦女，以及傳授技術的男性大師們。
透過該文的分析，我們看到心理熱很大程度上雖與中國改革開放
下自由主義市場經濟的發展相關，但在其發展的過程中政府與精
神專業的角色也十分明顯。晚近中國政府與精神醫學界透過精神
衛生法等政策管制心理熱的走向，而政府也利用這些發展不甚成
熟的精神科學在若干機構中或對特定群體進行社會管理。在今日
精神科學於若干西方國家發展主要由專業與社會需求所主導，相
較之下這些科學在中國以相當具有當地特色的方式茁壯。

　　以上四篇文章從相當不同的議題與角度，記錄下精神科學在
近現代東亞社會中的歷程。其中值得更進一步發揮的主題甚多，
僅就一兩點說明之。首先，北中、兵頭，以及其他如巫毓荃、
Christopher Harding在內的學者反覆指出，雖然西學東漸及社會

的現代化，傳統價值觀及作法在東亞社會依然根深柢固。雖然觀念及作法的新舊交陳在全球各地皆有出現，但精神科學與所謂「傳統」概念的結合，且得到一定社會及學界認可，倒也未必常見。其中最知名的例子為結合佛學及西方精神治療原則的森田療法與內觀療法。[44]在日本發展精神科學的過程中，也出現佛學與精神分析的匯通上。例如「日本精神分析之父」古澤平作（1896-1969）提出「阿闍世情結」（Ajase Complex）的概念，強調母親在人格發展中扮演的核心性角色，以與提出弒父戀母「伊底帕斯情結」（Oedipus Complex）的佛洛伊德商榷。[45]這些例子一方面說明傳統價值觀在近現代日本社會依然具有高度影響力，另一方面也指出此一發展與20世紀初宗教復興脈絡下宗教與精神治療間的高度互動，[46]以及日本精神科學家在面對西方精神科學時所具有的文化自信心相關。相較之下，在五四運動引進「德先生」與「賽先生」，科學與玄學激烈論戰的時代氛圍之下，民國時期以西方為師的精神科學至少在學術場域中與傳統觀念的交流相較之下甚為有限。傳統價值觀與家庭結構甚至成為精神科學拆解與批判的主要對象。[47]日本與中國在同一個時期間發展道路的異

---

44 Yu-Chuan Wu, *A Disorder of Ki: Alternative Treatments for Neurasthenia in Japan, 1890-1945*, 187-243.

45 Keigo Okonogi, "Japanese Psychoanalysis and the Ajase Complex（Kusawa），" 350-356; Christopher Harding, "Japanese Psychoanalysis and Buddhism: The Making of a Relationship," 154-170.

46 Christopher Harding, "Religion, Psychiatry, and Psychotherapy: Exploring the Japanese Experience and the Possibility of a Transnational Framework."

47 王文基，〈心理的「下層工作」——《西風》與1930-1940年代大眾心理衛生論述〉。

同，值得深入探究。

　　其次，呂寅碩及黃宣穎的文章說明東亞的政治與社會生態促使精神科學開展出特殊樣貌。西方傳教醫學與日本現代神經精神醫學整體而言雖然都是帝國擴張的產物，但其發展方向，以及其對韓國人民的形構，差異頗鉅。而在被殖民的情境下，本土的精神科學專家亦能利用可取得的資源，分別為精神科學及現代韓國社會規畫出發展方向。黃宣穎筆下的心理熱，鮮明的勾勒出我們在其他議題上反覆觀察到的政府高度介入與市場經濟蓬勃發展的中國特色。心理熱開啟了更為多元關注現代自我的可能性，但在此同時國家與精神科學專家們對於社會與個人之間的關係與分際，乃至精神專業的看法，又深刻引導、調控了這些可能性。

四、治理的東亞

　　迄今討論精神科學與權力關係最知名的學者，莫過於法國思想家傅柯。在較早期作品中，他強調現代社會如何透過包括精神病院的機構，以及精神醫學、犯罪學、精神醫學、性學與精神分析在內的科學知識，維持社會治安，管理個人的身體與人群。1970年代及之後，他更指出各式精神科學在形塑所謂「心理人」（homo psychicus）中所扮演的積極角色：在所謂自由民主的社會中，精神科學所具有的主要功能不在於規訓個人的身體與心理，更多的成為個人理解與自我相關的一切事物的不二法門。[48] 此一論點在傅柯及後續如羅斯等學者的闡釋下有了更多發揮。透過精

48　Michel Foucault, *Psychiatric Power: Lecture at the Collége de France.*

神科學的知識與方法,個人得以關注及管理自己,而在此同時社
會也可以依照其需求透過各式精神技術與知識,治理個體,進而
治理社會。就此意義而言,現代社會中出現許多與精神科學相關
的治理手段與治理對象;前者包括各式精神科學的知識、技術與
研究方式,後者則包括各式層出不窮的心理學範疇,正常與不正
常的區隔,人生目標的確立等等。[49]

就精神科學史研究的範疇而論,在傅柯的取徑之外,另一探
討知識與權力關係成果豐碩的研究領域便是為殖民精神醫學史研
究。上文已簡介晚近研究成果,不再贅述。

總的來說,對傅柯而言,精神科學之間的差異並非是關切的
焦點,他更在意的是知識背後的整體語法結構,關於主體的形
塑,以及其與權力間的糾葛。本書第四篇的〈民國時期的神經衰
弱與精神科學的興起〉一文,作者王文基以神經衰弱的論述與治
療為例,強調20世紀前半葉精神科學理路上的差異,以及各家
理論背後在治理中國社會上所提出方案之間的不同。以生物決定
論為立論基礎的德日學派強調各類社會病態對國家體質的摧殘,
鼓吹在個人在婚配、日常生活與行為舉止上的嚴格管理,以及國
家政策上的配合。這「強國保種」的呼籲基本上依循19世紀末
與20世紀初的國際風潮。相較之下,動力學派則著重環境、生
理與心理的交互影響,著重個人心理與人格的改造,並在五四運
動的時代氛圍下鼓吹改革整體社會結構與家庭關係。就此點而
言,精神科學的內容與清末以降的中國社會與思想脈動息息相

---

49 Nikolas Rose, *Governing the Soul: The Shaping of Private Life*; Nikolas Rose,
Inventing Ourselves: Psychology, Power and Personhood.

關，都試圖提出治理個體、社會及國家的建言。在凸顯民國時期精神科學不同的知識系譜與社會想像之餘，王文基也將此學說上的多元發展放在當時中國社會受不同外國勢力籠罩的情境之下進行分析。一如本書其他幾個篇章所言，在此特定政治情勢下，知識並非單向的從西方或日本流動至政治與學術發展上的邊陲，而位於邊陲的精神專家們僅能被動接受外來的知識與技術；若干中國的知識菁英相當具有反思性的強調精神科學應有其社會文化特殊性，且必須符合在地的需要。另外值得一提的是，迄今關於神經衰弱在中國發展的討論皆反覆強調傳統醫學觀念在建構神經衰弱知識與體驗中所扮演的核心性角色。相對之下，王文基系統性整理此時相較邊緣的精神科學在面對此一流行疾病上所採取的行動策略，可謂呈現出此時醫療文化中另一個值得探究的面向。

　　情感史（history of emotions）的研究晚近受到國際學界重視，東亞方面的研究數量雖少，但也逐漸累積若干優秀的成果。本書中收錄兩篇可歸類為情感史的文章，且都與日本帝國擴張這個持續牽動東亞神經的議題相關。環繞巫毓荃碩士論文〈「病態」的民族〉的一系列研究，探討在日治臺灣所操作的精神科學如何建構、標定出在臺日人、臺灣人與原住民等不同群體的民族特徵，以及在殖民情境下各自所具有特殊體驗、心理結構與精神疾病。[50]其中以日治時期心理學實驗為題的歷史研究，點出十分值得深思的現象：臺灣帝國大學心理學教室以臺灣原住民為主要研究對象，而這特殊的選擇與當時日人理番的政治需要密切相關。例如，臺灣帝大心理學教授飯沼龍遠的研究特別凸顯原住民

50　巫毓荃，〈「病態」的民族──日治晚期台灣的民族性精神疾病史〉。

情感的強烈性與意志的固著性，這必須放在1930年爆發霧社事件這所謂最嚴重的「番害」事件的脈絡下予以理解。〈消失的憤怒——日治晚期藤澤茽的原住民心理學實驗〉一文的重點為心理學助教藤澤茽所設計的關於憤怒的社會心理學實驗。文中指出，藤澤茽利用來自西方社會心理學模式所設計出的實驗室，與原住民所處的殖民情境具有相當的相似性：兩者皆是封閉的空間，而無論是受試者或原住民都被要求完成幾近不可能的任務。有趣的是，在藤澤茽實驗空間中，實驗者與受試者在真實生活中又是殖民者與被殖民者的關係，這無可避免左右了受試者／原住民的情緒反應。原住民在實驗室中的冷靜自持，甚至挑戰了作為殖民者的日人心理學家原本的實驗假設（原住民缺乏理智，容易情感爆發）。藤澤茽的實驗設計反覆彰顯出他無法意識到科學實驗本身具有殖民特性，以及他與受試者之間所具有的政治張力。巫毓荃藉此深入的個案研究凸顯日治時期精神科學成為治理體制的一環，具有高度的政治與社會功能。

　　劉峻最近出版的專論 *It's Madness: The Politics of Mental Health in Colonial Korea* 探討日治下韓國精神疾病所具有的豐富面貌，頗受學界矚目。[51]該書首先記錄19世紀末以前韓國社會既有的價值與知識傳統，包括薩滿、中醫、韓醫乃至受儒學影響甚深、階層秩序嚴明的人際關係如何影響韓國人認識及處置瘋狂的方式。19世紀末主要由美、英、澳引介的傳教精神醫學，將宗教融入其對瘋狂的治療之中，後來並發展中極具特色的人道主義精神。同一時期，透過日本殖民統治引進並成為主流的神經精神

51　Theodore Jun Yoo, *It's Madness: The Politics of Mental Health in Colonial Korea.*

醫學，由於受到德國醫學強調實驗室研究的影響，則從早期的提供治療服務，轉變到專注於診斷，科學研究，以及環繞著優生學與種族論述的精神衛生宣傳。此一觀察多少彰顯了橫跨日本帝國範疇內醫學的某個特色：其學院醫學強調科學研究的傾向。[52] 此外，全書各章節皆反覆指出韓國傳統概念與作法依然相當程度的左右當地社會認識與處置瘋狂的方式。本書所選譯的〈情緒的文化政治〉一章，則以報章雜誌、文學作品、電影及司法案件記錄等史料，深刻的描繪韓國社會在面對殖民統治與現代生活時的精神圖像。劉峻這項研究有兩個鮮明的特點。首先是韓國「情緒政體」的歷史轉變，特別是其與殖民統治間的關係。長久以來，韓國的情緒政體或情緒結構深受儒家思想及僵固的社會結構所影響，強調人際關係中的位階、分際，以及群體對個體的約束力。在 It's Madness 一書著重分析的20世紀前半葉，韓國社會面臨一連串的變遷，包括日本殖民，現代化，隨著現代化而來的社會經濟結構改變，精神科學的引入，新式呈現自我的形式出現，以及某種程度個人主義的興起。劉峻細緻的文本分析指出，若干韓國人民持續透過原有的情緒建構，包含「情」、「面子」、「羞愧」、「恨」等，面對高壓異族統治與巨大社會變遷。但在此新舊意義與體驗交雜之際，韓國人的情緒，乃至對於個體與群體之間的關係，也起了轉變。當時社會中層出不窮關於自殺、精神疾病與其他社會病態的描述，便成為作者研究殖民體制下情緒政體複雜性的切入點。該文另一個值得一提的特點在於分析的對象從

---

52 王文基、王珮瑩，〈隔離與調查──樂生院與日治臺灣的癩病醫學研究〉，頁61-123。

長期以來讀者較熟悉的知識分子，擴展到女性、底層人民等群體。此一研究取徑彰顯出就殖民現代性的體驗而論，不同的社會群體間有其共同性與差異性。這部分的分析無疑的豐富了我們對東亞情緒史與心理結構史的了解。

　　本篇三個案例處理的議題差異雖大，但皆論及近代精神科學在管理自我與社會上扮演的角色。這些精神醫學與心理學論述雖然主要處理的仍是心理、精神層次的問題，但始終都內含關於人際關係、社會構成與國族建構的規畫。王文基提及與神經衰弱有關的心理衛生論述積極參與民國時期國族及社會改造運動，巫毓荃關切殖民心理學作為建構民族性的工具，以及劉峻顯示精神科學在韓國情緒政體轉變中所扮演的角色，都呈現出精神科學作為治理技術的性質。然而在此同時，三份研究也都不約而同的觸及這些科學所可能產生的社會影響力。相較於中醫及一般醫普知識，民國時期與神經衰弱相關的心理論述始終位處邊緣。臺灣原住民反覆誤解藤澤茽的心理學實驗設計，但又精確的判讀出科學研究與殖民統治間的緊密關聯。現代的精神醫學知識成為殖民治理與韓國現代化的媒介，但在殖民政府不願提供資源建設基礎精神衛生設施的情況之下，終究只不過是此時韓國人民理解瘋狂的資源之一，遠非主流。羅斯強調，他所關切的是精神科學在所謂「西方民主社會」中所扮演的角色：精神醫學似乎已經成為西方人追求「獨立」、「自由」、「民主」、「幸福」等價值的主要管道。[53] 然而放在東亞的脈絡下，從何時開始我們可以說精神科學成為認識

53　Nikolas Rose, "Power and Subjectivity: Critical History and Psychology"; Nikolas Rose, "Psychology as a Social Science."

及治理東亞自我、東亞社會的重要媒介？就什麼意義，在什麼程度上我們可以評斷東亞從19世紀中葉以來被心理學化、精神化的趨勢？這些精神科學又帶有東亞社會各地的哪種特色？精神科學、權力與東亞主體性之間又開展出哪些交頸纏繞的關係？

五、移動的東亞

隨著國際學界發展，跨國與跨界研究數十年來早已成為國際學界的研究趨勢。例如後殖民研究為批判西方知識與文化霸權，問題化所有既有的政治、地理、學術、認同疆界。[54]隨著19世紀國族主義及帝國主義興起而出現的國族與帝國疆界，成為這些論者質疑的焦點之一。近年來世界史、全球史的發展，在在提醒若不加省思的以現今國族國家為分析範疇的研究，將無法掌握現象的全貌。而近代社會全球化的發展，商品、科技物、疾病、知識、人員，乃至文化及價值觀的跨界移動，也促使科學史、醫學史及科技社會研究者在研究視野上更具彈性。[55]科技研究學者則強調如實的（naturalistically）研究科學活動，記錄科學家及科學物實際移動的軌跡，分析知識所具有的在地特色，並拆解若干科學知識獲得普遍性的過程與條件。[56]

---

54 Edward Said, *Orientalism*.

55 Simone Turchetti, Néstor Herran and Soraya Boudia, "Introduction: Have We Ever Been 'Transnational'? Towards a History of Science across and beyond Borders."

56 Diarmid A. Finnegan, "The Spatial Turn: Geographical Approaches in the History of Science," 369-388; James Secord, "Knowledge in Transit," 654-672; Marwa Elshakry, "When Science Became Western: Historiographical Reflections," 98-109.

傳統以來常以特定人物、地區、理論為探討對象的精神科學
史研究，自然無法自外於這股跨界的趨勢。有鑑於精神分析在全
球的廣泛流行，從國際流動及在地知識生產的角度書寫精神分析
史不令人意外。*The Transnational Unconscious* 一書特別涵蓋傳統
上學術邊緣地區（如荷屬東印度群島、南美等）的精神分析史，
並強調學術與政治邊陲與中心之間知識間雙向移動，對東亞的讀
者而言相當具有啟發性。[57]精神醫學史界晚近也強調跨國研究的
重要性。上文曾提及的由 Waltraud Ernst 與 Thomas Mueller 主編
的 *Transnational Psychiatries* 論文集即是一例。兩位編者特別強
調應對個案研究進行系統性的比較，並關注知識、技術與組織上
的移動過程。最近由王文基及吳易叡兩人為 *East Asian Science,
Technology and Society* 期刊客座主編的「跨國精神科學」專號，
則希望將科技研究、科學史及醫療史越來越受到重視的跨國取
徑，帶入東亞及東南亞精神科學史領域中。[58]晚近以亞太為討論
範圍的心理衛生發展研究則特別強調，由於曾受殖民的共同歷史
經驗，戰後國際組織推動的健康政策的影響，疾病與診斷分類系
統的國際化，以及西方精神醫學在全球具有的霸權地位，都使得
各地心理衛生的發展無法自外於國際趨勢，也因此跨國與跨文化
的取徑變成必要。[59]

---

57 Joy Damousi and Mariano Ben Plotkin, eds., *The Transnational Unconscious:
Essays in the History of Psychoanalysis and Transnationalism.*

58 參見 https://www.dukeupress.edu/transnational-psy-sciences-in-east-and-southeast-
asia，檢索日期：2017年08月25日。

59 Milton Lewis and Harry Minas, "Why Historical, Cultural, Social, Economic and
Political Perspectives on Mental Health Matter."

在本書第七篇的〈全球理論，在地實作：日本精神醫學中的休克療法，1920-1945〉一文中，鈴木晃仁探討日本採用新式精神醫學療法所具有的在地意義。19世紀末，20世紀前半葉，就科學醫學的發展而論，日本可謂亞洲的領頭羊，若干領域甚至可與西方一較長短。就此點而論，1920、30年代包括胰島素休克療法在內的新療法在各國間的流動，自然帶有學術國際主義的性質。鈴木在認識到醫學發展的共通性之餘，也特別彰顯日本精神醫學史發展的特色。在日本素來重視科學研究的心態下，精神醫學界對國際學界的脈動亦步亦趨，在極短時間內使用當時最新療法。有趣的是，此時歐美若干國家大規模興辦精神病院及療養院，但日本官方在精神衛生設施上投資甚少，由中央或地方政府設置的官立精神病院數量不多。1930、40年代絕大多數的精神病患由家庭及社區照料，而少數住院病患中有極高比率被收容於私立精神病院。這表示日本精神醫學界在知識層次（科學醫學的發展）與實作層次（病患的照料與診治）上有相當的差異，他們高度選擇的面對現代精神醫學的發展。既然私立療養院的院民多半為自費入院者，此時所費不貲且需不少專業醫療人員方能施行的胰島素休克療法（Insulin Coma Therapy 或 Insulin Shock Therapy）的使用便受制於鈴木所謂的「醫療市場經濟」。精神病院此時因新療法的引入得以擺脫拘禁社會邊緣人的印象，往主流醫學靠攏。然而由於胰島素休克療法所需資源與人力甚多，使得這些此一療法主要僅限於經濟優勢者所用。鈴木將病患家屬的心態與利益、其社會階級，以及其所謂「治療的經濟學」帶入精神醫學史的討論，反應出其社會文化史的鮮明走向。一如鈴木的博士論文及專論 *Madness at Home* 一書中強調精神醫師、病患與病

患家屬間的互動，[60]〈全球理論，在地實作〉一文在陳述精神醫學知識與技術發展的重要性外，也試圖凸顯精神醫師與病患家屬之間利益的協商與結合。

　　過去數十年間，創傷（trauma）成為精神醫學史中重要課題。在鐵路旅行、工業傷害以及兒童性侵害之外，因戰爭（特別是兩次世界大戰與越戰）所造成心理與生理的損傷成為許多研究者關注的焦點。這些多半以西方社會研究對象的論者或是從心理層面探討社會變遷造成的影響，或是藉由書寫創傷的概念史以凸顯精神科學如何持續且高度的參與各類重要社會議題的形構，或是探討精神科學在重新界定自我認識與經驗時所扮演的核心性角色。[61]在東亞部分，吳易叡晚近也為文，探討戰後初期臺灣精神醫學界如何利用混雜的醫學語彙及概念框架，了解因二二八事件及國共內戰後大規模遷臺等重大歷史事件所造成的集體心理創傷。[62]若我們從這個強調創傷概念的「建構性」的學術脈絡下閱讀中村江里的〈日本「隱形」的戰爭創傷：醫學、社會與軍陣精神傷患〉一文，便可觀察到其所強調的日本特色。日本從19世

60　Akihito Suzuki, *Madness at Home: The Psychiatrist, the Patient, and the Family in England, 1820-1860.*

61　Allan Young, *The Harmony of Illusions: Inventing Post-Traumatic Stress Disorder*; Mark S. Micale, and Paul Lerner, *Traumatic Pasts: History, Psychiatry, and Trauma in the Modern Age, 1870-1930*; Paul Lerner, *Hysterical Men: War, Psychiatry, and the Politics of Trauma in Germany, 1890-1930*; Ian Hacking, *Rewriting the Soul: Multiple Personality and the Sciences of Memory.*

62　Harry Yi-Jui Wu, "A Charted Epidemic of Trauma: Case Notes at the Psychiatric Department of National Taiwan University Hospital between 1946 and 1953."

紀末起至21世紀初天災戰事不斷，但直到1995年政府才正式接受創傷的概念及「創傷後壓力症候群」（Post-traumatic Distress Disorder）此一臨床範疇。著眼於「創傷」概念在19世紀末便已出現在國際學界，以及從日本近代史中接連參與的多場大規模戰爭，中村試圖解答創傷為何無法於二次世界大戰及戰後於日本找到立足之地。無論在中國或太平洋地區的戰爭前線缺少精神科專業醫師，使得絕大多數精神病與戰時神經官能症患者無法得到妥善的照料。此外，國內少數曾關注驚彈症（Shell Shock）與歇斯底里等戰時神經官能症菁英精神科醫師傾向提出病患藉由生病逃避戰爭的欲望及企圖，而非探討戰爭的極端狀態對身心的摧殘，也使得創傷變得不可見。作者特別強調，戰爭所引發的精神與神經問題對軍陣精神醫學而言，主要變成是戰爭管理的行政問題（戰力的減損，撫卹金的發放與否，以及戰時與戰後國家財政的穩定）。作者關於創傷為何在戰後日本依然隱沒的現象交代甚少，不過也提點出這恐怕與患者因罪惡感不願提及戰時經驗，以及精神醫學界結構性的冷漠相關。對比於參與二戰及越戰的經驗促使美國精神醫學界蓬勃發展，日本戰時體制，精神醫學的結構，以及其對標準軍人的認定等因素使得創傷的概念不具有得以移動的條件。

　　吳易叡的〈從「種族化」到「世界公民」：臺灣的「跨國性」與世界衛生組織早期精神疾病流行病學研究〉一文，記錄下知識流動的複雜過程與深刻的社會文化意涵。在二次世界大戰戰後國際衛生組織與精神醫學界強調去殖民化與國際合作的脈絡下，來自自由中國（臺灣）的專家得以將其研究貢獻國際學界，參與國際精神科學知識的生產。透過WHO這個國際機構，並且在此時

強調「世界公民」概念的精神之下，由臺灣大學醫學院林宗義教授等人主導進行的精神疾病流行病學研究短暫成為其他國家相關研究的範本。有趣的是，林宗義等人在戰後初期所執行的流行病學研究，事實上部分是建立在日治時期日人研究臺灣各種族的研究方法與前提假設之上。換言之，「種族」的概念在一個極為不同的政治與社會文化情境之下，以一種隱晦的方式復生，無論就研究方法，或就文化精神醫學或文化結合症候群的出現而論。吳易叡的文章一方面強調精神科學所具有的歷史與社會特殊性：例如日本殖民精神醫學關於精神疾病的種族決定論（內地人，本島人，高砂族等），或是戰後初期國際精神醫學界的科學國際主義（「世界公民」論）。然而另一方面，我們透過該文也了解到某些概念（如種族）在不同知識與社會情境之下所具有的韌性，或者說某種思維樣式（無論是以生物或文化呈現的「決定論」）所具有的強大影響力。在此同時，戰後的政治與社會局勢也使得原本相較邊陲的知識專家得以流動，跨越出東亞的範疇，走向國際，乃至其他的邊陲之境。然而隨著另一股國際精神醫學霸權的出現，這短暫存在的流動趨勢，也不復見。

　　相較於吳易叡談的知識或研究方法的跨國移動，姜學豪（Howard Chiang）的文章〈文化與精神醫學的越洋轉譯：「縮陽」如何成為文化結合症候群〉著重則是「縮陽」（koro）此一疾病範疇在文化與國家間的流動。1960年代，在所謂中國邊緣的華語地區如臺灣、新加坡、香港等地的精神科門診開始出現「縮陽」（對生殖器縮入人體的恐懼）的症狀。在這些地區執業的當地精神醫師得以透過對此現象的解釋，在此時強調文化精神醫學與國際合作的學術環境中取得話語權。而隨著「縮陽」逐漸被國

際學界接受為「文化結合症候群」，這原本被認定為「華人」或
「東方」文化特有的疾病範疇的流動性也提高，得以出現在東亞
與東南亞以外的地區。作者姜學豪所使用的分析架構及史料值得
進一步說明。例如文中強調以「亞洲作為方法」，或以「華語語
系」（sinophone）作為分析視野，展現這些東亞與東南亞的精神
科醫師的主動性，他們如何藉由對於在地情況與傳統概念的了
解，利用一個對其有利的學術時機，某個程度上得以（暫時？）
翻轉或挪動原本位於國際精神科學界中的邊陲位置。另外，在這
跨國移動中所謂在地文化或在地體驗，透過具有文化敏感度的醫
療診斷，在地的疾病體驗的確能夠被更認真的對待，而非透過看
似放諸四海皆準的框架被扁平化。另一方面，在強調文化相對性
的同時，文化精神醫學有時也可能特別凸顯特定文化對疾病的形
塑（如林憲所謂的「陰虛」或「喪陽」），以至於隨著臨床診斷
範疇的移動，文化有可能被本質化、平面化。但有時情況或許也
沒有那麼悲觀，從縮陽症的全球軌跡看來（從亞洲到非洲、歐洲
及美洲），代表普遍知識的臨床診斷與在地知識與經驗間事實上
也高度互動，看似一致的診斷範疇在不同的生態中開展出各自的
生命樣貌。

　　單就20世紀前三分之二的精神醫學史而論，我們可觀察到
幾個知識與技術流動的大致圖像。從19世紀末起日本作為東亞
地區科學與醫學先進國的事實，再加上帝國擴張，日德系統的精
神科學隨之在東亞地區發揮影響。然在此同時，各類源自西方的
知識仍有相當的發展空間。此一發展趨勢在20世紀前半葉的日
本與中國尤其明顯，各式心理學、教育學與精神醫學理論被用在
各項的現代社會改革工程之中，也各自經歷不同的本土化過

程。[63]即便在韓國、臺灣，這精神科學的國際主義在各地自有特殊的發展圖像。而隨著二次世界大戰新國際情勢的出現，以及國際精神衛生與文化人類學等領域的發展，東亞各地的精神科學也以另一種形式流動，並與其他地區的知識及技術交逢，隨之發展及轉化。單就於1969年出版、由William Caudill及Tsung-Yi Lin所主編的 *Mental Health Research in Asia and the Pacific* 一書內容便可說明此一新的發展趨勢。此一論文集涵蓋的區域甚廣，包括斯里蘭卡、臺灣、日本、夏威夷、琉球、緬甸、泰國、菲律賓、社會群島、印度、巴基斯坦、中國等地。[64]某個程度而言，本書著重討論的幾個東亞地區在此學術場域中似乎可以平起平坐，但這並不表示這新的學術場域沒有自己的社會成規與權力結構。

其次，本書雖以東亞為主要視野，但此篇四個章節在在說明，精神科學的移動並不以東亞這個人造的地理疆域為限。特別是戰後精神流行病學與文化結合症候群這兩個案例所示，精神科學乃至疾病範疇所具有的「東亞性」或「普遍性」僅是相對的、暫時的，此一性質實際上由知識與臨床診斷範疇移動的軌跡所決定。雖然跟隨知識與技術移動的腳步可更寫實的描繪精神科學發展的形貌，甚至跳脫東亞的視野，然細究之後，「以亞洲作為方法」的提問法依然有其價值。認識到科學知識皆具有在地性，以及支撐科學普遍性背後的各項條件之後，可幫助我們擺脫西方中心論的視野，甚至思索現代精神科學的合理性與必要性，以更適

63 Blowers, Cheng, and Ru, "Emulation vs. Indigenization in the Reception of Western Psychology in Republican China: An Analysis of the Content of Chinese Psychology Journals（1922-1937），" 21-33.

64 Caudill and Lin, *Mental Health Research in Asia and the Pacific*.

合自己的方式關照及管理自己。

六、小結

　　由於篇幅有限及地區平衡考量，本書收錄的11篇文章無法
完整呈現東亞精神醫學史研究的現況。舉例而言，雖然對主流精
神科學史研究風潮而論，人物史與機構史似乎看似過時。但在東
亞相關領域仍待發展的情況下，以堅實史料為基礎的實證研究依
然令人期待。我們深信唯有扎實材料與論證，而非時興的理論套
路，方能構築起優秀歷史研究的根基。此外，Roy Porter倡議由
下書寫醫療史，就此取徑而言本書除巫毓荃及劉峻的文章外其他
篇章著墨較少。鈴木晃仁近年來一系列利用王子腦病院整理20
世紀前半葉日本瘋狂史的研究為此類研究的傑出範例。[65]王文基
關於心理衛生大眾論述及神經衰弱病患體驗的論著，基本上也試
圖從東亞的角度與國際學界對話。[66]再者，精神科學與宗教間的
關係，一直是日本精神科學史研究的重要課題；[67]本書僅以兵頭
晶子的研究充作範例。當然，如本文所言，在殖民精神醫學之
外，以東亞，乃至跨界為視野的研究，迄今仍屬少數。透過精神
科學知識與技術在東亞流動留下的印痕，甚或跨越此一地理疆界

65　如 Akihito Suzuki, "Voices of Madness in Japan: Narrative Devices at the
　　Psychiatric Bedside and in Modern Literature," 245-260.

66　王文基，〈心理的「下層工作」――《西風》與1930-1940年代大眾心理衛生
　　論述〉，頁15-88；王文基，〈知行未必合一――顧頡剛與神經衰弱的自我管
　　理〉，頁65-99。

67　Christopher Harding et al., eds, *Religion and Psychotherapy in Modern Japan*.

的軌跡，應更有助於我們理解東亞各國間文化的交流，乃至掌握東亞醫學及科學現代性的特色。

　　最後，本書得以出版，有賴多方支持、協助。本書11位作者學有專精，之間偶有合作機會，感謝他們共同參與此一非常有意義的出版計畫，讓更多朋友得見其精采論著。

徵引書目

Anderson, Warwick and Deborah Jenson, and Richard C. Keller, eds. *Unconscious Dominions: Psychoanalysis, Colonial Trauma, and Global Sovereignties*. Durham and London: Duke University Press, 2011.

Bayer, Ronald. *Homosexuality and American Psychiatry: The Politics of Diagnosis*. Princeton: Princeton University Press, 1987.

Blackshaw, Gemma and Leslie Topp, eds. *Madness and Modernity: Mental Illness and the Visual Arts in Vienna 1900*. Surrey: Lund Humphries, 2009.

Blowers, Geoffrey. "Origins of Scientific Psychology in China, 1899-1949." In *Internationalizing the history of psychology*, edited by A. C. Brock, 94-111. New York, NY: New York University Press.

Blowers, Geoffrey, Cheng, B. T., & Ru, H. "Emulation vs. Indigenization in the Reception of Western Psychology in Republican China: An Analysis of the Content of Chinese Psychology Journals (1922-1937)." *Journal of the History of the Behavioral Sciences* 45:1(2009): 21-33.

Boring, E. G. *A History of Experimental Psychology*. New York: Century, 1929.

Castel, Robert. *The Regulation of Madness: The Origins of Incarceration in France*. Translated by W. D. Halls. Cambridge: Polity Press, 1988.

Caudill, William and Tsung-Yi Lin eds. *Mental Health Research in Asia and the Pacific*. Honolulu: East-West Center Press, 1969.

Chiang, Howard, ed. *Psychiatry and Chinese History*. London: Pickering and Chatto, 2014.

Cotti, Patricia. "Towards a New Historiography of Psychoanalysis: In Defence of Psychoanalysis as Science—An Essay on George Makari's *Revolution in Mind*." *Psychoanalysis and History* 14:1(2012): 133-146.

Damousi, Joy and Mariano Ben Plotkin eds. *The Transnational Unconscious: Essays in the History of Psychoanalysis and Transnationalism*. Basingstoke: Palgrave Macmillan, 2009.

Danziger, Kurt. *Constructing the Subject: Historical Origins of Psychological*

Research. Cambridge: Cambridge University Press, 1990.

Danziger, Kurt. *Naming the Mind: How Psychology finds its Language*. London: Sage, 1997.

Danziger, Kurt. *Marking the Mind: A History of Memory*. Cambridge: Cambridge University Press, 2008.

Dörner, Klaus. *Madness and the Bourgeoisie: A Social History of Insanity and Psychiatry*. Translated by Joachim Neugroschel and Jean Steinberg. Oxford: Blackwell, 1981.

Dowbiggin, Robert. *Keeping America Sane: Psychiatry and Eugenics in the United States and Canada, 1880-1940*. Ithaca: Cornell University Press, 1997.

Eghigian, Greg. *The Routledge History of Madness and Mental Health*. London: Routledge, 2017.

Eghigian, Greg, Andreas Killen, and Christine Leuenberger, eds. *The Self as Project: Politics and the Human Sciences*. Chicago: The University of Chicago Press, 2007.

Elshakry, Marwa. "When Science Became Western: Historiographical Reflections." *Isis* 101:1(2010): 98-109.

Ernst, Waltraud. *Work, Psychiatry and Society, c. 1750-2015*. Manchester: Manchester University Press, 2016.

Ernst, Waltraud and Thomas Mueller, eds. *Transnational Psychiatries: Social and Cultural Histories of Psychiatry in Comparative Perspective, c. 1800-2000*. Newcastle upon Tyne: Cambridge Scholars Publishing, 2010.

Finnegan, Diarmid A. "The Spatial Turn: Geographical Approaches in the History of Science." *Journal of the History of Biology* 41:2(2008): 369-388.

Forrester, John and Laura Cameron. *Freud in Cambridge*. Cambridge: Cambridge University Press, 2017.

Foucault, Michel. *Psychiatric Power: Lecture at the Collége de France, 1973-1974*. Translated by Graham Burchell. New York: Picador, 2003.

Foucault, Michel. *History of Madness*. Translated by Jonathan Murphy and Jean Khalfa. London: Routledge, 2006.

Fu, Daiwie. "How Far can East Asian STS Go? A Position Paper." *East Asian Science, Technology and Society* 1:1(2007): 1-14.

Gao, Zhipeng. "Pavlovianism in China: Politics and Differentiation across Scientific Disciplines in Maoist Era." *History of Science* 53:1(2015): 57-85.

Greenfeld, Liah. *Mind, Modernity, Madness: The Impact of Culture on Human Experience*. Cambridge, M.A.: Harvard University Press, 2013.

Hacking, Ian. *Rewriting the Soul: Multiple Personality and the Sciences of Memory*. Princeton: Princeton University Press, 1995.

Harding, Christopher. "Japanese Psychoanalysis and Buddhism: The Making of a Relationship." *History of Psychiatry* 25:2(2014): 154-170.

Harding, Christopher. "Religion, Psychiatry, and Psychotherapy: Exploring the Japanese Experience and the Possibility of a Transnational Framework." *East Asian Science, Technology, and Society* 10:2(2016): 161-182.

Harding, Christopher, Iwata Fumiaki, and Yoshinaga Shin'ichi, eds. *Religion and Psychotherapy in Modern Japan*. London: Routledge, 2016.

Hashimoto, Akira. "Invention of a 'Japanese Gheel': Psychiatric Family Care from a Historical and Transnational Perspective." In *Transnational Psychiatries: Social and Cultural Histories of Psychiatry in Comparative Perspective, c. 1800-2000*, edited by Waltraud Ernst and Thomas Mueller, 142-171. Newcastle upon Tyne: Cambridge Scholars Publishing, 2010.

Hashimoto, Akira. "A 'German World' Shared among Doctors: A History of Relationship between Japanese and German Psychiatry before World War II." *History of Psychiatry* 24:2(2013): 180-195.

Hashimoto, Akira. "Empire and Psychiatry: A Comparative Study on Mental Health Laws in the Former Japanese Colonies." The Eighth Meeting of the Asian Society for the History of Medicine, Academia Sinica, Taiwan, September 30th 2016.

Healy, David. *Mania: A Short History of Bipolar Disorder*. Baltimore: John Hopkins University Press, 2008.

Horwitz, Allan V. and Jerome C. Wakefield, *The Loss of Sadness: How*

Psychiatry Transformed Normal Sorrow into Depressive Disorder. Reprint Ed. Oxford: Oxford University Press, 2012.

Jackson, Will. *Madness and Marginality: The Lives of Kenya's White Insane*. Manchester: Manchester University Press, 2013.

Jeong, Haeyoung. *Archaeology of Psychotherapy in Korea: A Study of Korean Therapeutic Work and Professional Growth*. London: Routledge, 2014.

Keller, Richard C. *Colonial Madness: Psychiatry in French North Africa*. Chicago: The University of Chicago Press, 2007.

Kitanaka, Junko. *Depression in Japan: Psychiatric Cures for a Society in Distress*. Princeton: Princeton University Press, 2012.

Lee, Ho Young. "Past, Present and Future of Korean Psychiatry." *Psychiatry Investigation* 1:1（2004）: 13-19.

Lei, Sean Hsiang-Lin. *Neither Donkey nor Horse: Medicine in the Struggle over China's Modernity*. Chicago: The University of Chicago Press, 2014.

Lerner, Paul. *Hysterical Men: War, Psychiatry, and the Politics of Trauma in Germany, 1890-1930*. Ithaca: Cornell University Press, 2003.

Lewis, Milton and Harry Minas. "Why Historical, Cultural, Social, Economic and Political Perspectives on Mental Health Matter." In *Mental Health in Asia and the Pacific Historical and Cultural Perspectives*, edited by Milton Lewis and Harry Minas, 1-16. New York: Springer, 2017.

Oppenheim, Janet. *The Other World: Spiritualism and Psychical Research in England, 1850-1914*. Cambridge: Cambridge University Press, 1984.

Mahone, Sloan and Megan Vaughan. *Psychiatry and Empire*. Basingstoke: Palgrave Macmillan, 2007.

Marinelli, Lydia and Andreas Mayer. "Editors' Introduction: Forgetting Freud? For a New Historiography of Psychoanalysis." *Science in Context* 19:1（2006）: 1-13.

Janice Matsumura. "The Politics of Manic Depression in the Japanese Empire." In *Science, Technology, and Medicine in the Modern Japanese Empire*, edited by David G. Wittner and Philip C. Brown, 98-116. London: Routledge, 2016.

Min, Sung Kil and Chang-ho Lee. "Research on Psychiatric Treatment by Psychiatrists of Chosun-Governor Hospital and Keijo Imperial University Hospital in Korea during Japanese Colonial Rule" (In Korea). *Journal of Korean Neuropsychiatric Association* 55:3 (2015): 143-157.

Min, Sung Kil and In-sok Yeo. "Mental Health in Korea: Past and Present." In *Mental Health in Asia and the Pacific: Historical and Cultural Perspectives*, edited by Harry Minas and Milton Lewis, 79-92. New York: Springer, 2017.

Min, Sung Kil, Chang-ho Lee, and Kyubak Lee. "Research by Psychiatrists of Chosun Chongdokbu Hospital and Keijo Imperial University in Korea during Japanese Colonial Rule" (In Korea). *Journal of Korean Neuropsychiatric Association* 54.2 (2015): 142-171.

Micale, Mark S. and Paul Lerner. *Traumatic Pasts: History, Psychiatry, and Trauma in the Modern Age, 1870-1930.* Cambridge: Cambridge University Press, 2001.

Okonogi, Keigo. "Japanese Psychoanalysis and the Ajase Complex (Kusawa)." *Psychotherapy and Psychosomatics* 31(1979): 350-356.

Peckham, Robert. *Epidemics in Modern Asia.* Cambridge: Cambridge University Press, 2016.

Pick, Daniel. *Faces of Degeneration: A European Disorder, c.1848-c.1918.* Cambridge: Cambridge University Press, 1989.

Porter, Roy. "The Patient's View: Doing Medical History from Below." *Theory and Society* 14:2(1985): 175-198.

Porter, Roy, ed. *George Cheyne: An English Malady (1733).* London: Routledge, 1991.

Porter, Roy. *Madness: A Short History.* Oxford: Oxford University Press, 2002.

Roudinesco, Elizabeth. *Freud: In His Time and Ours*, translated by Catherine Porter. Cambridge, M.A.: Harvard University Press, 2016.

Rose, Nikolas. *Governing the Soul: The Shaping of Private Life.* 2nd ed. London: Free Association, 1989.

Rose, Nikolas. "Power and Subjectivity: Critical History and Psychology." In

Historical Dimensions of Psychological Discourse, edited by Carl F. Graumann and Kenneth J. Gergen. Cambridge: Cambridge University Press, 1996, pp. 103-124.

Rose, Nikolas. *Inventing Ourselves: Psychology, Power and Personhood*. Cambridge: Cambridge University Press, 1998.

Rose, Nikolas. "Psychology as a Social Science." *Subjectivity* 25(2008): 446-462.

Rosenberg, Charles. *The Trial of the Assassin Guiteau: Psychiatry and the Law in the Gilded Age*. Chicago: The University of Chicago Press, 1995.

Said, Edward. *Orientalism*. New York: Pantheon, 1978.

Sato, Tatsuya, Hazime Mizoguchi, Ayumu Arakawa, Souta Hidaka, Miki Takasuna and Yasuo Nishikawa. "History of 'History of Psychology' in Japan." *Japanese Psychological Research* 58: Suppl.1(2016): 110-128.

Scull, Andrew. *Hysteria: The Biography*. Oxford: Oxford University Press, 2009.

Scull, Andrew. *Madness in Civilization: From the Bible to Freud, from the Madhouse to Modern Medicine*. London: Thames & Hudson, 2015.

Secord, James. "Knowledge in Transit." *Isis* 95:4(2004): 654-672.

Sommer, Andreas. "Psychical Research and the Origins of American Psychology." *History of Human Sciences* 25:2(2012): 23-44.

Scheid, Volker. "Constraint 鬱 as a Windows on Approaches to Emotion-related Disorders in East Asian Medicine." *Culture, Medicine, and Psychiatry* 37 (2013): 2-7.

Shorter, Edward. *A History of Psychiatry: From the Era of the Asylum to the Age of Prozac*. New York: John Wiley & Sons, 1997.

Shorter, Edward. *How Everyone Became Depressed: The Rise and Fall of Nervous Breakdown*. Oxford: Oxford University Press, 2013.

Suzuki, Akihito. *Madness at Home: The Psychiatrist, the Patient, and the Family in England, 1820-1860*. Berkeley: University of California Press, 2006.

Suzuki, Akihito. "Review of Hyôdô Akiko 兵頭晶子, *Seishinbyô no Nihon kindai: tsuku shinshin kara yamu shinshin e* 精神病の日本近代：憑く心身から病む心身へ (*Mental Disease and Japanese Modernity: From the*

Possessed Mind/Body to the Diseased Mind/Body)." _East Asian Science, Technology and Society_ 4:3（2010）: 467-473.

Suzuki, Akihito. "Voices of Madness in Japan: Narrative Devices at the Psychiatric Bedside and in Modern Literature." In _The Routledge History of Madness and Mental Health_, edited by Georg Eghigian, 245-260. London: Routledge, 2017.

Turchetti, Simone, Néstor Herran and Soraya Boudia. "Introduction: Have We Ever Been 'Transnational'? Towards a History of Science across and beyond Borders." _British Journal of the History of Science_ 45:2（2012）: 319-336.

Wallace, Edwin, R. IV., and John Gach. _History of Psychiatry and Medical Psychology_. New York: Springer, 2008.

Wolffram, Heather. _Stepchildren of Science: Psychical Research and Parapsychology in Germany, c. 1870-1939_. Amsterdam: Rodopi, 2009.

Wu, Harry Yi-Jui. "A Charted Epidemic of Trauma: Case Notes at the Psychiatric Department of National Taiwan University Hospital between 1946 and 1953." In _Psychiatry and Chinese History_, edited by Howard Chiang, 161-182. London: Pickering & Chatto, 2014.

Wu, Harry Yi-Jui, and Wen-Ji Wang. "Making and Mapping Psy Sciences in East and Southeast Asia." _East Asian Science, Technology and Society_ 10:2（2016）: 109-120.

Wu, Yu-Chuan. _A Disorder of Ki: Alternative Treatments for Neurasthenia in Japan, 1890-1945_. London: PhD diss., University of London, 2011.

Yoo, Theodore Jun. _It's Madness: The Politics of Mental Health in Colonial Korea_. Berkeley: University of California Press, 2016.

Young, Allan. _The Harmony of Illusions: Inventing Post-Traumatic Stress Disorder_. Princeton: Princeton University Press, 1995.

王文基，〈心理的「下層工作」──《西風》與1930-1940年代大眾心理衛生論述〉，《科技、醫療與社會》，13（臺北，2011），頁15-88。

王文基，〈知行未必合一──顧頡剛與神經衰弱的自我管理〉，載於祝平一編，《第四屆國際漢學會議論文集：衛生與醫療》，臺北：中央研究

院,2013,頁65-99。

王文基、王珮瑩,〈隔離與調查——樂生院與日治臺灣的癩病醫學研究〉,《新史學》,20:1(臺北,2009),頁61-123。

王文基、劉士永,〈初診東亞的殖民、性別與現代性〉,載於劉士永、王文基編,《東亞醫療史:殖民、性別與現代性》,臺北:聯經出版公司,2017,頁7-21。

王珮瑩,〈日治時期臺灣「不良少年」的誕生〉,新竹:國立清華大學歷史研究所碩士論文,2009。

兵頭晶子,《精神病の日本近代:憑く心身から病む心身へ》,東京:青弓社,2008。

巫毓荃,〈「病態」的民族——日治晚期台灣的民族性精神疾病史〉,新竹:國立清華大學歷史所碩士論文,2004。

佐藤雅浩,《精神疾患言説の歴史社会学——「心の病」はなぜ流行するのか》,東京:新曜社,2013。

高峰強,〈心理學理論與史研究之尷尬地位芻議〉,《蘇州大學學報(教育科學版)》,2(蘇州,2017),頁11-14。

梁其姿,〈醫療史與中國「現代性」問題〉,《中國社會歷史評論》,8(天津,2007),頁1-18。

陳光興,《去帝國——亞洲作為方法》,臺北:行人出版社,2006。

陳嘉新,〈歇斯底里烙印的歷史——從Charcot到Freud〉,新竹:國立清華大學歷史所碩士論文,2004。

張崑將,〈關於東亞的思考「方法」——以竹內好、溝口雄三與子安宣邦為中心〉,《臺灣東亞文明研究學刊》,1:2(臺北,2004),頁259-288。

劉士永、王文基編,《東亞醫療史——殖民、性別與現代性》,臺北:聯經出版公司,2017。

閻書昌,《中國近代心理學史(1872-1949)》,上海:上海教育出版社,2015。

橋本明,〈帝国と精神医療——旧日本植民地における精神病関連法制の比較研究〉,《愛知県立大学教育福祉学部論集》,64(名古屋,2016),頁101-109。

鬱之病[*]

北中淳子（Junko Kitanaka）著

王珮瑩 譯

---

* 本文譯自北中淳子，〈鬱の病〉，收入栗山茂久、北沢一利編，《近代日本の身
体感覚》，東京：青弓社，2004，頁360-391。

譯註：日本的「鬱病」具有很長的歷史，與現代（尤其是2000年以降）以抗
憂鬱劑為主要治療手段，以「心的感冒」被認識的「鬱病（うつ病）」定義並
不相同。日本的「鬱之病」曾有氣鬱病、鬱證、鬱憂病、躁うつ病、うつ病等
名稱變化，受傳統醫學、德國、美國近代精神醫學影響，在歷史中所代表的意
義各不相同。因此，本文為了強調「鬱」的歷史性，以「鬱病」統稱之。

一、前言——鬱病的興起

在瀰漫著閉塞感的當今日本社會，鬱病受到廣大的矚目。在厚生勞動省將鬱病視作一種「社會問題」的情況下，因為擔心自己的憂鬱症狀而自行至精神科就診的患者急速上升。[1]如此日本鬱病的興起，不論是精神醫學者或是人類學者，都將其視作一種社會文化的新興現象而加以關注。這是因為，人們一直以來認為，鬱病乃是屬於「西方的」疾病，而在包含日本這些「非西方」國家的歷史中相當罕見。[2]例如宮本忠雄寫道，相對於擁有從melancholia到depression這悠久鬱病歷史的歐洲，日本是自引進西洋精神醫學後，才開始出現當時被稱為「鬱憂病」的鬱病。[3]同時，木村敏認為，日本人很少看到鬱病的原因是因為文化差異。根據木村的看法，在歐美，抑鬱狀態被感知為一種有些「『不自然』、『不該存在的』的狀態」，而傾向將憂鬱心情視為一種「異常」現象。相對的，在日本，憂鬱感受是一種「自然的狀態」，「有時甚至帶有一種美感」，可能因此未將憂鬱視作一種病態。[4]如此看來，現代日本鬱病的興起，不外就是日本人身體感的西方化——亦即身體的「殖民地化」——的一個過程。

然而，若探究「鬱病」此詞彙的歷史，會發現與既有的觀點

1　厚生勞働省監修，《厚生勞働白書　平成十三年版》ぎょうせい，頁140。

2　例如，Roland Littlewood, and Simon Dein, *Culture Psychiatry and Medical Anthropology*; Kalman Applebaum, "Educating for Global Mental Health: The Adoption of SSRIs in Japan;" Gananath Obeyesekere, "Depression, Buddhism, and the Work of Culture in Sri Lanka."

3　宮本忠雄，〈躁うつ病者の妄想的ディースクール〉，頁7。

4　木村敏，〈比較文化論的精神病理学〉，頁150。

相反，前近代的日本人並非僅把憂鬱當作一種「美」，同時亦認為是一種「病」。被認為是「鬱病」前身的「鬱證」，在16世紀就已被日本傳統醫療引進，而在江戶時代以「氣鬱病」之名，成為在一般民眾間廣泛流傳的疾病概念。江戶時代的隨筆與浮世草子中，都有描繪當時人們也對「鬱」感到困擾，而接受醫師診斷或藥物治療的樣貌。類似西方的melancholia，「鬱證」亦被認為是一種戀愛病，這樣的看法一直延續到近代初期。當melancholia概念引入時，「鬱病」最終成為其翻譯詞，由此亦可看出這兩個概念的共通性。

　　當然，即使詞語相同，其意義並不一定相同。引進近代西洋醫學時，雖然採用許多傳統醫學用語，然而透過翻譯的過程，其概念發生大幅度變化的例子並不少見。因此，本文將透過探究「鬱證」一詞的歷史，試圖回答以下問題。第一，前近代的「鬱證」究竟是一種什麼樣的疾病？江戶時代人們經驗「鬱證」的病感，與現代日本人罹患「鬱病」的感覺，具有什麼程度的共通性？第二，melancholia與鬱病之間，具有什麼共通的身體論？第三，如此鬱之病的記憶為何會被遺忘？身為歷史門外漢的人類學者，卻來探究這段鬱病的歷史，為的是要尋找新的角度，以探討只以現代精神醫學論述無法完全理解的「鬱」的經驗。

二、前近代的鬱病──氣鬱病

（一）氣鬱這種感情

　　為了理解鬱證，首先必須釐清「鬱」這個字帶有的兩層意

義。「鬱」原本的意義，就如同其字體本身所示，「草木繁茂而生的樣子。」由此延伸，鬱為「事物繁盛」或是「停滯」的物理現象。[5]另一方面，「鬱」作為一種感情的表現，有著相當長的歷史。表示悲哀、憂愁的「鬱」，自中國的《楚辭》，或是日本的《萬葉集》以來，經常在詩歌中被使用。這兩種的「鬱」——外在自然與內在心情——經常重疊而相互共鳴。例如，1375年的《三密往來》中使用的「鬱霧」一詞，便是在描繪外在濃霧的同時，亦呈現出內心被濃霧覆蓋的心情。[6]同樣地，像「鬱結」這一個現在已經鮮少耳聞的詞語，在《萬葉集》中，以分離的「悽（悲傷）」在「心中鬱結」這樣的表現方式呈現；二葉亭四迷的《浮雲》（1887）中，則有「胸中的鬱結也解開，煩亂也消失」這樣的文句。[7]也就是說，可以將「鬱」理解為帶有雙重意義的詞語，一方面表示「某種東西」停滯阻塞的「物理」狀態，另一方面表示此「某種東西」引發悲傷、憂慮、憤怒的「心理」狀態。

那麼，這個雙重地「鬱」的「某種東西」，究竟是什麼呢？從傳統醫學的世界觀來看，無庸置疑地便是「氣」了。「喜則氣緩，怒則氣上，思則氣結，憂則氣集，恐則氣下」的氣的感情理論，是貫穿傳統醫學的思想。[8]氣是不僅存乎天地宇宙，並且遍滿人體的生命能量。即便氣（即使對於當時的人來說）乃不可視，無法確認的現象，但就如可以感受天地之氣，幻化為風，吹拂於

5　諸橋轍次編，《大漢和辞典》卷十二，頁13261-13265。

6　日本国語大辞典第二版編集委員會編，《日本国語大辞典 第二版》，頁343。

7　中西進校訂，《校訂 萬葉集》，頁449；二葉亭四迷，《浮雲》，頁237。

8　關於中國醫學的感情理論，參照 Shigehisa Kuriyama, *The Expressive of the Body and the Divergence of Greek and Chinese Medicine*.

肌膚之上一樣，人體的氣，也可在一吸一吐之氣息間感受其實際存在。

即便是現代的日本人，在陰天時仍會感受「氣」氛低迷，而會為了使「氣」氛放晴外出散心。或是當憂鬱時，自我封閉，而逐漸意「氣」消沉，這是大家都有的經驗。如此對於「抑鬱」「氣鬱」等感覺的記憶，藉由詞語，仍留存在現代的日本人之中。然而，現代人感受到內心之「鬱」時，應該很少人會想像其與身體的「氣」的鬱有關。在現代日本，「氣」不過是一種比喻，而憂鬱的心情氣氛——其發生機制仍舊為謎——不過是單純的心理表現。結合心理與身體的「雙重意義的鬱」的傳統心身論，已是被遺忘的記憶。

（二）氣鬱這種病

那麼，「鬱」變為一種病，是什麼時候發生的事呢？若探究鬱證的歷史，可以發現隨著時代的演變，此一詞語具有不同的意義。以下，將依序探討第一，作為一種感情疾病的氣鬱；第二，作為較廣義病理機制的氣鬱；以及第三，作為道德論述的氣鬱等三種「鬱之病」。

首先，「鬱證」原本的意義，與感情理論相同，可以從「鬱」這個字的雙面性來理解。傳統醫學中，中國的朱丹溪（1281-1358）被認為是最早將「鬱證」獨立為一種疾患並將其概念化的人，而他的定義是「氣失其常態而生之病」。[9]值得注意的

---

9 朱丹溪，〈氣當升不升，當降不降，當化不化，此為傳化失當，六鬱之病見矣〉，頁94。

是，朱丹溪所謂的鬱證——就如現代還會說的「鬱血」一樣——原本是由非常物理性的「鬱」（停滯）所引起的所有身心異常。朱丹溪的醫學理論由田代三喜（1465-1544）引進日本。當時，鬱證不僅是氣鬱，還包括濕、熱、痰、血、食等共六鬱。醫師依照患者的症狀，判斷何種物質在體內鬱積，例如患者主訴「一動就會喘」診斷為痰鬱，「四肢無力」、「大便變紅」則診斷為血鬱。[10] 然而，氣可以幫助體內物質的循環，而也可能引發其他種類的鬱，因此，氣鬱被認為是最根本的鬱證，而受到重視。氣鬱若生，抑鬱的氣將停滯於胸膈之間，而帶來「刺痛」感。田代三喜以鮮明的身體語言，記載因氣鬱而引起「腋下膨脹、大便困難、氣濛、頭痛、憂慮、暈眩」等症狀。[11]

　　將鬱證理論在日本醫學界普及的人，是田代三喜的弟子曲直瀨道三（1507-1594）與其後繼者曲直瀨玄朔（1549-1631）。他們兩位開設醫學校，教育後進，學說理論風靡一世，被稱作日本醫學的「中興之祖」，而在他們所出版的病例集中，也經常可以見到鬱證的記載。曲直瀨的患者中，甚至包含了豐臣秀吉、德川秀忠等當時的當權者，而最早介紹的幾個鬱證病例，也都是這樣的名人。例如，秀吉的側室淀君在三十多歲時罹患了氣鬱之病，因胸口阻塞疼痛而食不下嚥、頭痛，而在服用開立的木香飲後回復健康。還有後陽成天皇的案例，其鬱證還更為嚴重，「二十八歲時突發眩暈」而不省人事，脈相變得沉而細。最終陷入病危狀態，玄朔嘗試了各種藥物才將其治癒，這些經過都有詳細記

10　曲直瀨道三，〈啓迪集　卷之五〉，頁15-17。
11　田代三喜，〈三帰迴翁医書3〉，頁151。

載。[12]

　可能危及生命的氣鬱之病──單就此描述看來，當時的鬱證與現代的鬱病，乍看之下似乎沒有任何關聯。然而最能連結此兩者的，就是鬱證被視為一種「感情的病」的事實。朱丹溪分析鬱證的原因時，除了飲食起居等生活習慣之外，亦重視被稱為七情（喜、怒、憂、思、悲、恐、驚）之感情活動。[13]認為人經歷過度激烈的感情，或長時間持續經歷某種感情狀態時，體內的氣會停滯而引起氣鬱之病。田代三喜也說「男子一切氣不和而憂愁思慮憤怒」時，會生成「抑鬱之氣」，若其「留滯不散」，則會生氣鬱之病。曲直瀨等人的病例報告，則沒有討論引起氣鬱的「心因」。然而，作為江戶中期醫學辭典的蘆川桂州的《病名彙解》（1686），也定義鬱證簡單來說就是「七情的氣鬱積停滯而生之病」。很明顯地，說到氣鬱病，指的就是因為強烈感情經驗而造成的「七情之病」。[14]

　實際上，鬱證的典型案例為戀愛病。強烈愛戀帶來的苦惱，成為一種鬱結而使不只是心，連身體都感到閉塞而痛苦。三喜在關於氣鬱的說明中，也說到：「夫婦心神憂思糾結，或無法達成戀愛的願望，或因嫉妒的憤怒，而使胸中之氣逆上不順，日積月累而成**氣鬱之病**。」[15]在田代三喜時代作為一種專門醫學概念的氣鬱病，在江戶後期，一般化為庶民「苦惱之慣用表現」。例如18

12　曲直瀨玄朔，〈医学天正記　卷の上〉，頁93-94、98。

13　朱丹溪，〈氣當升不升，當降不降，當化不化，此為傳化失當，六鬱之病見矣〉，頁94。

14　蘆川桂州，〈病名彙解〉，頁336。

15　田代三喜，〈三帰迴翁医書3〉，頁40。

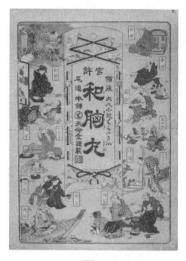

圖1

世紀末，在江戶擔任町奉公的根岸鎮衛，編寫了一本名為《耳袋》集結當時流傳八卦故事的隨筆集，其中，提到一名罹患鬱證的公子。根據根岸，這名「富農的獨生子」，在江戶愛上老練娼婦而為情所苦，「不久就罹患**鬱病**，一直感到苦惱煩悶」。[16]鬱證是為愛煩悶的形象，在江戶時代的藥品廣告亦可看見。從江戶後期傳下來的藥品「和胸丸」，在一則1870年代的廣告（圖1 和胸丸的廣告）中，列出「氣鬱」作為該藥品的功效之一，相應的圖描繪一名穿著和服的女性，在屏風旁以憂愁的表情跪坐，兩眼望著像是情書的紙。[17]此外，明治時期的滑稽諷刺雜誌《團團珍聞》中刊載的戀愛小說，亦有「戀情越來越熾熱，結成**鬱結的病症**」之記載。[18]因無法成就的戀慕之情而使身心焦灼，因嫉妒而苦悶煩惱的人們，是庶民所想像的氣鬱患者的典型例子。

（三）另一種氣鬱——百病之源

另一方面，另一種超越狹義「感情病」的「氣鬱病」，在江

---

16 根岸鎮衛，〈実情忠臣危難をまぬがるる事〉，頁250。

17 〈和胸丸引札〉，国際日本文化研究センター宗田文庫所藏。

18 後塵外史，〈赤縄新話 千縷の情思〉，頁9440。

戶中期以後，頻繁地在醫書中出現。這一種氣鬱，如同栗山茂
久、白杉悅雄、梁嶸等近來所指出的，乃是17世紀中葉以後，
以後藤艮三（1659-1733）為中心的古方派醫師所警示之「時代
病」。[19]根據後藤艮三，在太平之時，人們不再如戰國時代一般，
經常苦於外傷引起的病痛，轉而為新形態的疾病所苦（以下參照
白杉悅雄的翻譯）。在德川幕府治下，因豐衣足食，人們活動身
體的機會變少。另一方面，人們開始追求「身心的欲望」，耽溺
於酒食、房事的結果，「反倒使心受勞苦」。這樣的生活方式，
造成了人們氣的鬱滯。[20]

　　後藤艮三所稱的氣鬱，可以說是「元氣的疲勞」，而與田代
三喜等人所討論的狹義鬱證並不相同。這個概念的根據，是後藤
提倡的所謂「一氣留滯說」──所有的疾病皆來自氣的鬱滯──
的新病因論。雖風寒、飲食與感情變化等疾病誘因很多，但若該
人的氣能順暢流動，就能保持健康。後藤認為之所以會生病，是
因為體內已有所謂氣鬱的疾病前置狀態（內因）所致。因此，後
藤艮三主張，應該不是要等到病入膏肓才使用高價藥物治病，重
要的是要以溫泉、食療、針灸、按摩等簡便方預防氣鬱。[21]

　　由古方派醫師的努力，氣的留滯論在江戶中期相當普及，而
由貝原益軒《養生訓》與《良醫名鑑》的出版，可以知道這是一
個醫療文化急速成長的時代。就像今日的健康風潮，當時對於養
生有著高度的關心，相應地，對於所謂「氣鬱」病理的恐懼與不

19　山田慶兒、栗山茂久編，《歷史中の病と医学》。
20　白杉悅雄，〈疝気と江戸時代のひとびとの身体経験〉，頁71。
21　後藤艮三，〈校正病因考〉，頁179；梁嶸，〈後藤艮三の医学について〉，頁
　　179。

安，亦瀰漫各個階層的民眾。當時的時代背景，乃是太平盛世底下飄蕩的社會閉塞感，比起關心政治，人們將關心轉向內在，而更加關心自己的身體。如同栗山茂久所指出的，在體內停滯的氣慢慢地會形成「鬱結」，進一步累積成「鬱積」，最後結成塊狀，成為身體的「癖」。若借用栗山的話來說，氣鬱乃是「活過時間的重量」刻印在身體上的證明。[22] 這種新的氣鬱論述，超越了單純的醫療用語，而與「應如何而生？」的道德論述產生密切關聯性，並進一步發展。

（四）道德論述下的氣鬱

體現個人生存面貌的氣鬱，基於（由此認為）此人經歷過怎樣的過去，帶有兩種相反的道德意義。從當時的文獻看來，第一，氣鬱乃是由個人長年忍耐之逆境所引發的疾病，這與認為「憂愁憤怒」生出「抑鬱之氣」的傳統氣鬱解釋一脈相承。例如，益軒的友人香月牛山（1656-1740）認為，「始於富貴終於貧賤之人，不受舅姑所喜的婦女、感情不睦之夫妻、或是在江戶藩邸執勤的家臣」都容易罹患氣鬱之病。[23] 這種認為心勞會引發氣鬱的理解，當時被普遍接受。例如，在1821年所謂相馬大作事件的江戶時期著名復仇事件中，幕府在其判決文就提及被視為心勞之氣鬱病。判決文中，記載引發此復仇事件的盛岡藩主之死，其直接死因為對於鄰藩長年的怨恨高張，而「氣鬱成病」所致。[24] 可

---

22 栗山茂久，〈肩こり考〉，頁58。

23 香月牛山，〈牛山活套〉，頁361。

24 南部氏歷史書編集委員会編，《私たちのまちと南部氏》，頁285。

以看出，氣鬱作為表現於身體之內心苦痛——個人苦惱的歷史——被賦予了某種道德與社會的正當性。

　　然而，另一方面，在新養生論的影響下，對於氣鬱病的解釋開始出現雙重評價。當鬱的背後看不出帶有社會正當性的苦惱歷史時，它就只被視為是養生不足所致。這樣的第二種觀點，清楚呈現在貝原益軒《養生訓》中的女性論述中。在田代三喜的時代，的確也認為氣鬱常見於天性「陰成」的女性。[25]然而，曲直瀨等人的病例集中，以近衛殿前關白左大臣為首，也記載了不少男性病例，可知這並非只是女性的疾病。[26]貝原益軒也指出女性容易氣鬱。但是他訓誡這是因女性常居室內，鮮少活動身體的生活方式（「婦女常居內室，氣鬱易滯、病而易生，故應勤於仕事、勞動身軀」），才會招致氣鬱。[27]栗山茂久指出，江戶中期的氣鬱論述（「停滯的病理學」），與當時在才剛開始發展的貨幣經濟下，對於社會停滯的不安與新的「勤勞倫理」的興起有關。[28]確實，貝原益軒的觀點，與曲直瀨等人根據貴族的鬱證（欠缺勞動基本上並非道德非難的對象）所形成的觀點大不相同。在認為預防氣鬱是庶民應該掛心的問題的時代，鬱證作為持退縮生活方式的人們可說是欠缺勞動的證明，難道不是開始帶有負面的意義嗎？

　　值得注意的是，當時的文學作品，也經常從與勤勞相反的角度，描寫不幸罹患氣鬱的人。例如，前述的《耳袋》中，罹患鬱

25　田代三喜，〈三帰迴翁医書3〉，頁150。

26　曲直瀨玄朔，〈医学天正記　卷の上〉，頁93194。

27　貝原益軒，《養生訓　卷第一》，頁103。

28　栗山茂久，〈肩こり考〉，頁48-52。

證的是在江戶迷戀娼婦的「豪農之子」。浮世草子的代表作家江島其磧（1666-1735）也說「總而言之，婦人容易氣鬱」，其中又以「嬌嬌女」特別容易罹患氣鬱病。[29]在描寫典型城市女孩而受到歡迎的《世間娘氣質》（1717）中，江島筆下擔心祕密懷孕女兒的身體的母親說：「從小寶貝的孩子（掌上明珠）讓人擔心的就是鬱證，後甚至積成勞咳。願能好好養生，祈求早日康復！」[30]另一方面，這種氣鬱病被認為是即使不用藥，而只調整生活方式便可痊癒之病。從「鬱證**不需用藥**，明日起**隨心**之所出，調養生息，**使萬般皆不為苦**為要」這一段話，也可看出當時醫學理論的影響。[31]「鬱證」概念在庶民社會普及流傳之時，氣鬱有時並不被視為是「苦惱之病」，而是反過來被當作「懶惰生活的證明」。

（五）心理化的氣鬱

　　像這樣將「精神狀態」說成是一種疾病的氣鬱病概念，同時似乎也失去了其作為一個疾病的嚴重性。例如，活躍於江戶後期的醫師橘南谿（1753-1805）的隨筆集中，引述友人朝山貞伯的話：「世上罹患鬱氣之病人，不論坐臥，心皆不樂、顏色不佳、

29　江島其磧，〈哀れなる　瑠璃節のなひ材木屋の娘〉，頁426。

30　江島其磧，〈胸の火に伽羅の油解て来る心中娘〉，頁426。當時，氣鬱與勞咳成為相互連結的概念。例如，從江戶時代流傳到明治時期的「妙藥紙牌（妙藥いろはかるた）」中便有「勞咳、氣鬱的病症，可以煙草與梔的果實一起煎煮飲之」之記載。岡田靖雄，《私説松沢病院史──一八七九－一九八〇》，頁7。

31　江島其磧，《風流曲三味線　五之卷》，頁396。

氣力不振、漸次削瘦，年輕時若不曾罹患此病，大抵愚者。」然「年輕時無罹患鬱氣之病者大抵愚者」中所謂之鬱氣，應是指輕微的憂鬱狀態。[32] 作為一種時代病，知識分子將氣鬱視作反映自己「內心」之病，是一個相當耐人尋味的現象。

　　事實上，必須注意在這個時代，日本所謂「氣」的概念本身產生了重要變化。中國的「氣」原本是布滿天地、循環人體的生命能量，但在近代日本，其慢慢地失去了此宇宙論的意義，而成為「心」的同義詞。[33] 就如同中井正一所指出的，江戶時代的文學作品中，經常以「氣」代替「心」，而使用如「気遣い（對他人的在意、憂慮）」這樣的詞語表現。[34] 在這個過程中，作為氣之疾病的鬱症，難道不也是隨之削減其身體性嗎？也就是說，難道不是在關於氣鬱病的記憶被遺忘之前——在因為西洋醫學輸入，而使其概念失去正當性之前，所謂「鬱」的身體感覺本身就已開始產生「動搖」了嗎？

　　事實上，對於鬱症這樣可說是「心理化」的現象，當時的醫師曾有所批判，而留下極有趣的文獻。江戶後期尾張德川番的藩醫淺井貞庵（1770-1829），在當時是創立醫學校、教導過三千個醫師的大師。其於「鬱症」的授課講義中，反覆強調必須避免「氣鬱」被誤用。根據淺井貞庵，鬱本來的意義是「繁茂積聚於一處」，鬱症是一個說明「病的根本」的概念，然而人們卻徹底地誤解其意義。

32　橘南谿，《北窗瑣談　卷之二》，頁28。

33　有馬朗人等，《気の世界》。

34　中井正一，〈気（け、き）の日本語としての変遷〉。

雖名為氣鬱，但與一般世人所說，因為勞心工作，而使氣鬱
結的所謂氣鬱不同。氣鬱是氣息的鬱結，是呼吸閉鎖不順，
然而現今日本的用語，卻將心說成氣，將用心（心遣ひ）說
成用氣（気遣ひ），將讓心快樂說成氣散。然而氣本為呼吸
之意，世俗皆誤用之。[35]

　　根據淺井貞庵，說因為用心思考而使氣鬱結，或是將用心說
成用氣，這些庶民用語在醫學上都不正確。氣本來就只有氣息之
意，是生命能量，並不具有其他意涵。淺井貞庵認為，氣鬱的樣
態說到底是「肚子隱隱約約地感到疼痛，側腹莫名感到閉塞不舒
暢」，這種「呼吸的氣」「閉塞」的狀態，絕非單純的「心情不
好」。在這個時期，淺井貞庵必須反覆地向醫師們說明「世俗的
錯誤」，由此似乎可以看出日本這樣將「氣」與「心」畫上等號
的理解，連醫學領域都開始受到影響。[36]
　　在曲直瀨道三等人的時代，具有確切身體性與病因論基礎的
「氣鬱」記憶，自近代以來，隨著西洋醫學的傳入漸失其本質。
在大正時期岡本綺堂《影子被踐踏的女人》中，可發現以下文
字：

無論如何，這被認為是一種病，連近江屋也陪著這個被嫌棄
的人，找過兩三位醫生診治，但不論哪位醫生都無法確診，

---

35 「鬱，本來是森林之樹木茂密交疊，難以看穿，鬱然聚集一處之意。因此，鬱
　　指的是病的本源，而既不是病症，也不是病名，而可以說是像飲食傷的內傷
　　一樣，是病的根本。」淺井貞庵，〈方彙口訣　卷四〉，頁435-449。
36 淺井貞庵，〈方彙口訣　卷四〉，頁435-449。

只說這可能是這個年齡女性常見的氣鬱病。[37]

這裡所描繪的氣鬱病，已像是不定愁訴，是一種位於健康與疾病之間，找不到明確原因時的疾病總稱。當「氣」作為一種前近代概念而失去其正當性的同時，失了氣之涵義的鬱症記憶，也漸漸地被世人忘記。氣鬱病也成為單純的「氣的病」──其確實是「氣之所為（気のせい，亦即心理作用）」──而最終喪失其實體性。

三、從氣鬱到 melancholia

另一方面，在進入近代以前，傳統醫學中以氣鬱論為基礎所發展出的特有瘋狂理論，值得我們注意（例如，後藤艮三的弟子香川修庵（1683-1755）便留下了以氣鬱論為本，關於瘋狂的詳細臨床紀錄）。[38]瘋狂在中世紀被認為是由「物之氣」所引起的疾病，但在江戶時代已大多認為其病因是「気違い」──亦即是在人際關係中生成之疾病。[39]例如，近松左衛門《曾根崎心中》（1703）的主角阿初，她一邊流淚一邊向戀人傾訴：「人們對您的評價，一再一再地傳入耳中，讓人在意〔気遣い〕，讓人在

---

37 岡本綺堂，〈影を踏まれた女〉，頁252。

38 香川修庵，〈一本堂行余医書〉。在〈呉先生誕百年記念講演　日本精神医学の過去と展望〉一文中，林道倫也認為香川修庵比 Pinel 還早了至少三十年對精神病進行詳細的記錄。

39 小田晋，《日本の狂気誌》。

意，在意到都變得不正常了〔気違い〕。」[40] 人太過在意他人〔気
遣い〕時，最終會變得不正常〔気違い〕，從這樣的用語，可以
看出在庶民之間，根據「心因」的瘋狂解釋體系流傳之廣。此
外，在日本第一本精神病專門書《癲癇狂経験編》（1819）中，
土田獻對於一個瘋狂案例做出以下說明。根據土田獻，這名患者
之所以罹病，乃是因心勞，以致「鬱積結而發癲」，「其非一朝
一夕所致」。

> 某院主之妻，年僅三十二、三，先前隨院主上京，而有癲的
> 發作。二年多之間終夜無法成眠，氣鬱悲嘆，食不下嚥，經
> 常趁人不備、意圖尋死。[41]

如此，認為嚴重氣鬱可能導致瘋狂的日本醫師們，在當時西
洋醫學書籍中讀到 melancholia 時，會將「鬱證」概念與之結
合，似乎相當自然。因為兩者都是「憂愁之病」，且都是因為體
內物質「鬱積」而生成的疾病。當時，西歐醫學在傳統體液病理
學的影響下，認為 melancholia 是黑膽汁鬱積所致。例如，18 世
紀末出版，日本最早的西洋內科醫學翻譯書《西說內科撰要》
（宇田川玄隨著），便介紹 melancholia 為「膽液敗黑病」，描述其
為「神智知覺迷惘，鬱憂悲悶之病」。其病因則說明是因為「門
脈中鬱積」的黑膽汁在體內循環，到達腦部之時，使「精氣

40　近松門左衛門，〈曾根崎心中〉，頁72。

41　土田獻，《癲癇狂経験論》；町井陽子、千葉熒譯，《磯邊涉（下）付 癲癇狂
　　経験論》，頁398。

（Geist）」混亂失去常態所致，若能使黑膽汁從「大便」排出就可治癒。[42] melancholia與鬱證，即使鬱積的物質不同，兩個概念背後的身體觀卻相當類似，這點值得注意。

　　然而，從18世紀到19世紀這段時間，本於機械論的身體觀，西歐的melancholia概念也逐漸發生轉變。《蘭方樞機》（1817）被認為是最早將melancholia翻譯成「鬱證」（及鬱憂病）的醫書，其作者小森桃塢在較晚的著作中，將「鬱證」解釋為一種天生的腦部疾病。根據小森桃塢，罹患此病的患者「腦質先天性薄弱」，有這樣體質的人會因遭逢「侵襲劫掠神府」之事而發作鬱病。[43]此後的醫書中，將鬱證視作「腦異常」的記載漸增，強調罹病者先天體質的異常，以及會造成精神錯亂的嚴重症狀。鬱證已不再是透過大便排泄就可回復體液平衡之疾病。[44]這樣與過去melancholia概念斷裂的現代鬱病觀，為「鬱病」在19世紀以降的日本被理解為一種精神病，提供了基礎。

42　宇田川玄随，〈西說內科撰要〉，頁357-360。此為荷蘭的Johannes de Gorter，1744年的翻譯本。

43　小森桃塢，〈泰西方鑑〉，頁272。

44　近代以降的melancholia亦是以depression被重新認識，從而其過去的宗教意涵被排除，其意義也限縮為只是醫學上的異常。根據阿部隆明，depression這個詞語，原本是拉丁文的deprimer（抑制、使低下），本來在神經病理學上，用以描述腦血管的肌肉緊張度，但在18世紀時，Whytt用其描述了無生氣的心，而在19世紀前半葉，Heinroth用其描述心情狀態，之後便成為精神醫學的固定用語。在歐美的鬱病歷史中，其視角也有從主觀轉向客觀，從有意義的經驗轉向物理現象的變化過程，過去已有許多研究反覆指出此某程度上的歷史斷裂。阿部隆明，〈メランコリー概念とその周辺〉，頁55；Jennifer Radden, ed., *The Nature of Melancholy: from Aristotle to Kristeva.*

四、從日常出走──成為「精神病人」的「鬱病者」

> 奧克羅迪教授前年在學會發表了大猩猩週期鬱狂說，在學界
> 引起了不小的迴響。（略）大猩猩週期性地進入憂鬱病與恐
> 怖症狀態，發作時很容易變得非常狂暴。當苦悶增強而難以
> 忍受時，他會舐舐一種名叫 Hyraceum（蹄兔香）的液體來
> 緩和情緒。[45]

　　在西方精神醫學傳入之際，鬱病從本來在傳統醫學上任何人
都可能經驗的感情病，巨變為異質性的危險疾病。如此將其視為
精神病的鬱病觀迅速發展的背景，乃是由國家主導引進的精神醫
學，承接了守護社會使其免受精神病人危害之社會防衛工作。[46]
對當時醫師而言，對於精神病人首要的關注，就是視他們為國家
來自內部的威脅，他們所帶來的危險，就像當時東京帝國大學三
宅秀在1903年於綜合雜誌《太陽》所述，包括「縱火、侵入住
宅、偽造證書、偽造貨幣、身分詐欺、強盜、猥褻行為」。因
此，高聲疾呼精神病人乃是「國家的專務」，「不應該不監護精
神病人，什麼都不做，只把此事當作人民的義務，放任不管。」[47]
東京帝國大學第三任精神醫學教授，被稱為日本精神醫學之父的
吳秀三，被認為是一位替精神病人困境發聲的人道主義者。不
過，在這個時代，其也在教科書中將精神病歸在「變質性遺傳

45　小栗虫太郎，〈有尾人〉，頁8。

46　日本精神衛生会編，《日本の精神保健運動の歩み》；岡田靖雄，《日本精神
　　科医療史》。

47　三宅秀，〈精神病者に対する国家の専務〉。

性」疾病的範疇，認為其是「國家最應用心清除」的對象。[48]

　　支持當時醫師信念的根據，乃是19世紀末以來具有影響力的德國生物精神醫學理論。此理論受到認為精神病人乃是「不同於正常人的病態變異，將透過遺傳，逐步走向滅亡」之退化理論的強烈影響。[49]此外，「幾年內便會人格崩壞並導致死亡」的進行性麻痺，被用來作為精神病的疾病模型，也造成重要影響。[50]精神科醫師憂心精神病會傳染給全國，而毫不猶豫地以「梅毒散布者」、「不健全分子」、「病態細胞」等詞語形容精神病人。[51]當時的精神醫學說到精神病人，雖然認為他們是應加以救濟的可憐人，但也絕不視他們為與一般國民「同質」的人。

　　從而，「鬱病」也在近代精神醫學體系下被重新解讀，其意義變得非常不同於象徵長年心勞的「氣鬱」。特別是Emil Kraepelin「躁鬱病」概念的引入，更使其與「鬱證」一刀兩斷。介紹該理論的吳秀三，說明鬱病（心情與活動力的低落）與躁病（心情與活動力的高揚）乃是同一種疾病的不同表現，而躁鬱病才是鬱病的真相。同時，此病發病時，「絕不會僅產生一次性的躁狂或鬱狂便結束」，必定會反覆發作，強調其復發的危險性。[52]之後，精

48　吳秀三，〈精神病學集要〉，頁8。

49　Ｅ・Ｈ・アッカークネヒト（Erwin Heinz Ackerknecht），《精神医学小史》，頁67。

50　當時精神醫學的主流看法，參照內村祐之，〈日本精神神経学会第五〇回総会記念講演──日本精神医学の過去と将来〉。

51　片山国嘉，〈自殺と社会　下〉，《東京朝日新聞》，1906年10月22日。

52　吳秀三，〈臨床講義──躁鬱病〉；石田昇，《新撰精神病学》；巽信夫，〈うつ病の病態生理〉，頁104。

神醫學中只單純討論鬱病的論文數量急速減少，以「鬱病＝躁鬱病」之假設，多數論文關注移轉至躁狂時的危險性、被認為甚至高達八成的遺傳性，或單只關注所謂週期性的特殊症狀。隨著鬱病被視為一種精神病，「鬱病」這個詞本身成為一種忌諱，在20世紀前半葉，在報章雜誌中完全看不到它的身影。即使偶爾在報紙衛生專欄出現時，鬱病者亦被形容為「鬱時會非常憂鬱」、躁時「又超越樂天程度，陷入狂躁狀態」的「危險」病人。[53]具有先天性腦部異常的鬱病者，會定期發病，被想像為像損壞的機械。因此，罹患鬱病的人，無法透過讓體內的「鬱」發散的方法回復健康，而是難以理解的危險異常者，需要被社會所排除。

　　以上的醫學論述，當然不可能立即深入人心。醫師透過與國家權力結盟，將病人像犯罪者一樣隔離，過程中引發了反抗運動，關於這一段歷史，已有許多研究進行討論。[54]當時的人們，即使是非常嚴重的憂鬱，只要不要有問題行為，並不會自行主訴憂鬱向精神科醫師求助。這一點可以從以下觀察得到證明。當時精神科醫師們反覆指出，在日本因躁症而入院人數比因鬱症者多很多，而不像歐美一般以鬱症為主，同時與歐美定論相反，在日本入院的女性患者非常稀少。[55]然而，隨著國家主導的精神衛生

53〈才子奇人と中間者〉，《読売新聞》，1917年3月5日；高峰博，〈家庭衛生顧問──躁鬱病か〉，《読売新聞》，1921年1月20日；植松七九郎，〈神経衰弱の仮面を剝ぐ（七）──似て非な病気軽い鬱病〉，《読売新聞》，1935年5月27日。

54 岡田靖雄，《日本精神科医療史》；川村邦光，《幻視する近代空間──迷信‧病気‧座敷牢、あるいは歴史の記憶》。

55 例如，松村英久，〈躁鬱病の一般的統計〉；立津正順，〈本邦人の精神疾患

運動的發展，人們很快且深刻地接受了對精神病人的污名。1930年代在東京府立松澤病院工作的菅修，便曾感嘆世人將精神病人視為「動物般的存在」，「一個人一旦被下了精神病的診斷，立刻變成和我們一般人截然不同的特殊人種」。[56]然而，不能忘記，一開始種下這種形象的，不外就是國家與精神醫學的「科學」論述。

　　這樣的狀況持續到戰後，根據一些醫師表示，鬱病甚至到了1960年代還是纏繞著「不能告知病名的氛圍」。[57]隨著1960年代抗憂鬱劑開始普及，鬱病形象再度產生了巨大變化，例如在1967年《朝日新聞》的健康相談專欄中，精神科醫師表示「鬱病（うつ病）」中很多都是像輕微神經症（neurosis）這樣的輕症，是自然就可痊癒的疾病，藉以嘗試去污名化。[58]然而，一度深植人心對精神病──鬱病的恐懼，一直到最近都還沒有被完全驅散。

五、神經衰弱的抬頭──從「氣的身體」到「神經的身體」

　　討厭的是，大家都認為這是一種病（略），久而久之就變成真的像得病一樣，和人接觸也覺得很麻煩，房間盡可能的能多暗就多暗，把自己關在房間（略），雖然現在稱之為神經

負荷に関する研究〉。

56　菅修，〈精神病者の狂はざる半面〉，頁5。

57　諏訪望、神庭重信、佐藤光源，〈向精神薬の進歩と将来〉，頁1036。

58　柴田収一，〈聴診室──うつ病　早期には自然回復〉，《朝日新聞》，1967年10月25日夕刊。

衰弱，以前叫做氣鬱症。從以前到現在，變得越來越難處
理。59

近代以前人們感到困擾的氣鬱病，後來跑倒哪裡去了呢？隨
著鬱病被視為精神病而被污名化，氣鬱這種身體經驗難道就從此
消失了嗎？的確，若只看1900-1960年間的《朝日新聞》與《読
売新聞》，確實看不到鬱病這個詞語。然而，在稍早以前──在
剛進入近代，精神醫學地位還正在確立時的過渡期──有一小段
時間在報章媒體上可以看到關於氣鬱現象的討論。之後，這些氣
鬱現象漸漸地被「神經病」此一近代論述所取代。

從當時的《読売新聞》來看，可以發現「氣鬱」與「神經」
相關的解釋錯綜複雜，沒有一個確切的定義。例如1878年時，
還可以看到貴族公主「氣若積結則鬱鬱不暢」這樣讓人想起江戶
時代的描述，但是此後這種表現方式完全消失。60轉而代之的是
神經病的說法，例如1879年時，便報導了一位「內向」、「每天
憂鬱」罹患「鬱病的少女」，最後得了「神經病」而投身新橋川
自盡的事件。61此外，1886年有一篇報導提到，一位罹患「鬱憂
病」「深閨少女」的家人為了她進行參拜，他們因少女罹患「神
經病」而非常緊張，故向神明祈禱。然而，同篇報導也提到，若
「由神經而生之病」以說明「道理」就可以治癒，那麼「造成氣

59　三遊亭圓生，〈盃の殿〉，頁108。

60　〈離縁でふさぐ姫につけた気さくな女、姫の着物を気軽に盗む〉，《読売新
　　聞》，1878年3月23日。

61　〈うつ病の娘が新橋川で投身自殺　転居療法も効果なく〉，《読売新聞》，
　　1879年7月25日。

鬱的因素應很微不足道吧！」[62] 像這樣，當時罹患「氣鬱病」的人們，開始從學習近代醫學的醫師們哪裡，得到「神經病」這一個新的診斷。經過這段時期神經病概念的抬頭，在19世紀末登場的是「神經衰弱」這個涵蓋氣鬱病的廣泛範疇。

關於20世紀初期日本神經衰弱的大流行，我過去的文章已有討論，[63] 這裡只討論當時的神經衰弱與現代的鬱病流行之間的相似性。「神經衰弱」一開始被認為是社會競爭激化所造成的「現代病」。它是職業巔峰期的中高年者——官吏、職員等勞費精神、使用腦力之人——罹患的「過勞之病」。因此，醫師認為它是一個「有為的人們」容易罹患，而「以國家經濟角度來講甚為可惜」的疾病，從而積極進行衛教活動。[64] 在報章雜誌發行特刊、醫藥廣告氾濫的情況下，不安的人們服用各式藥物，並看醫生希望能注射維他命與賀爾蒙等藥劑。[65] 然而，因為無法發現生物學原因，僅僅數十年間，神經衰弱便從「過勞的病」變為「人格的病」，而在意義上有了很大的反轉。[66] 很多日本人曾主訴的

---

62 〈病の原因　信仰の榎が伐採され娘がうつ病に　人に諭され目覚める〉，1886年9月16日。

63 北中淳子，〈「神経衰弱」盛衰史——「過労の病」はいかに「人格の病」へとスティグマ化されたか〉。

64 XYZ，〈神経衰弱症（操觚者文士官吏学生諸君の一読を要す）〉，頁134-139。

65 例如，杉山仲，〈年末に起こり易い世帯苦労から来る色々の病気〉，《読売新聞》，1925年12月21日；杉田直樹，〈春は文明病——神経衰弱の時〉，《読売新聞》，1926年3月27日；関根真一，〈今多い神経衰弱症——軽んじてはならぬ病気〉，《読売新聞》，1928年5月31日。

66 植松七九郎，〈都市生活と神経衰弱〉，頁17。

「神經衰弱」，最終被重新分類為「神經症」——心的病，在戰後它成為精神病的委婉表現，或是所有沒有實體之疾病的總稱。

六、代結語——醫學論述與經驗論述的抗衡

本文與向來的精神醫學論述相左，分析前近代的日本，嚴重的憂鬱心情成為醫療對象的經過。此外，本文也討論從近世到現代，鬱病的意義如何透過醫學理論與道德論述，而發生大幅轉變的過程。對於人類學者而言，有趣的是傳統醫學的氣鬱理論，如何超越了單純的醫學論述，深植於日常生活經驗，而被一般民眾廣泛接受。現代精神醫學以腦內物質的變化說明憂鬱的成因，但很少人描述其為一種實際的身體感覺。相對的，前近代的鬱病論，在提供結合心與身體、日常與疾病的論述上，可以說取得了某種程度的成功。對於我們思考有醫學論述與經驗論述乖離問題的現代精神醫學而言，這是非常有趣的一點。

事實上，當我們聆聽現代日本鬱病患者的話語時，常常可以聽到「自己的憂鬱乃是長年的辛苦累積而成」，因此「不得不花費比過去辛苦歲月加倍的時間來恢復」這樣的說法。這些人當然從未學習將長年心勞化為抑鬱之氣於身體積結稱為鬱的傳統醫學理論。此乃是難以言喻的疾病苦痛，以及長年糾結的歲月中形成的「知識」，由人們口中一字一句咀嚼而出的話語。從這些總覺得精神醫學論述「跟自己有段距離」的人們的話語，更讓我們認識到，從現在醫學論述剝離的「憂鬱」經驗到底為何，是我們必須重新探討的問題。

徵引書目

Ackerknecht, Erwin Heinz（アッカークネヒト），《精神医学小史》，石川清、宇野昌人譯，東京：医学書院，1976。

Applebaum, Kalman. "Educating for Global Mental Health: The Adoption of SSRIs in Japan." In *Pharmaceuticals and Globalization: Ethics, Markets, Practices*, edited by Arthur Kleinman, Andrew Lakoff and Adriana Petryna, 85-110. Durham: Duke University Press, 2006.

Kuriyama, Shigehisa. *The Expressive of the Body and the Divergence of Greek and Chinese Medicine.* New York: Zone Book, 1999.

Littlewood, Roland and Simon Dein. *Cultural Psychiatry and Medical Anthropology: An Introduction and Reader.* London: Athlone Press, 2000.

Obeyesekere, Gananath. "Depression, Buddhism, and the Work of Culture in Sri Lanka." In *Culture and Depression: Studies in the Anthropology and Cross-Cultural Psychiatry of Affect and Disorder*, edited by Arthur Kleinman and Byron Good, 134-152. Berkeley: University of California Press, 1985.

Radden, Jennifer, ed., *The Nature of Melancholy: from Aristotle to Kristeva.* Oxford: Oxford University Press, 2000.

XYZ，〈神経衰弱症（操觚者文士官吏学生諸君の一読を要す）〉，《太陽》，8:7（1902）:134-139。

〈病の原因　信仰の榎が伐採され娘がうつ病に　人に諭され目覚める〉，1886年9月16日。

二葉亭四迷，《浮雲》，東京：講談社，1980。

小田晋，《日本の狂気誌》，東京：講談社，1998。

小森桃塢，〈泰西方鑑〉，金子準二編，《日本精神病学書史 第二巻（江戸篇）》，日本精神病院協会，1965。

土田献，《癲癇狂経験論》，神田新石町（江戸）：須原屋源助，文政2，1819。

三宅秀，〈精神病者に対する国家の専務〉，《太陽》，9（1903）。

川村邦光，《幻視する近代空間──迷信・病気・座敷牢、あるいは歴史

の記憶》，東京：青弓社，1997。

小栗虫太郎，〈有尾人〉，《人外魔境》，收入於《小栗虫太郎全作品6》，東京：桃源社，1979。

三遊亭圓生，〈盃の殿 〉，《円生古典落語5》，東京：集英社，1992。

中井正一，〈気（け、き）の日本語としての変遷〉，收入長田弘編，《中井正一評論集》，東京：岩波書店，1995。

日本国語大辞典第二版編集委員會編，《日本国語大辞典 第二版》，東京：小学館，2001。

日本精神衛生会編，《日本の精神保健運動の歩み》，東京：日本精神衛生会，2002。

中西進，《校訂 萬葉集》，東京：角川書店，1995。

內村祐之，〈日本精神神経学会第五〇回総会記念講演──日本精神医学の過去と将来〉，《精神神経学雑誌》，55:7（東京：1954）。

木村敏，〈比較文化論的精神病理学〉，收入高橋良、鳩谷龍編，《現代精神医学大系第9巻B〈躁うつ病II〉》，東京：中山書店，1979。

北中淳子，〈「神経衰弱」盛衰史──「過労の病」はいかに「人格の病」へとスティグマ化されたか〉，《ユリイカ》（五月号），東京：青土社，2004。

田代三喜，〈三帰迴翁医書3〉，收入大塚敬節、矢数道明責任編集，《田代三喜》（近世漢方医学書集成1），東京：名著出版，1979。

石田昇，《新撰精神病学》，東京：南江堂，1906。

白杉悅雄，〈疝気と江戸時代のひとびとの身体経験〉，《歷史中の病と医学》，1997。

立津正順，〈本邦人の精神疾患負荷に関する研究〉，《精神神経学雑誌》，49（東京：1947）。

朱丹溪，〈氣當升不升，當降不降，當化不化，此為傳化失當，六鬱之病見矣〉，收入富士川游著、小川鼎三校註，《日本医学史綱要I》，東京：平凡社，1974。

宇田川玄隨，〈西說内科撰要〉，杉本つとむ編，《宇田川玄随集I》（早稻田大学藏資料影印叢書 洋学篇 第九卷），東京：早稻田大学出版

部，1995。

曲直瀬道三，〈啓迪集　卷之五〉，收入大塚敬節、矢数道明責任編集，《曲直瀬道三》（近世漢方医学書集成2），東京：名著出版，1979。

曲直瀬玄朔，〈医学天正記　巻の上〉，收入大塚敬節、矢数道明責任編集，《曲直瀬玄朔》（近世漢方医学書集成3），東京：名著出版，1979。

江島其磧，〈哀れなる　瑠璃節のなひ材木屋の娘〉，收入長谷川強校註，《世間娘気質》（新日本古典文学大系78　けいせい色三味線・けいせい伝授紙子・世間娘気質），東京：岩波書店，1989。

江島其磧，〈胸の火に伽羅の油解て来る心中娘〉，收入長谷川強校註，《世間娘気質》（新日本古典文学大系78　けいせい色三味線・けいせい伝授紙子・世間娘気質），東京：岩波書店，1989。

江島其磧，《風流曲三味線　五之卷》，收入長谷川強代表・八文字屋本研究会編，《八文字屋本全集　第一巻》，東京：汲古書院，1992。

有馬朗人等，《気の世界》（東京大学公開講座50），東京：東京大学出版会，1990。

町井陽子、千葉愳譯，《磯邊渉（下）付　癲癇狂経験論》，東京：新樹会，1979。

近松門左衛門，〈曾根崎心中〉，收入森修等編，《近松門左衛門集》（日本古典文学全集43），東京：小学館，1972。

吳秀三，〈臨床講義──躁鬱病〉，《神経学雑誌》，14:1（1914）。

吳秀三，〈精神病学集要〉，《精神病学集要》上，收入於《精神医学古典叢書5》，東京：新樹会，2002。

阿部隆明，〈メランコリー概念とその周辺〉，《精神医学史研究》，1998:1（東京：1998）。

松村英久，〈躁鬱病の一般的統計〉，《精神神経学雑誌》，41:10（東京：1937）。

林道倫，〈吳先生誕百年記念講演　日本精神医学の過去と展望〉，《精神神経学雑誌》，1965:67（東京：1965）。

貝原益軒，《養生訓　卷第一》（益軒十訓　下巻），茨城県：友朋堂書店，

1928。

岡田靖雄，《私説松沢病院史——一八七九－一九八〇》，東京：岩崎学術
　　出版社，1981。

岡田靖雄，《日本精神科医療史》，東京：医学書院，2002。

岡本綺堂，〈影を踏まれた女〉，《怪かしの鬼怪集》（〈岡本綺堂伝奇小説
　　集〉其の三），東京：原書房，1999。

〈和胸丸引札〉，国際日本文化研究センター宗田文庫所藏。

香川修庵，〈一本堂行余医書〉，收入大塚敬節、矢数道明責任編集，《香
　　川修庵》（近世漢方医学書集成65），東京：名著出版，1982。

香月牛山，〈牛山活套〉，收入大塚敬節、矢数道明責任編集，《香月牛
　　山》（近世漢方医学書集成61），東京：名著出版，1981。

厚生労働省監修，《厚生労働白書　平成十三年版》，ぎょうせい，2001。

南部氏歴史書編集委員会編，《私たちのまちと南部氏》南部首長会議，
　　1994。

後塵外史，〈赤縄新話　千縷の情思〉，《団団珍聞》第588號，1887。

後藤艮三，〈校正病因考〉，收入大塚敬節、矢数道明責任編集，《後藤艮
　　三》（近世漢方医学書集成13），東京：名著出版，1979。

宮本忠雄，〈躁うつ病者の妄想的ディースクール〉，收入宮本忠雄編著，
　　《躁うつ病の精神病理2》，東京：弘文堂書房，1977。

根岸鎮衛，〈実情忠臣危難をまぬがるる事〉，收入鈴木棠三編註，《耳
　　袋　巻の四》（耳袋1），東京：平凡社，1972。

栗山茂久，〈肩こり考〉，收入山田慶兒、栗山茂久編，《歴史中の病と医
　　学》，京都：思文閣出版，1997。

浅井貞庵，〈方彙口訣　巻四〉，收入大塚敬節、矢数道明責任編集，《香
　　川修庵》（近世漢方医学書集成65），東京：名著出版，1982。

梁嶸，〈後藤艮三の医学について〉，收入山田慶兒、栗山茂久編，《歴史
　　中の病と医学》，京都：思文閣出版，1997。

植松七九郎，〈都市生活と神経衰弱〉，《日本赤十字社　参考館報　精神
　　衛生展覧会号》，1929。

〈勞咳、氣鬱的病症，可以煙草與樃的果實一起煎煮飲用之〉，《妙藥紙牌

（妙藥いろはかるた）》

菅修，〈精神病者の狂はざる半面〉，《救治会会報》，58(1939):5。

諏訪望、神庭重信、佐藤光源，〈向精神薬の進歩と将来〉，《精神医学》，40:10(東京：1998)。

諸橋轍次編，《大漢和辞典》第十二卷，東京：大修館書店，1986。

巽信夫，〈うつ病の病態生理〉，《薬理》，26:9(1975)。

橘南谿，《北窓瑣談 卷之二》（〈東西遊記・北窓瑣談〉），茨城県：友朋堂書店，1927。

蘆川桂州，〈病名彙解〉，收入大塚敬節、矢数道明責任編集，《蘆川桂洲》（近世漢方医学書集成64），東京：名著出版，1982。

報紙

《東京朝日新聞》（東京）

《読売新聞》（東京）

《朝日新聞》（大阪）

附記：本研究受到日本文化研究中心的栗山茂久、北澤一利先生等諸位學者許多寶貴的建言，在此由衷感謝。同時，亦對提供2002年研究獎助（Grant no. 6682）的美國Wenner-Gren人類學研究基金會表達謝意。

大正時期的「精神概念」

透過大本教與《變態心理》之爭的考察 *

兵頭晶子（Akiko Hyodo）著

王珮瑩 譯

---

* 本文譯自兵頭晶子，〈大正期の「精神」概念：大本教と《変態心理》の相剋
を通して〉，《宗教研究》，79:1（2005），頁97-120。本論文於2007年獲得第1
回日本思想史學會獎勵賞。

一、前言

　　《變態心理》是大正六年（1917）十月，中村古峽創設的日本精神醫學會發行的機關誌。該雜誌將當時大本教廣受矚目，作為一種附身儀式的鎮魂歸神法，認定為一種拙劣的催眠術。一直到大正十年（1921）的第一次大本教事件為止，該雜誌都是批判大本教陣營的引領者。事件前出版的《「學理的嚴正批判」：大本教的解剖》（1920，日本精神醫學會），以及之後出刊的〈大本教追擊號〉、〈大本教撲滅號〉等兩本《變態心理》特刊，對大本教進行近乎執念般的反覆批判。《變態心理》對大本教的這個態度，向來被認為是破除邪教迷信的一環。[1]

　　然而，兩者之爭應該被理解為「科學」與「迷信」的對抗嗎？當時，大本教是作為一種「超越一切科學與一切常識的革命性新宗教」，而得到知識分子的矚目，[2]這顯示了大本教其實是透過所謂「科學」的濾鏡而被再發現。同時，《變態心理》所主張的「精神醫學」，絕不是今日所謂的精神醫學，而不過是為了要批判當時正統醫學（包含精神醫學）的「物質醫學」，所提出的一個反命題。[3]此「精神醫學」，與認為「精神」無法化約為物質，可對物質產生影響，且有超越物質的力量，因而可藉其治病的「民間精神療法」之間，有著複雜的關係。[4]與今日不同的「精神」

1　佐藤達哉，〈心理学と「変態」〉，頁84；曾根博義，《「変態心理」解説》，頁12。

2　服部靜夫，《大本教の批判》，5頁。

3　〈日本精神医学会設立趣意〉，頁79-80。

4　吉永進一，〈解説 民間精神療法の時代〉，頁3。

概念，定義了當時「精神療法」與「精神科學」的意義。因此，不探討當時的「精神」概念，就無法正確理解《變態心理》所持立場的性質。不僅如此，要就當時的脈絡，重新考察與岡田靜坐法、太靈道等同屬「民間精神療法」系譜的大本教鎮魂歸神法，探討當時的「精神」概念，也是不可或缺的重要前提。[5]

另一方面，一柳廣孝說：「《變態心理》慢慢地整頓邊緣，將其統一在科學的基礎上」，這的確也是事實。[6]然而，當時所謂的「科學」究竟代表什麼意義？從今日觀點，此「科學」的意義常被認為是不言自明，不需多加探討，但在「科學」與「迷信」對立的架構中，所謂的「科學」的問題性，難道不是更應該被探討的問題嗎？這些是我認為可以藉由探討以上所說的「精神」概念闡明的問題。

循此，本文將先探明在重新探討此兩者對立上，具有關鍵重要性的「精神」概念究竟如何形成，同時也說明以此概念為軸心，作為一種思想運動的「民間精神療法」。其次，本文將探討與此「民間精神療法」運動具有某些共通點，但摸索自己獨特發展方向的《變態心理》，為何會對在當時「精神」風潮下重新被關注的大本教進行批判，它所提出的論點又蘊藏著什麼樣的問題性。最後，在引申這些問題的同時，本文將探討兩者爭論最後的走向。以下，將依此順序逐一論述。

5　服部靜夫，《大本教の批判》，頁155。

6　一柳廣孝，〈大正期・心靈シーン中の「変態心理」〉，頁124。

二、心的存否：精神的重新定義與潛在意識[7]

（一）作為腦髓作用的精神

就像上述稍微討論到的，「精神」乃是「物質」的相對語，或是被認為是超越物質的存在。會形成如此區別，乃是因為近代精神醫學、心理學重新定義精神與物質的關係所致。

被稱為是日本近代精神醫學創立者的吳秀三，其《精神病學集要》開頭就宣示：精神的「本體是什麼，並不是本學探討的問題」，精神無非就是「精神機轉之所在」之腦髓的作用。[8]同時，標榜「科學地研究『人性』」的雜誌《人性》，[9]在其創刊號刊載了一篇兼任東京帝國大學精神病學講座的法醫學者片山國嘉所寫，名為〈精神為何？〉的文章。此文斷言精神僅為「大腦皮質的官能」，「若無大腦皮質的物質機轉時，精神機轉亦不存在」，同時也否定「古來思辯心理學中所倡言之精神能力的存在」。也就是說，若脫離所謂腦髓的「物質機轉」，精神就無法主宰身

7　［譯註］在19世紀末20世紀初的西方動力精神醫學中，同時存在多個名詞及概念用以指稱在意識範圍外的精神內容與活動，如subconsciousness, subliminal consciousness, latent consciousness, accessory consciousness, the unconscious 等。這些名詞被引入日本時，譯詞並未統一，且各個譯詞在日本脈絡流通使用的過程中，又被賦予發展出與其原本意義不同的獨特內涵。如以潛在意識而例，就無法找到可以完全對應的西方概念，也無法直接翻譯為中文在精神分析脈絡中常用的「無意識」或「潛意識」等譯詞。因此，在本篇文章的翻譯中，沿用原文中的漢字「潛在意識」，以彰顯此概念的日本脈絡。

8　吳秀三，〈緒論〉，《精神病学集要》初版前編，第一卷，頁1。

9　富士川游，〈人性〉，頁1。

體，若喪失腦隨的作用，精神亦將隨同消失。[10]這樣的走向，被淀野耀淳稱作為「不談精神的心理學」。

> 也就是說，一是Spiritismus靈魂說，一是Psychologie心理學，或更進一步說，是Psychologie ohue Seele「不談精神的心理學」……我們的直接經驗，是相應於腦髓作用過程Brain-process的意識狀態，而與靈魂無涉。因此，心理學會說心意狀態、意識與心的現象，而不說靈魂。[11]

在這裡值得注意的是，精神的重新定義與Spiritismus即心靈主義，有一個相對的關係。僅為腦髓作用的精神在肉體死後會如何呢？從此問題開始，出現了各種疑問與討論。《人性》緊接著片山的論文，刊載了一篇題名為〈靈魂不滅歟將消散歟〉的論文，應可以說就是此發展的一個表現。[12]也就是說，「心理學」以否定「靈魂說」之姿登場，然而因為這樣的否定，反倒不可避免地喚起作為一種切實希求的新「靈魂說」。「比較spirit與今日心理學所說的精神、心意，明辨它們之間的異同，可以暗默地指出晚近Spiritismus發展的淵源。」如此段話所說，精神的重新定義與心靈主義的興盛，互有表裡關係。

淀野認為Psychical Research，乃是嘗試要「科學地建設古來被批評為俗見、空想或疾病現象的Spiritismus」。如此，在新的

---

10 片山国嘉，〈精神トハ何ゾ〉，頁11、61。
11 淀野耀淳，〈「スピリチズムズ」トハ何ゾヤ〉，頁33。
12 大澤岳太郎，〈靈魂不滅歟将消散歟〉，頁15-19。

「靈魂說」中,「靈」(spirit)的實存需要進一步的科學證明。「而且,隨著催眠術的發達,以及對於精神病人的研究越來越精細,向來被認為是不可思議、令人驚愕的事物,都可以用一般的催眠或精神病現象加以說明。」淀野斷言,在今日,「從科學研究的角度,並沒有必要非得要採取『靈』(spirit)的假設不可」,「Spiritismus所關注的現象,大部分都應以普通心理與病理來解釋。」[13]

然而,與淀野的見解相反,催眠術其實也被運用來復興被化約為所謂腦髓之物質的「精神」。心理學因此受到了批判,以致心理學自身必須面對某個可說帶來翻天覆地之衝擊的事態。

(二)催眠術與潛在意識

明治時期,由修煉者施行的治病術,被重新建構為靈術。在這個過程中,催眠術的引入扮演了重要角色。正統心理學以暗示與幻覺作用,解釋所有的神祕現象,否定「天眼通」、「天耳通」等神通力的存在。相對地,靈術派的催眠術師,則認為此類神通力是自己的領域,為此,他們假設了所謂「觀念力」、「心力」等未知能量的存在,而與學理的催眠術分道揚鑣。此新的說明原理,經由靈術家桑原俊郎,進一步昇華為所謂「精神力」的概念。[14]

桑原自述,他原本認為「靈魂、精神、心等本質上皆無法具體可見」,而「不管任何事,都只贊同唯物論的立場」,但是因為「透過催眠術,可以具體看見(靈魂、精神、心),且可以對

---

13 淀野耀淳,〈「スピリチズムズ」トハ何ゾヤ〉,頁30。
14 井村宏次,《靈術家の饗宴》,第二章。

它們進行實驗」,「我今日已成為主張唯心論的人」。在此,我們可以看到當「spirit」的實存必須得到科學證明時,催眠術被用來作為提供此證明的方法。同時,桑原斷言:「催眠術無論如何都不是一種心理作用,而是靈魂的作用。」藉以強調其與被化約為腦髓作用之心理作用之間的差異。[15]桑原定義「精神是存在於物質中的活動力」,大腦不過是精神的宿主,「一切都是精神第一、物質第二」,宣稱「精神」的優越性。由於此「精神」普遍存在於人類以外的生物及無生物之中,靈術亦可能於這些物體上發揮作用。桑原批判心理學,批評「Psychologie只研究局限在所謂『肉體』之內的心,以致無法說明催眠術中的神通力作用」,「在無可奈何之下,只好提出所謂雙重人格的理論」。[16]

不論是「精神」,或是「雙重人格」,都是在說透過催眠術,可以看到與既有「意識」不同的意識狀態。此問題,之後以將意識二分,如「意識」與「下層意識」,或「普通意識」與「潛在意識」等理論來說明,並認為後者是催眠術等作用之對象。而基督教牧師高橋卯三郎,就是一位引用此「潛在意識」概念的靈術家。

高橋批評物質醫學,反對其定義「腦髓即精神」,以及其認為「精神為物質意識(腦髓)的影子,其組織若遭破壞,精神必將亡滅」的看法,他高調地宣稱「精神並非物質的幻影,而是一個實體」,「精神對肉體產生的影響,乃是不爭的事實」。[17]循

---

15 桑原俊郎,《精神靈動第一編 催眠術 訂正一四版》,頁2-3。

16 桑原俊郎,《精神靈動第二編 精神論 三版》,頁206。

17 高橋卯三郎,《精神治療法》,頁2-3、13-16。

此，高橋將意識二分為清醒時的「普通意識」，與睡眠時仍繼續
運作，掌司身體機能，平時並不被認知存在的「潛在意識」。前
者若只限定在腦髓，後者則無疑是透過神經系統而得以擴展至全
身之「精神」。高橋所稱之「精神治療法」，就是作用在此「潛
在意識」，他強調「潛在意識，絕非是一種病態的精神狀態，不
是伴隨歇斯底里而起的心理狀態」，藉此嘗試與心理學做出區
隔。[18] 此外，高橋理論的特點，在於認為「神的本質是（小我潛
在意識泉源）的大潛在意識」，而將潛在意識視為通往所謂「宇
宙大靈」如此超越個人的廣漠存在的途徑。[19] 亦即，以「潛在意
識」之名，復興過去的「靈（spirit）」。

　　除了高橋以外，還有其他人也嘗試將催眠術中發現的潛在意
識（或下意識、副意識等），與心靈主義結合。源良英在〈諸學
者對於副意識之見解〉一文中，一方面介紹西方學者 Hugo
Münsterberg 的學說，一方面則對「俗人」對「副意識的現象感
到驚訝，而興起神祕思想，並似乎藉此滿足宗教感情」的態度，
提出批判。[20] 同時，小熊虎之助提到，也有學說將潛在意識擴張
至「宇宙意識」，而「試圖藉此肯定一切心靈現象或是死後生命
的存在」。[21] 也就是說，由於催眠術、歇斯底里的研究，而被假設
為一種實在的潛在意識，屬於未必能以腦髓作用說明的領域，其
因此為以超越腦髓作用之「精神」作為治病依據的靈術（即「民

18　高橋卯三郎，《精神治療法》，頁65。
19　高橋卯三郎，《精神治療法》，頁69-70。
20　源良英，〈副意識に関する諸学者の見解〉，頁315。
21　小熊虎之助，〈潛識とは何ぞ〉，頁345。

間精神療法」），[22] 以及一度因精神之再定義而被否定的「spirit」的復興，提供了理論依據。對於如此的走向，精神醫學學者森田正馬提出了他的疑慮，他質疑「潛在意識這個名詞，既是一種名稱、也是一種物體，還被人格化，如此發展下去，不是很容易陷入迷妄嗎？」[23] 從森田正馬的話，亦可看出潛在意識與心靈主義的緊密關係。

以上，被重新定義為腦髓作用的精神概念，不可避免地喚起想要復興「spirit」的心靈主義思潮。這樣的思潮，與對「『靈魂』、『精神』、『心』等都可以進行實驗」的催眠術結合，得到所謂潛在意識的理論依據，透過新的學說與「民間精神療法」等實作，不斷地反覆出現。以此方式復興「靈」的走向，本文將稱之為 spirit。而此 spirit 正是在探討大本教與《變態心理》之爭上一個重要線索。

三、投往心深處的目光：《變態心理》中的潛在意識

（一）心理學的變化

另一方面，潛在意識的發現，亦迫使主張意識只對應於腦髓作用的心理學必須有所改變。從《變態心理》，就可以清楚看到這個走向。

---

22 靈術為「精神療法」的另一種說法，且完全是民間療法，與今天的精神療法意義不同。這部分請參見井村宏次，《靈術家の饗宴》；吉永進一，〈解說 民間精神療法の時代〉。

23 森田正馬，〈潛在意識に就いて〉，頁 154。

William McDougall批判認為精神病只是腦受損或腦疾病的精神醫學，指出「近年來科學界有這樣的傾向，試圖透過對於患者心理的研究，來闡明其異常行為的原因。」[24]先前提到的小熊虎之助，亦從法國Pierre Janet的催眠術與歇斯底里研究，「得到了啟示，亦即：某些精神病與精神異常者並無法透過解剖學來說明，反倒必須以心理學加以說明」，因此主張必要有「對立於精神醫學的變態心理學」。[25]不過William McDougall並不認為兩者觀點對立，反倒認為「想要中止區分的傾向正在抬頭」。此外，小熊虎之助以關於潛在意識的各種理論為基礎，提出以下主張：「就如同天文學能說明星星的運行，使神的力量退場；心理學能說明精神病，不也應讓以腦髓解剖變化說明精神病的理論退場嗎？」[26]從這樣的說法來看，發現潛在意識的心理學，藉此與腦髓等生理機制脫鉤，而開始摸索探討「心理」此一獨立的說明體系。也就是說，潛在意識不只是spirit，也是批判精神醫學以及心理學自身發展的一條嶄新道路。

然而，如此從肉體轉向內心的走向，並非僅止於心理學。例如，刑法從根據各種犯罪處以刑罰的舊刑法，轉換為著重犯罪者人格，並企圖加以矯治的新刑法（明治四十一年，1908年施行）的過程中，[27]義大利精神醫學學者Cesare Lombroso的生來犯罪人理論再度受到重視，而關注重點則從身體特徵轉為個體內部的心

---

24 ウイリアム・マクドウゴル（William McDougall），〈変態心理学の研究範囲〉，頁486。

25 小熊虎之助，〈潛識とは何ぞ〉，頁478。

26 小熊虎之助，〈潛識とは何ぞ〉，頁471。

27 芹沢一也，《法から解放された権力》，第一章。

理狀態。[28]

　寺田精一《Lombroso犯罪人論》（大正六年，1917年）中指出，Lombroso的批判者即使能夠抨擊其初期強調身體特徵的理論，卻無法提出「就其精神特質理論的批評」。[29] Lombroso自己晚年在注意犯罪社會因素的同時，也將論述重點轉往肉體內部的精神。「認為犯罪者為精神上具有疾病之人的Lombroso新理論」，將癲癇與歇斯底里等精神醫學症狀，以不伴隨身體發作的「心的癲癇」、「心的歇斯底里」等形式，擴張為心本身的異常。這些「身體上雖沒有出現特別的歇斯底里發作，但是對社會具有相當危險性」的症狀，被認為是某些不可解犯罪行為的原因，而被加諸於並不具有明確物理性障礙之個人。[30]

　認為Lombroso理論乃是強調天生犯罪者之「變質徵候」的富士川游，亦主張不應重視「單只使人外貌美觀受損……無法將其視為疾病」的「身體變質徵候」，而應重視「即使其發病顯著，嚴重偏離常態，卻不被視作疾病」的「精神變質徵候」。[31]如此，將判斷異常的重點從個人外表轉移至內在，將「異常者」的範圍，擴張至身體上不具有異常特徵之人。此時，「精神的變質」被視為「疾病（精神病）與健康（正常精神）的中間（所謂邊緣狀態Grenzzustände）」。如此，無法一眼看出，位居於精神病與精神健康之「中間」狀態，在這個時期成為關注的焦點。

---

28 寺本晃久，〈犯罪／障害／社会の系譜〉，頁209-214。
29 寺田精一，《ロンブローゾ犯罪人論》，第七章〈「余論 犯罪人論に対する学界の批評」〉，頁328-329。
30 關於「心的癲癇」，參照寺田精一，《ロンブローゾ犯罪人論》，頁111-123。
31 富士川游，〈変性ノ説〉，頁212。

（二）「中間者」的討論與精神醫學

此所謂「中間」狀態，本來是因為無法明確區分精神的健康
與病態，也就是因為精神病概念界線模糊所產生的概念。[32] 然
而，德語的 Grenzzustände，後來卻被固定翻譯為「中間者」。[33] 儘
管若是直譯的話，Grenzzustände 只有前述富士川游所用的「邊
緣（Grenz）狀態（Zustand）」之意義，將其翻譯為中間者，就
加上了「者」也就是行為者的新意義。由此，精神病與健康人之
間存在著「中間者」此特殊人種的想法，形成一個特定的觀點。
且此類人之中，「很多乍看之下與常人沒有任何差異」，[34] 因此否
定外表特徵，而轉向其內在，並為其冠上「精神病低格者、精神
病素質者、傾性者、精神神經症、神經精神病體質、異常人格、
精神神經病態等」等各式各樣的病名。[35]

如此一來，「中間者」所指涉的對象，包括了多次犯罪的
「累犯性犯罪者」、未成年的「不良少年」等這些新刑法施行後
被視為有問題的人們；以及「流浪漢、乞丐」、「賣春婦」等居
無定所，被視為社會問題溫床而受到注意的人們。[36] 這樣的「中
間者」，如同石川貞吉所指出的，「近來受到精神醫學重視，進
行了許多研究，而其指涉的範圍也進一步擴大。」[37] 從他們被稱為

---

32 吳秀三，〈刑法第三十九条の医学的見地〉，頁32。「中間狀態」的問題性亦
　　因精神鑑定此一制度，在司法的領域浮現。

33 杉江董，《犯罪と精神病》，頁2。

34 杉江董，《犯罪と精神病》，頁2。

35 森田正馬，〈変質者に就いて〉，頁134。

36 兵頭晶子，〈喜田貞吉における「憑物」問題をめぐる再検討〉，頁40-41。

37 石川貞吉，〈看過され易き精神異常者に就いて〉，頁20。

「同種人格者」、「性格者」就可以知道,這些「中間者」的異常,這些「容易被忽視的精神異常」,其異常較少被歸因於腦髓,而更多被歸因於「性格」與「人格」。然而,本來將精神化約為腦髓作用,研究其損害疾病的精神醫學,超出了自己設定的界限,而開始討論「性格」與「人格」。這樣的發展,如同前述McDougall所言,不正是一種朝向心理學的轉變嗎?也就是說,不只心理學批判精神醫學並試圖研究所謂「心理」的說明體系,被批判的精神醫學不也開始重視「患者的心理」,而想要探明所謂「中間者」這個新範疇的意義嗎?

　　石川認為,所謂「中間者」這種「一眼無法分辨的精神人格,被歸類為(廣義的)精神病,乃是醫學亦即精神醫學很大的進步」。他的看法,顯示出當時透過注視「人格」,而將精神病概念與精神醫學作廣義解釋的發展。作為一門專業,精神醫學不再只能發現「顯著的精神病」,還能發現某些「容易被忽視的精神異常」,這些精神異常是犯罪、非行、流浪、賣春等社會問題的一個可能原因。藉此,精神醫學開始討論「精神醫學的社會問題」,並主張藉由將這些「中間者」收容於精神病院這樣的「救濟處分」,來解決其所造成的社會問題。[38] 從這些因此受到關注的「犯罪人、不良少年、流浪漢、賣春婦」開始,進而詳細描繪人們「變態心理」的正是《變態心理》這本雜誌。[39] 因此,這本雜

---

38 吳秀三,〈精神病者の救済並びに精神病学的社会問題〉,頁20-32。

39 《変態心理》,二卷三号「不良少年研究号」(特集,1918);北野博美,〈売笑婦の心理〉,《変態心理》,三卷二号－四卷一号(1919);影山静夫,〈放浪者生活の解剖〉,《変態心理》,三卷一号(1919)。

誌探索所謂「心理」這個說明體系的過程，與當時精神醫學基於犯罪者理論演變以及「中間者」概念的擴張息息相關，而可以說也是朝向將社會問題歸因於個人心理問題的論理發展。作為這些討論出發點的「心理」，促使其受到重視的一個契機，乃是關於潛在意識的各種理論。

　　當然，《變態心理》的作者們並不是全都肯定潛在意識的存在，如森田正馬，他並不積極認可潛在意識的存在，還擔心認可其存在會造成弊害。[40]然而，為了批判只局限於腦髓作用的精神概念，而樹立與生理學不同的「心理」學，所謂潛在意識可以說是一條渠道。[41]經由這條渠道，不是開展了「醫學侵入心理學領域並進行診察」之道，並且開展了針對這些對象施行「與其說是治療，還不如說是教育」之教育的治療之道嗎？[42]此走向並非僅止於《變態心理》，透過「中間者」概念討論社會問題的精神醫學，也是採取此走向。精神醫學學者森田正馬的「神經質」概念，是在這本最早介紹佛洛伊德與榮格的雜誌上發展成形，這也顯示出這本雜誌所體現的新「心理」學與當時精神醫學之關聯性。如此體現於心理學（psychology）與精神醫學（psychiatry）的走向，相對於前述的spirit，本文想稱之為psycho。

　　但另一方面，對於以潛在意識為基礎而復興的靈魂與靈術，也就是「民間精神療法」，《變態心理》不能持肯定的態度。不

40　森田正馬，〈潛在意識に就いて〉，頁154。

41　《変態心理》九卷一号，從1922年的「潛在意識研究号」等特集，可以清楚地看到潛在意識在《変態心理》上受到重視的事實。

42　ジエームズ・ジエー・プトナム，〈性格の構成と精神療法との関係〉，頁255-257。

管兩者走向是否有顯著差異，光就它們共有所謂潛在意識這條渠道，或是自己可能也被視為靈術家這樣的情況，《變態心理》的批判可以說就不得不更加猛烈了。而最能體現這樣情況的，不正是該雜誌對於大本教的批判嗎？下一節，將從此觀點出發，檢視《變態心理》對於大本教的批判以及大本教的反擊。

四、對大本教鎮魂歸神法的批判：潛在意識論述的變質

（一）引入鎮魂歸神法的脈絡

　　大本教的鎮魂歸神法，乃是由教主出口王仁三郎所創始的神靈附身儀式，而在大正時期廣受注目。原本，這是一種由審神者指導，為了驅趕附身的狐狸等邪神，並代以正守護神附身的儀式。如安丸良夫所指出，其帶有以國家主義神道說的神靈位階，來重組取代民俗宗教眾神的特點。[43] 然而另一方面，透過擁有心靈學素養並曾擔任大本教官方雜誌《神靈界》主編之淺野和三郎這樣的知識分子，[44] 鎮魂歸神法被重新詮釋為一種可以在個別身體上體現靈之實在的一種儀式。此時期的許多信眾，亦是因為關注靈的問題而入教。[45] 此與大正時期各種「民間精神療法」的興起有著密切關聯。

---

43 安丸良夫，《一揆・監獄・コスモロジ》。

44 一柳廣孝，《〈こっくりさん〉と〈千里眼〉》。淺野在信大本教前，累積了不少心靈學的素養。

45 栗原彬，〈「科学」の言説による靈的次元の解体構築〉。

　　如前所述，在作為靈術同義詞之「精神療法」中，大部分是宣稱不只對心理問題，而且對於機能性與器質性疾病皆有療效的民間療法。透過催眠術，這些療法以超越腦髓作用的「精神」概念，甚至如高橋卯三郎般以「潛在意識」為理論依據，而在大正時期達到全盛期。最具代表性的療法包括岡田虎次郎的岡田式靜坐法，以及田中守平的太靈道。而鎮魂歸神法就是在「靜坐法、太靈道、氣合術等這一波的流行」中引發關注。[46]為何認為該法與「各種精神修養」相關呢？從《神靈界》所收錄的〈對於靈學研究志願者的呼籲〉就可見出端倪：

> 討論靈魂的有無或神是否存在，都已經過時了……以鎮魂歸神法，就可以輕易地解決此問題。[47]

　　也就是說，鎮魂歸神法是作為一種可以讓「靈魂」與「神」具體可見的方法，而引發廣泛討論。前述之桑原對於催眠術抱有同樣期待。更進一步，這顯示了他們共有的知識信念，認為只要「無法具體可視」就無法確信其存在。事實上，淺野極力勸誘「不經實驗就無法相信的知識階層與學者階級」來體驗鎮魂歸神法。[48]作為此類知識分子的服部靜夫，則稱讚鎮魂歸神法是一種「可以明白體現宇宙大實在，也就是神的存在」的超科學儀

---

46 服部靜夫，《大本教の批判》，頁155。

47 〈參見靈学志望者に告ぐ〉，頁64。從本期開始，便經常刊載類似的內容，屬於重點性的宣傳項目。

48 淺野和三郎，〈余が信仰の径路と大本教の紹界〉，頁28。

式。[49] 從大本教陣營看來，在近代，只靠既有教義所謂天啓的原理，很難維持系統，也很難自我正當化，因此強調宗教體驗與神祕體驗的自我證明性與自我明證性的主張有其必要，[50] 而鎮魂歸神法正可以說是為此，而由淺野等人再發明的一種儀式。在這樣的意義上，鎮魂歸神法受到廣泛討論並被熱烈接受，帶有多重無法以「迷信」、「邪教」說明的近代性意義。換言之，鎮魂歸神法受到重視，是因為它與以催眠術與潛在意識為媒介，嘗試復興「靈魂」與「神」等概念的 spirit 潮流相關，或可以說是在這個脈絡下被社會接受。該法不斷試圖與催眠術及「民間精神療法」做出區隔，使其意義無法全部被 spirit 涵蓋，但反過來也可以說，正就是因為很容易被等同視之，才必須反覆地試圖做出區隔。

正因如此，同樣經由催眠術與潛在意識的渠道，而正開拓 psycho 此不同道路的《變態心理》，對鎮魂歸神法做出激烈批判。而其批判與反對的焦點，就在於所謂潛在意識的問題。

（二）《變態心理》的批判與大本教的反擊

《變態心理》與大本教的關係，並非始於該雜誌對大本教的批判。在此之前，主張「靈魂」實存的讀者，曾對想要確認大本教「顯靈」為真的中村古峽帶有期待。[51] 這也顯示了當時催眠術與潛在意識是 spirit 與 psycho 交織的場域。然而，因為這種交雜不清的關係，中村古峽等人極力想要驅除寄託於大本教的 spirit，

---

49 服部靜夫，〈自序〉，《大本教の批判》，頁5-6。
50 深澤英隆，〈異界の「実在」問題〉，頁13。
51 岡田健文，〈本誌主幹及び寄稿家諸氏に寄す〉；岡田健文，〈再び本誌主幹に寄す〉。

以致必須鮮明地強調psycho的立場。雖然被視作為「異端」，中村古峽等人事實上仍是靈術界的一員，[52]也因此他們對於大本教的批判，具有一種近親憎惡的意義。接下來的問題是，這些批判帶有什麼傾向。

中村古峽反覆主張鎮魂歸神法是一種「拙劣的催眠術」，而附身不過是一種「人格轉換」。由此斷言「像大本教祖這樣的人格轉換者……能夠說出平常自己無法說出的金玉良言，寫出平常自己寫不出的名著，甚至成就一些驚天動地的事蹟。」這些「乍看之下非常神祕不可思議的現象，皆僅是此人過去不知何時，意識或是無意識地經驗過的事物，或是本就潛藏在此人腦中事物的再現而已。」也就是說，以「潛在精神」來解釋大本教祖出口直神明附身所顯現的「神祕」與「不可思議」現象，甚至解釋附身本身。[53]在此，潛在意識發揮了使「靈」退場，而將問題限縮於個人內心的作用。

對此，《神靈界》刊登了一篇反駁文章，其利用與《變態心理》「結盟」之精神醫學與心理學，對「我們所謂『精神』的本體」漠不關心所留下來的缺口，宣稱「靈魂的問題不在心理學的範圍內」，而中村古峽的批判不過是「心理學者的妄論」。[54]此外，谷口正治從所謂大本靈學的觀點出發，主張「為了理解皇道大本的神明附身狀態，必須捨棄過去的潛在意識理論，將附身認定為個別實際的存在」，嘗試區隔潛在意識與靈魂，並批評「以

52　靈界廓清同志会編，《靈術と靈術家》，頁17-18。

53　中村古峽，《大本教の解剖》，頁253-254、287。

54　小倉七美，〈心理学者の妄論〉，頁29-30。

潛在意識解釋所有心靈現象的學者，是最迷信的人」。[55] 在此，我們可以看到整個爭論的結構，即使潛在意識一度曾被用來作為 spirit 的理論根據，經過《變態心理》，它變成將一切歸諸個人內心之 psycho 的理論，大本教提出的反論，則立基於靈魂實存的主張。此問題的本質，並非何者正確地理解潛在意識，而在於以潛在意識解釋一切之《變態心理》所提出的說法。

「所謂大本教，是一個圍繞著一位宗教性妄想病患半自動的胡亂書寫，由妄想症患者、妄想性癡呆患者、迷信者與騙子所組成的集團。無論如何，他們無疑都是具有變態心理的人。」[56] 如同這段話所表明的，中村古峽將附身現象歸因於個人內心，而將其解釋為「妄想」、「妄想性癡呆」等「變態心理」。將大本教這樣團體的社會異常性，轉換為成員個人內心的異常。宗教學者姊崎正治提出忠告，認為中村古峽的批判，過於傾向「個人心理」的「解剖」，[57] 但這也清楚顯示出，psycho 與將社會問題轉換為個人內心問題之論述的發展，有著密切關聯。潛在意識之發現所促成的新「心理」論述，將社會所認為，甚至警察所取締的「邪教」與「迷信」，轉換為心的異常，而將具備這些異常心理之個人視為病人，其中的政治性，在批判大本教的過程中發揮得淋漓盡致。

上述的政治性，在第一次大本教事件的判決中，透過所謂精神鑑定制度，轉化為具有官方的性質。「醫學侵入心理學領域並

---

55 谷口正治，〈大本靈學の私的研究〉，頁5。
56 中村古峽，〈大本教の迷信を論ず〉，頁40。
57 姊崎正治，〈大本教に就いて〉，頁204。

開始進行診察」，此psycho的走向，不再只限於《變態心理》一
雜誌上的論述，而成為一種權力，對大本教此宗教團體進行裁
斷。究竟是誰的心被議論，又是怎麼被議論呢？次章將加以探
討。

五、大本教的精神鑑定：責任能力與潛在意識

（一）所謂附身的置疑（aporia）

　　大正十年（1921），以不敬罪與違反新聞報紙法，大本教幹
部全數被舉發，而鎮魂歸神法也遭認定為一種使信徒罹患精神病
的儀式，而受到取締。[58]不僅如此，該儀式也成為大本教主出口
王仁三郎責任能力爭論的焦點，而受到注目。《變態心理》認定
所有附身都是一種「人格轉換」，認為其神祕與不可思議的現
象，都只是潛在意識的發動。然而，若認為神明附身時所吐露神
諭中的不敬言論，都只是「無意識界或允許使用新詞之其他意識
界的作用」，那是否能夠追究責任能力呢？同時，附身若是「人
格轉換」，那「第一人格」（王仁三郎），應對「第二人格」（神
靈）的言行負多少責任呢？如此，在將持有統一自由意志之個體
視為法律主體的刑法中，附身帶來了一個很大的置疑（aporia）。
而所進行的精神鑑定，也做出了兩個完全相反的結論。

　　由精神醫學學者今村新吉所做的第一次鑑定，[59]不認為王仁

58　大日方淳夫，《近代日本の警察と地域社會》，頁175-176。
59　西川武，《皇道大本教事件に関する研究》，頁309-325。

三郎患有明確的精神病，但從遺傳與診療時的印象，認為其具有
「精神病性的性格異常」。然而，其接續表示「儘管如此，不應
認定他這些思考言論為無意識下的行動」，直接否定「無意識」
的作用，並反覆否定「附身」是一種「無意識」狀態。強調「本
人格所有之一般意識，與附身後之異常意識，占有對等位置而共
存」，附身是「一種自我催眠」，「是在第一人格也就是自我意識
的狀態中，為追求既定目的所造成之結果」，因此，即使不論附
身結束後將神諭發表出版的行為，就連「附身」也是屬於「本人
格的責任」。亦即，今村新吉鑑定王仁三郎具有責任能力。這顯
示出，為了在刑法系統中追究責任能力，必須徹底捨棄「無意
識」亦即潛在意識的概念，而所謂「精神病性的性格異常」這樣
類似「中間者」的表現，也不被認為不具責任能力。

　　然而，後來杉田直樹的鑑定，[60] 對於潛在意識與「中間者」
的問題，卻有完全相反的意見。其意義為何？下節將加以探討。

（二）免責的政治性與回歸內心

　　杉田直樹是一位經常投稿《變態心理》的精神醫學學者，其
精神鑑定，也多處可看到《變態心理》的影響。首先，杉田直樹
認為王仁三郎的附身是「病態的人格轉換現象」。在其解釋中，
不僅積極地肯定潛在意識的存在，並且認為「從第一人格（王仁
三郎）的角度來看，第二人格的思想僅為潛在意識活動」，斷定
附身不過是「潛在意識活動」。據此，他做出「第一人格與第二
人格在意識中並無交流」，「第一人格不能對第二人格言行負責」

---

60 西川武，《皇道大本教事件に関する研究》，頁325-341。

的結論。亦即,與今村的鑑定結果相反,在承認潛在意識的前提上,得出王仁三郎應免責於不敬罪的結論。

　　但是,此鑑定結果不僅止於判斷王仁三郎不具責任能力。杉田同時還反覆強調附身狀態是「精神變質性素質者的疾病現象」。如此,認為王仁三郎是帶有特異「素質的人」,以致他傾向將潛在意識活動解釋為第三人的活動或幻視幻聽,而且會進入這樣的附身狀態本身,不過就是他「在精神病性變質的先天基礎上,後天形成的特異性格異常者」之證據。如此一來,沒有明確「精神病異常」的王仁三郎,被歸類為類似「中間者」的「精神病性變質」與「特異性格異常」。如此,王仁三郎等人的神諭,或是其所依據教祖出口直(被診斷為「早發性癡呆」)在附身狀態下所書寫的文字,以及大本教自身所帶有的社會批判性,都被視為個人內心的異常而一筆勾消。這個時點,正就是psycho轉化為一種公權力的瞬間。

　　井上章一指出,反皇室分子被當作「瘋子」,是在1910-1920年代發生。[61]大本教事件也是其中一環。不敬言詞不可能是正常人的言論,不對,應該是說正常人不可能會說出不敬的話,因此,不敬不過就是因為異常——這樣的政治性,不正就是免除王仁三郎責任又同時認定其為異常的根本嗎?如此,以雙重意義,將問題回歸內心。一是所謂潛在意識此未知的個人深層內心,二是精神病與健康者中間的人格,也就是「中間者」。杉田直樹引以為傲,基於「最新精神醫學」的精神鑑定,與如其名稱所示,《變態心理》所探索之新「心理」學的發展,大約是同一

61　井上章一,《狂気と王権》,頁154。

時期。「醫學侵入心理學領域並開始進行診察」之psycho的走向，一方面適合所謂精神鑑定制度，一方面成為將犯罪等社會問題轉換為個人內心問題之論述的主軸。然而，這不是將心這個不可視的領域，化作為一個可以說明任何問題、無限上綱的黑盒子嗎？

本事件最後因大正天皇駕崩而獲得免訴，關於鑑定，大審院並未做出最後裁決。但是僅只此鑑定，就已充分說明了spirit與psycho之爭的結果。從「精神」究竟為何物，真的是否僅為腦髓作用等問題，引發兩者一路的攻防，到最後以psycho制度化之精神鑑定，對大本教責任能力進行裁斷告終，這是大正時期「精神」概念的一大分水嶺。

六、總結

以上，從psycho與spirit之爭鬥的觀點，本文考察了催眠術與潛在意識，作為被重新定義為只是腦髓作用之精神概念的反命題，如何形塑《變態心理》與大本教之間的交集與對抗，以及兩者對立最後的歸結。

《變態心理》批判「物質醫學」，倡議新的「精神醫學」，是為了要確立超越腦髓作用的「心理」說明體系。在與spirit走向——亦即透過催眠術發現的潛在意識，復興了靈魂與彼岸等具神祕性及宗教性的概念，而成為靈術亦即「民間精神療法」的理論依據——的交雜中，《變態心理》總是將其範圍限定於個人內在，將其解釋為所謂「變態心理」的異常心理狀態，並推廣「教育性的治療」。選擇如此psycho道路的《變態心理》，會攻擊在

spirit脈絡中被狂熱接受的大本教，可說是必然的結果。不僅如此，正因為兩者共有催眠術—潛在意識這個渠道，其批評就不得不更加地苛刻猛烈。究竟是spirit能透過催眠術—潛在意識這個渠道，讓「靈（spirit）」復活，或者是psycho透過這個渠道使「醫學侵入心理學領域並開始進行診察」呢？兩者的相爭，形成了第一次的大本教事件。如此，psycho透過所謂精神鑑定的制度，成為一種公權力，將大本教這個宗教所帶有之社會批判性，視為個人異常的結果而一筆勾消。

所謂心理學或精神醫學之「科學」，乍看之下或許與心靈主義這樣的「迷信」無法相容。然而，兩者卻有共通之處，都屬於探索超越腦髓作用之「心」領域的近代思潮。假如後者看起來荒誕無稽，假如前者被視為不證自明，需要探討的是前者的歷史性——其當時難道沒有問題性嗎？psycho為使spirit退場所動用的論理，正是現今應該探討的問題。《變態心理》與大本教之爭，以及作為其背景之大正時期的「精神」概念，是重新檢視上述問題時一個有效的視角。

徵引書目

ウイリアム・マクドウゴル（William McDougall），〈変態心理学の研究範囲〉，《変態心理》，4:4（1919），頁485-493。

ジエームズ・ジエー・プトナム，〈性格の構成と精神療法との関係〉，《変態心理》，8:3（1921），頁254-271。

〈不良少年研究号（特集）〉，《変態心理》，2:3（1918）。

（不著撰人），〈霊学志望者に告ぐ〉，《神霊界》，五七号，1918。

〈潜在意識研究号特集〉，《変態心理》，9:1，（1922）。

一柳廣孝，〈大正期・心霊シーン中の「変態心理」〉，收入小田晋、栗原彬、佐藤達哉、曽根博義、中村民男編，《「変態心理」と中村古峡——大正文化への新視角》，東京：不二出版，2001，頁120-145。

一柳廣孝，《〈こっくりさん〉と〈千里眼〉——日本近代と心霊学》，東京：講談社選書メチエ，1994。

大日方淳夫，《近代日本の警察と地域社会》，東京：筑摩書房，2000。

大澤岳太郎，〈霊魂不滅歟将消散歟〉，《人性》，1:1（1905），頁15-19。

小倉七美，〈心理学者の妄論〉，《神霊界》，九〇号，1919。

小熊虎之助，〈潜識とは何ぞ〔二〕〉，《変態心理》，4:4（1919），頁344-359。

小熊虎之助，〈潜識とは何ぞ〔三〕〉，《変態心理》，4:5（1919），頁462-479。

片山国嘉，〈精神トハ何ゾ〉，《人性》，1:1、1:2（1905）。

井上章一，《狂気と王権》，東京：紀伊国屋書店，1995。

井村宏次，《霊術家の饗宴》，東京：心交社，1984。

中村古峡，〈大本教の迷信を論ず〉，《変態心理》，4:1（1919），頁2-42。

中村古峡，《学理的厳正批判大本教の解剖》，品川町（東京府）：日本精神医学会，1920。

石川貞吉，〈看過され易き精神異常者に就いて〉，《変態心理》，3:1（1919），頁14-25。

北野博美，〈売笑婦の心理 1-6〉，《変態心理》，3:2-4:1（1919）。

古峽中村翁，〈日本精神医学会設立趣意〉，《変態心理》，1:1（1917），頁79-80。

安丸良夫，《一揆・監獄・コスモロジ──周縁性の歴史学》，東京：朝日新聞社，1999。

西川武，《皇道大本教事件に関する研究》，京都：東洋文化社，1977。

寺本晃久，〈犯罪／障害／社会の系譜〉，収入好井裕明・山田富秋編，《実のフィールド──ワーク》，東京：せりか書房，2002，頁206-227。

吉永進一，〈解説　民間精神療法の時代〉，収入吉永進一編，《日本人の身・心・霊──近代民間精神療法叢書8》，東京：クレス出版，2004。

寺田精一，《ロンブローゾ犯罪人論》，東京：巌松堂，1917。

呉秀三，《精神病学集要》初版前編，東京：吐鳳堂書店，1894。

呉秀三，〈刑法第三十九条の医学的見地〉，《刑事法評林》，1:2（1910）。

呉秀三，〈精神病者の救済並びに精神病学的社会問題〉，収入杵淵義房編《精神異常者と社会問題》，東京：中央慈善協会，1918，頁20-32。

兵頭晶子，〈喜田貞吉における「憑物」問題をめぐる再検討──「患者筋」の発見と「憑物筋」への眼差し〉，《日本思想史研究会会報》，21（2003），頁33-47。

佐藤達哉，〈心理学と「変態」──大正期「変態心理」をとりまく文脈〉，収入小田晋、栗原彬、佐藤達哉、曽根博義、中村民男編，《「変態心理」と中村古峽──大正文化への新視角》，東京：不二出版，2001，頁65-91。

杉江董，《犯罪と精神病》，東京：巌松堂書店，1912。

谷口正治，〈大本霊学の私的研究〉，《神霊界》，八四号，1919。

岡田健文，〈本誌主幹及び寄稿家諸氏に寄す〉，《変態心理》，2:6（1918），頁440-443。

岡田健文，〈再び本誌主幹に寄す〉，《変態心理》，2:7（1918），頁498-502。

芹沢一也，《法から解放された権力──犯罪、狂気、貧困、そして大正デモクラシイ》，東京：新曜社，2001。

服部靜夫，《大本教の批判：問題の新宗教》，東京：新光社，1920。

姉崎正治，〈大本教に就いて〉，《変態心理》，6:3（1920），頁 200-206。

桑原俊郎，《精神霊動第一編 催眠術 訂正一四版》，東京：開発社，1905（初版 1903）。

桑原俊郎，《精神霊動第二編 精神論 三版》，東京：開発社，1904（初版同年）。

栗原彬，〈「科学」的言説による霊的次元の解体構築──大本教への眼差し〉，收入小田晋、栗原彬、佐藤達哉、曽根博義、中村民男編，《「変態心理」と中村古峡──大正文化への新視角》，東京：不二出版，2001，頁 52-64。

高橋卯三郎，《精神治療法──附信仰問題と潜在意識》，東京：霊潮社，1913。

高橋卯三郎，《精神治療法──附信仰問題と潜在意識》，東京：霊潮社，1913。

浅野和三郎，〈余が信仰の径路と大本教の紹界〉，《人文》，1:10（1916）。

淀野耀淳，〈「スピリチズムズ」トハ何ゾヤ〉，《人性》，2:1（1906）。

深澤英隆，〈異界の「実在」問題──浅野・姉崎論争とそのコンテクスト〉，《文字》，2:6，2001，頁 11-15。

富士川游，〈人性〉，《人性》，1:1（1905）。

富士川游，〈変性ノ説〉，《人性》，4:5（1908）。

森田正馬，〈潜在意識に就いて〉，《変態心理》，9:1（1922），頁 143-154。

森田正馬，〈変質者に就いて〔上〕〉，《変態心理》，10:2（1922），頁 130-142。

曽根博義，《「変態心理」解説・総目次・索引》，東京：不二出版，1999。

源良英，〈副意識に関する諸学者の見解〉，《人性》，7:9（1911）。

影山静夫，〈放浪者生活の解剖〉，《変態心理》，3:3（1919），頁 284-288。

霊界廓清同志会編，《破邪顕正霊術と霊術家》，東京：二松堂書店，1928。

世富蘭偲精神科的設立
與人道主義治療傳統的形成

以麥拉倫與李重澈的活動為探討重心 *

呂寅碩（In-sok Yeo）著

彭婷玟 譯

* 本文譯自 In-sok Yeo. "The Establishment of SUMC（Severance Union Medical College）Psychiatry Department and the Formation of Humanistic Tradition." *Korean Journal of Medical History* 17:1（2008）: 57-74.

一、前言

　　韓國近代醫學史的研究一直以來為數不少，[1]但主要探討當代醫療制度，[2]一般醫學教育，[3]或醫療機構的發展等議題。[4]至於個別醫療領域的研究，迄今並不多見。當然各個醫學院校的歷史，或各種學會史中將解放前日據時代各領域的歷史作為一種前史講述的作法頗眾，但將之以論文形式系統化發表的例子則較為罕見。相較之下，精神醫學領域多少可謂例外。一直以來正式探討韓國近代精神醫學史的研究數量雖然不多，但陸續還見刊行。[5]

　　韓國近代精神醫學，特別是日據時期，總體而言可謂由二大支線組成。一是在殖民體制下日本帝國設立的官方機構，如總督府醫院、京城醫專、京城帝大醫學部等單位所形成的分支。另一股支線則是由私立的世富蘭偲醫院（Severance Hospital）和醫學專門學校所組成。世富蘭偲為傳教醫院，理所當然在各方面和日帝官方機構有所差異，就精神醫學科而言更是明顯。世富蘭偲精神科展現的強烈人道主義不單單僅是因為來自其基督教醫院的背

1　此處所指的「近代」為1876年朝鮮開港起至1945年自日本解放為止。

2　具代表性的有下列研究書籍。신동원（Shin Dong Won），《韓國近代保健醫療史》；박균재（Park Yun Jae），《韓國近代醫學的起源》。

3　기창덕（Gi Chang Deok），《韓國近代醫學教育史》。

4　박형우（Park Hyeong Woo），《濟重院》。

5　이부영（Lee Bu Yeong），〈日帝之下的精神科治療與變遷——朝鮮總督府醫院之精神科治療（1913-1928）為重心〉；이나미（Lee Na Mi）、이부영（Lee Bu Yeong），〈西洋精神醫學的導入與變遷過程（1）〉；전원용，（Jeon Won Yong）、이나미（Lee Na Mi）、이부영（Lee Bu Yeong），〈西洋精神醫學的導入與變遷過程（2）〉。

景。創立精神科的麥拉倫的個人思想及人格特質也有重要的影
響。本文從世富蘭偲精神科的設立過程和運作模式，探討麥拉倫
及李重澈這兩位人物的性格與學術傾向如何形塑世富蘭偲精神科
的特色。

二、西洋醫學導入初期之精神疾病及治療

　　朝鮮後期自中國傳入的漢譯西學書籍曾大致介紹西洋文物，
但包括西醫在內的西洋文物正式導入是在1876年2月26日與日
本外交的擴大之後方才成形。開港以後，朝鮮深感近代化的必要
性，積極廣納醫學在內的西洋文物。醫學方面，以1884年9月來
韓的首位傳教士安連（Horace Newton Allen）為甲申政變時受重
傷的閔泳翊醫治一事為契機，其進而於1885年4月10日成立的
濟眾院更是重要的起點。濟眾院成立次年的1886年，安連將過
去一年中在濟眾院接受治療超過一萬名患者的統計記載成冊，出
版《濟眾院第一年度報告書》。[6]透過此份報告書可詳細了解當時
我國國民常見疾病的種類及樣貌，可謂極為珍貴的醫學資料。報
告書中將疾病分為18個大項進行統計，其中第5項分類為神經系
統疾病（Diseases of the Nervous System）。因當時仍為精神醫學
與神經醫學尚未清楚區分的時期，精神科疾病與神經科疾病仍相
互混雜。在這個情況下，報告書中相當於現代精神科的病患統計
如下：

6　박형우（Park Hyeong Woo／寅碩），〈濟眾院第一年度報告書〉。

震顫性譫妄（Delirium Tremens）　12例

歇斯底里（Hysteria）　33例

癔球症（Hysteria Globus）　3例

白癡（Idiocy）　3例

精神失常（Insanity）

　躁症（Mania）　6例

　失智症（Dementia）　3例

　憂鬱症（Melancholy）　4例

　失眠（Insomnia）　3例

神經衰竭（Nervous Prostration）　1例

　　其中可看出特別的一點是歇斯底里患者數遠超過其他疾病，這可能與佛洛伊德與布魯爾合著的《歇斯底里症研究》中的論點一致，[7]亦即19世紀末精神醫學界對歇斯底里有較多的注意。安連與赫朗（John W. Heron）在報告書中對特別值得一提的外來患者或住院病患留下相關紀錄，但關於精神科患者卻毫無提及，因此無法得知兩人到底是如何治療精神病患。安連和赫朗皆屬普通科醫生，對精神醫學的注意與了解有限，難以認定他們對這些精神病患是否曾進行專門的治療。然而作為韓國第一份依循西方精神醫學疾病分類所做出的統計資料，此份報告書意義重大。

　　另一方面，開港後的1877年，日本海軍在釜山為當地日本僑民設立濟生醫院，部分朝鮮人也曾在此接受治療。當時在此任

7　佛洛伊德、布魯爾著（Sigmund Freud, Joesef Breuer），김미리혜（Kim Mi Li Hye）譯，《歇斯底里症研究》。

職的日本醫生小池正直（1854-1914）將其於1883年4月起至
1885年3月止的診療紀錄寫成《雞林醫事》，將疾病進行大範圍
分類，如泌尿疾病、生殖疾病、花柳病、呼吸疾病等。一如安
連，小林並未將病名更仔細分類，其中雖有精神疾病的類別，但
患者紀錄中僅有4名日本人，並無朝鮮人。紀錄中無朝鮮病患，
小池的說法是朝鮮尚未開化，心理煩惱較少的情況下，朝鮮人比
日本人得到精神病的比率較少。[8]透過疾病種族歧視並不十分新
鮮，但將精神疾病當成文明產物，用來凸顯自己的民族優越感倒
是特別可笑。

　　1894年因魚丕信（Oliver R. Avison）之故，濟眾院被移管至
宣教部，以傳教醫療機構的身分再度出發。於此同時，魚丕信也
開始醫療教育和醫學教科書的編纂。其間因休安息年於1899年
短暫離開的魚丕信在1900年回國，重新開始在濟眾院診療，次
年1901年9月提交濟眾院年度報告書。根據此報告書，在他診治
的外來病患中，診斷為精神疾病者共有17名，其中精神異常2
名，疑病症1名，神經失常14名等。當然整體患者數過少，難以
進行有意義的比較；但對比於十五年前安連的第一年度報告書，
已無歇斯底里患者。反之，神經衰弱（neurasthenia）患者增加
一事特別值得注意。[9]由此可見，魚丕信的報告書紀錄反映出「神
經衰弱」這個新醫學領域疾病已在全世界登場並開始流行。

　　由上所述，我國很早便出現醫院診療精神疾病的確認紀錄，

8　小池正直，《雞林醫事（下）》，頁18。

9　Oliver R. Avison, *Annual Report of the Imperial Korean Hospital*, 18; 박형우
　（Park Hyeong Woo）、이태훈（Lee Tae Hoon），〈1901年濟眾院年度報告
　書〉。

然而相關的精神醫學教育究竟何時開始？濟眾院的醫學教育雖可追溯至1886年3月29日，但對正式選拔考試遴選出的學生並未能進行醫學教育。雖然因未有清楚明白的紀錄而無從得知，但從學生在學習英語、數學、物理、化學等基礎學科及部分基本醫學課程後便半途離去，以及濟眾院營運亦不甚如意等現象觀之，濟眾院醫學堂似乎運作不良。濟眾院的醫學教育在魚丕信接任後重新恢復，於1895年左右遴選助手兼學生時開始。之後魚丕信深感韓語醫學教科書的必要性，嘗試編纂涵蓋全面基礎科學、基礎醫學、臨床醫學等的教科書。[10]其中部分教科書保存至今，但亦有已著手準備但未能完成者，而精神科教科書則屬於未能編纂的部分。不過魚丕信在濟眾院和世富蘭偲醫院的教育方式皆以臨床為主，因此學生應有機會見到精神科患者。到了醫學教育根基漸漸穩定的1906年，世富蘭偲醫院病患的病名中出現如精神失常（insanity）及震顫性譫妄（delirium tremens）等精神疾病名稱，也可以證實此一推測。[11]

三、世富蘭偲精神科的創立與麥拉倫

　　1908年6月3日培養出首批7名畢業生之後，1909年頒布教育令修正案時，魚丕信便將學校名稱登錄為「私立世富蘭偲醫學校」。受到培養出首批畢業生的振奮，魚丕信招募更多學生，1910年為開校以來首次達到四個學年滿額。一直以來魚丕信和

10　박형우（Park Hyeong Woo），〈我國近代醫學導入初期之醫學書籍〉。

11　Oliver R. Avison, "Severance Hospital," 62-67.

許時泰（Jesse Watson Hirst）負起教育學生的重任，但在學生人數增加的情況下，僅有兩位教師的人力已無法承擔。於是魚丕信與美國北長老會以外來到朝鮮的其他教派（美國南長老會、澳洲長老教、聖公會等）聯繫，邀請其醫療傳教士一同參與教育工作。因各教派聯合參與，學校也就於1913年更名為「世富蘭偲聯合醫學院」（Severance Union Medical College）。值此醫學教育逐步體制化之際，精神科於1913年首次開設於第四學年，成為學分科目，並由所屬澳洲長老教會的麥拉倫（Charles I. McLaren, 1882-1957）教授。麥拉倫原本以澳洲長老會所屬醫療傳教士的身分於1911年11月來韓，前往晉州。[12]在麥拉倫之前，克爾（Hugh Currel）已在晉州任職，麥拉倫赴任後便與克爾一同在晉州培敦醫院共事。然而中間隨著世富蘭偲的改制，麥拉倫自1913年起赴世富蘭偲授課。實際上自1914年畢業生起，第四學年精神醫學科目給予學分這點看來，可以確定世富蘭偲乃是於1913年開始教授精神醫學課程。[13]之後，除了1917-1920年間因第一次世界大戰參戰離開朝鮮以外，[14]麥拉倫一直在世富蘭偲教授精神醫學。[15]只是麥拉倫似乎頗長一段時間仍以晉州為駐在地，

---

12 關於麥拉倫，曾經有未達五十頁的英文傳記出版。Esmond W. New, *A Doctor in Korea: The Story of Charles McLaren M.D.* 麥拉倫是在其父親被派至日本傳教的期間於1882年8月23日在日本出生。

13 世富蘭偲醫學專門學校1914年畢業生學籍簿。

14 由麥拉倫於1917年12月29日寄給在橫濱的母親的信可看出，他為了參戰而離開朝鮮是在1917年12月底，而回到朝鮮則是在1920年4月底左右。見C. I. McLaren, Letter to Mother, April 25th, 1920.

15 論文審查人中有一位指正，1917年的Catalogue上科目名稱是Neurology，論文中翻成「精神醫學」來表達是錯誤的。然而當時神經學（neurology）和精

只有在有課或有需要時才前往世富蘭偲；這應該是因為到1921年止他的所屬醫院都還是晉州的培敦醫院，而非世富蘭偲之故。[16]麥拉倫因第一次世界大戰參戰而無法在世富蘭偲授課期間，由內科的沈浩燮暫代精神醫學課程。沈浩燮於1913年自總督府醫院附屬醫學校畢業，至1916年止，一直在總督府醫院精神科擔任助理。[17]雖然在世富蘭偲時任職內科，但可能是因為有過這段精神科的工作經歷，讓他能在麥拉倫缺席的情況下代課。[18]根據1917年的《世富蘭偲一覽》，精神醫學課程在第四學

神醫學（psychiatry）並沒有被明確的區分，精神醫學中都還討論了今日神經學中的疾病看來，這樣的指正並不適當。如果寫成「神經學」，反而還有可能被誤會成今日的神經學。再者，該科目的教學內容裡，神經和精神疾病都包含其中，還推薦了吳秀三編寫的精神醫學教科書，所以翻成「精神醫學」完全不會不合理。而且，1913年之後學籍簿上是以「精神病學」為科目名稱，如此不考量當時 "neurology" 和 "psychiatry" 不像現今明確分門別類的事實，漠視內容而執著在枝微末節的用語名稱上並不恰當。更不必說在神經學與精神醫學清楚分門的今日，我國代表性的精神醫學會名稱「大韓神經精神醫學會」都還一直保留「神經」二個字。

16　C. I. McLaren, "Our Medical Work," 29-30.

17　《朝鮮總督府醫院年報 2回》，1913，頁6；《朝鮮總督府醫院年報 3回》，1914-1915，頁6；《朝鮮總督府醫院年報 4回》，1916，頁6。然而就京城醫專一覽的舊教職員名單，沈浩燮也在1916年4月1日至1917年10月30日於京城醫專任職助理教授。《京城醫學專門學校一覽》，1931，頁133。這些紀錄看起來互斥，應該是因為按照朝鮮總督府醫院年報所記載的，沈浩燮該年是以助理身分任職。

18　按照鄭求忠的《韓國醫學的開拓者》，沈浩燮在世富蘭偲醫專有很多朋友，也好幾次收到去世富蘭偲內科工作的邀請，所以1915年起邊在總督府醫院工作，邊到世富蘭偲內科兼任，到1917年才收到正式任命。鄭求忠，《韓國醫學的開拓者》，頁53。

年每週有二小時，由神經學與精神醫學共同組成，[19]教材則使用吳秀三以日文撰寫的教科書。[20]

　　那麼世富蘭偲精神科系是何時創立的？嚴格來說，科系的創立和學生授課或診療屬於不同層面的問題，反之與高等教育制度的整體轉變有更密切的關係。總督府於1915年頒布專門學校規則與私立學校規則修正案。名目上為阻止體質不良的私校濫設，確保教育品質，但事實上為私立學校的設立與營運造成更多的阻礙與限制。此一作法的目的背後其實是為了防止這些和自己的官立學校不同且不在其管轄下的私立學校轉變成滋生民族意識的溫床。特別是若要被認可為正式專門學校，須通過財團組成、教授群、日語教材使用及日語授課等各種嚴格的條件審查，意即學校的營運方式或體制都必須符合日本式體制。在日本統治下的朝鮮要進行醫學教育的現實下，世富蘭偲不得不配合日方的要求。所以為了滿足上述條件，財團重新組成，並要求教授群取得日本博士學位，以達具備所謂的日本式課程體制的條件。為了得到專門學校的許可，精神科學課程和其他課程於是在1917年一同開設。

　　以下進一步討論世富蘭偲精神科的創立者麥拉倫。一如前文所述，麥拉倫自1913年起長期在晉州培敦醫院與世富蘭偲之間往返授課與診療。1923年成為世富蘭偲專任主任，爾後一直任職至1938年。[21]在當時神經學與精神醫學無明顯區分的情況，麥拉倫教授及診療神經學與精神醫學。但如同他本人一直表明的，

19　*Catalogue. Severance Union Medical College*, 31.

20　*Catalogue. Severance Union Medical College*, 35.

21　*The Korean Mission Field*, 217.

他對精神醫學投注較多心力，[22] 此一傾向於他親撰的數篇文章中
清楚可見。麥拉倫對佛洛伊德、阿德勒等歐洲精神分析學者的理
論有深入的研究和理解。事實上人們若讀過麥拉倫的文章，便可
知道他在文學、哲學、宗教等人文科學有全面且深厚的素養。麥
拉倫將精神醫學的問題視為人類靈魂的問題，因此嘗試以基督教
的教誨來解決人們這方面的困境。但這不表示他僅單純從個人的
精神層面理解靈魂，而是認為其與個人所存在的社會及文化都有
緊密的關聯與影響。

　　我們現在來看他對當時在朝鮮蔓延的神經衰弱症的診斷。在
朝鮮蔓延的神經衰弱症來自偏差的性觀念，不自然的（性）行
為，納妾制度下產生的不合理婚姻習俗，極度貧窮造成的不安，
以及被異民族統治帶來的痛苦。事實證明同情與理解，特別是基
督教信仰的福音，是治療這個疾病最好且最有效的方法。[23] 由此
可見他不只在如性道德的個人層面，也在包括如納妾制度的社會
層面，乃至遭日本殖民的政治情勢等綜合各方面的判斷下，找到
神經衰弱的原因。

　　麥拉倫在1926年9月20日因為休安息年而離開朝鮮前往澳
洲，一年後再次回到世富蘭偲。麥拉倫離開的期間由李壽源
（Lee Su Won）（世富蘭偲醫專1919年畢業）接下精神科。[24] 1927
年秋天麥拉倫回到學校復職，但又在1929年5月前往維也納展開
預計二個月的短期進修。[25] 他搭乘火車經滿洲、西伯利亞、莫斯

---

22 *The China Medical Journal*, 1062.

23 C. I. McLaren, *Annual Report for Fiscal Year 1923-1924*, 6-7.

24 *A Visit to the Severance Union Medical College*, 8.

25《世富蘭偲校友會報》，1927，卷11，頁76。

科到達維也納，旅途中看到蘇維埃統治下的俄羅斯，人民過著困
苦的生活，於是開始對共產主義產生批判思想。而長途跋涉來到
的維也納，雖然經濟上匱乏，但文化上是個富饒的城市。特別是
上世紀就已經在西洋醫學成為主流之一的維也納醫科大學，有數
百名醫生從國外前往進修。為了這些外國人，學校開設許多以英
文授課的課程，麥拉倫在此修習神經學科的精神醫學特別講座。
當時的維也納在神經學科及精神醫學主導國際學界，發明以瘧疾
治療全身麻痺症癡呆（general paresis）的瓦格納—堯雷格（Julius
Wagner-Jauregg, 1857-1940）以及精神分析的創始者佛洛伊德都
在麥拉倫進修期間活躍於維也納。當然以基督教觀點從事精神治
療為主的麥拉倫來說，很難完全接受佛洛伊德著重性方面的精神
分析理論。但至少就精神上的問題而言，選擇不是用生物學角
度，而是強調由心理學角度探討，這部分二人看法相同之處並不
少。實際上透過麥拉倫寫的文章就可以知道他曾經詳讀過佛洛伊
德和阿德勒的書籍，並有個人的一番見解。麥拉倫因為此一學術
傾向，非常重視精神治療，曾有畢業生說過，麥拉倫一個患者看
上二個小時，甚至三個小時的情形並不罕見。[26] 總之，麥拉倫在
維也納感受的學術氣氛和其他各種體驗，使其希望世富蘭偲的其
他教授或畢業生都可如他一般能有進修的機會[27]。麥拉倫之後的
確也努力試圖送學生李重澈至維也納留學，[28] 但無奈情況不允
許，最終未能如願。

---

26 〈各科巡禮記〉，《世富蘭偲校友會報》，1929，卷12，頁56。
27 "Notes on My Brief Trip to Vienna,"《世富蘭偲校友會》，1929，卷12，頁64。
28 C. I. McLaren, Letter to Mary, Oct. 12, 1930.

　　自維也納歸來不久，麥拉倫將世富蘭偲精神科1930-1931年的報告書刊載於在中國發行的英文醫學雜誌 *The China Medical Journal*。[29]該文在形式上雖是世富蘭偲精神科的事務性記錄，但其內容更多的篇幅在於陳述麥拉倫的個人經驗、對醫學的哲理思考，以及其對基督教的看法。同時該文也記錄他在韓國觀察到的病患特徵，並將韓國與西方常見及罕見的精神疾病兩相對照。

　　細緻比較韓國神經精神科的樣貌和西洋的情況，其中除了有驚人的相似度，又有著極為不同的差異，非常有趣。相似度驚人，證明東西方人在生物學的本質上屬於同一單位。⋯⋯同樣的，差異也相當詫異。⋯⋯即使在梅毒蔓延的情況下也不見全身麻痺和脊髓癆，而全身麻痺在韓國可見於日本人之間。另外，過去在中國並無全身麻痺與脊髓癆，現在於北京卻四處可見。而震顫性譫妄則是我在韓國沒能見過的疾病。⋯⋯使用魯米那鈉和溴化物來治療癲癇患者有著驚人的效果。[30]

　　透過這個紀錄可推測出麥拉倫當時所經歷的韓國精神疾病特徵。但文中並未提及世富蘭偲精神科實際的狀況，僅對至今尚無獨立的精神科病房感到遺憾，[31]並對正處於經濟大蕭條的當下仍

29　C. I. McLaren, "Report of Department of Neurology and Psychiatry," 1058-1067.

30　C. I. McLaren, "Report of Department of Neurology and Psychiatry," 1059.

31　有紀錄顯示1929年按教授會議決議，將東大門婦女醫院的一部分修繕，收容了25名精神疾病患者。當時的計畫是預計將東大門婦女醫院全面改裝為精神病院使用。《世富蘭偲校友會報》，1929，卷11，頁68。

有捐款挹注設立精神病房表示感謝之意。另外就學生教育，麥拉倫也提及自己正在教授神經解剖學與精神科。

四、人道主義式治療傳統的形成

　　日本總督府當局對社會弱勢者及邊緣人一直以來的政策是監禁或者隔離。日據初期政府派警察搜查傳染病患者，強制送入順化病院收容，[32] 或是將全國的痲瘋病患集中到小鹿島強制收容，都是代表性的例子。同樣身為社會邊緣人的精神疾病患者亦遭警察強制入院至總督府醫院。[33] 與此相比，傳教醫院則是出自基督教精神，以人道主義對待這些社會邊緣人。反對順化病院強制收容的韓國人自發性地展開設立私立隔離醫院的運動，利用募集的資金在世富蘭偲醫院內設立傳染病房。[34] 此外，患者也自發性地湧入宣教部營運的痲瘋病院。[35] 上述兩個發展都顯現出傳教醫院的人道主義精神。

　　在日本殖民統治下，傳教醫院中唯一的世富蘭偲精神科雖然因為作為傳教醫院而秉持人道主義，但麥拉倫個人的信念也使得此一色彩更加濃厚。他深刻希望精神病患在社會上能受到人道的對待，對當時在朝鮮精神病患的悲慘處境曾有下列的描寫。「在韓國精神病患長久以來未受到好的照顧，對別人不會造成傷害者就被放任不管，任其幾乎衣不蔽體地乞討，在街頭遊蕩。有暴力

32　박윤재（Park Yun Jae），《韓國近代醫學的誕生》，頁367。

33　《朝鮮總督府醫院年報 2回》，1913，頁177-179。

34　박윤재（Park Yun Jae），〈日帝下私立隔離醫院設立運動研究〉，頁37-45。

35　李萬烈（Lee Man Yeul），《韓國基督教醫療史》，頁487-488。

傾向者則是被繩子捆綁放在一旁。」[36] 1924年當時朝鮮總督府醫院擁有50張病床規模的精神病樓是當時收容治療精神病患的唯一處所，剩下的大部分病患就像麥拉倫所描寫的，在街頭遊蕩，任群眾嘲弄，許多遭到不當的待遇。所以他認為世富蘭偲精神科的首要課題，便是在最短時間內設立可收容治療精神病患的精神科病房。[37]

　　從維也納返回韓國的麥拉倫將這個計畫付諸實際，全力完成建立精神病病房的宿願，終於在1930年得以在傳染病樓後方建立小型的精神病房。這個病房可收容3名男性與3名女性共6名病患，也具備教學需要的各種臨床設備。病房規模雖然不大，但其設置在精神科的發展上實屬重要的里程碑。病房的設立歸功於當時居住在加州柏克萊的卡洛琳·亞當斯夫人（Mrs. Caroline B. Adams）的捐款。即使在病房設立後，亞當夫人仍持續將錢存放於銀行，留做日後擴建之用。[38]除亞當夫人的捐獻外，病房的設立也受到許多其他人的幫助：3,400日圓的捐款來自匿名人士，彼得斯牧師（Rev. A. A. Peters）為病房設施也捐款了1,000日圓，[39]另外還有來自當局的部分補助。麥拉倫對病房有以下的敘述。

　　　病房雖然不大，但蓋得符合目標。防火、防噪音、可防止脫
　　　逃，不只是一個可讓病患不受外界傷害的場所，還可以保護

---

36 首爾醫大精神醫學系，《韓國近代精神醫學回顧》，頁17。

37 首爾醫大精神醫學系，《韓國近代精神醫學回顧》，頁7。

38 C. I. Mclaren, "Care of Insane," 62.

39 *Catalogue Severance Union Medical College*, 29.

精神病患免於常見的自我傷害等危險行為。病房牆面也不忘
使用對治療有益的顏色，也會有藝術家幫忙挑選掛上適當的
畫作。建築物周邊還有提供患者休憩的庭院。員工部分，各
職位特別選擇了具相關經驗，且認同工作內容的人。[40]

　　由此可見麥拉倫不單只將病房視為收容所，而是細心地打造
出一個讓精神病患能受到人道對待、保護以及治療的理想空間。
　　事實上麥拉倫的人道主義思想不僅只限於精神科領域，他也
和數個宣教部聯合創立社會事業委員會，並為其事務積極奔走。
其中一項主要的社會事業為公娼廢止運動。[41]他極為憐憫與同情
娼妓的艱困人生，也對當時法律竟然支持此一制度感到極度憤
怒。[42]此外，他也積極投入為處境困難的婦女成立避難處所的工
作。[43]
　　麥拉倫這種人道主義思想當然出自基督教精神，根源於基督
教中無條件犧牲的愛。而有趣的是，在精神醫學中可以找到這種
共通性的根據，也就是說麥拉倫作為精神科醫師，發現人類不分
種族和地域皆會罹患精神疾病──筆者認為這對若干認為種族優
劣因素存在的錯誤主張是個很好的反證。[44]但他的這種共通性的
根據不在於人類生物構造上，而是精神構造上的相同。他提及雅
斯培（Karl Jaspers）用神經細胞解釋精神疾病的起源並稱之為

---

40 C. I. Mclaren, "Things Both New and Old in Psychological Medicine," 62.

41 C. I. McLaren, "The Work of the Social Service Committee," 21.

42 C. I. McLaren, "What the Detective told Me," 121-122.

43 C. I. McLaren, "Proposed Rescue Home in Seoul," 133.

44 C. I. McLaren, "Lessons From the Neurology Clinic," 214.

「腦神話學」，主張精神疾病本質上出自心靈（spiritual）因素。[45]

　　再者，麥拉倫認為在精神疾病上，自然科學意義下的因果論並不成立。反之，他主張原因不應該在背後或過去，而是在前方尋找。他指出，通常未發生的目的式的解釋會被認為不合理，但在精神疾病這樣的反向矛盾說法卻成立；真正決定人類行為的不是出現在過去的事物，而是在前方，即目標和目的。他主張「精神分裂症的根源來自完全喪失生命的目標與意義」，[46] 人若失去目標，生命的意義便會消失，心理瓦解（disintegrate）的結果便是精神分裂的產生。[47] 這種強調生命意義的說法，某種程度上也預示了維克多‧弗蘭克（Viktor Frankl）的意義治療法（logotherapy）。就精神病而言，麥拉倫認為應該「給予病患目標感，精神上的目標，以恢復他生命意義的簡單方法加以治療」。[48]

　　雖然麥拉倫如此強調從精神面探討而不是從生理上研究精神疾病，但在此同時也不能說他如佛洛伊德一般重視精神疾病中來自性方面的原因。當然他也認為部分的精神疾病來自於性方面的因素，但他反對不必要的過度放大。

　　　從神經衰弱症的病例中，我們發現部分病例是性方面原因造成的，但只要不要像愛麗絲夢遊仙境中的矮胖子一樣，把「性」這個單字的意義過度地擴大，把我們的任何用字都解讀成性的話，我可以說據我們的了解，神經衰弱症相當比例

45　C. I. McLaren, "Things Both New and Old in Psychological Medicine," 914.

46　C. I. McLaren, "Things Both New and Old in Psychological Medicine," 925.

47　C. I. McLaren, "Things Both New and Old in Psychological Medicine," 917.

48　C. I. McLaren, "Things Both New and Old in Psychological Medicine," 925.

並非由性方面的因素所造成。當然，主張這種事實是違悖佛洛伊德的理論，也會讓我們遭到批評，被認為不懂精神病理學中由現代科學所提出的重要解釋。但我們的發現，和以此衍生出的治療法看到的反應結果，累積的證據看來，就神經衰弱的起因，我們比較傾向於德耶亨（Joseph Jules Dejerin）和阿德勒的見解……。透過與性無關的療法，我們達到的不是一時的好轉，而是根本上的治療。[49]

比起佛洛伊德，他更相信阿德勒的見解，主要是因為他對阿德勒所謂人生中除了性方面之外，工作和友情也具有重要性的立場，深表同感。按照阿德勒的說法，這三個要素給予了生命意義，而精神疾病的本質就是在這裡遭到挫敗，這個立場被認為帶給了重視生命意義的麥拉倫許多的影響。[50]

然而，麥拉倫雖然贊同精神分析的部分主張，但對無意識的重要性有著不同看法。他曾說過「心靈的平和不是取決於冰凍（無意識）的厚薄，而是我對這厚薄的信念；信念和現實的結合程度，左右了人生課業是否能取得實質上、客觀上的成功。」[51]

麥拉倫向來最主張以人道主義立場的精神治療，宣揚其重要性。他表示精神疾病來自於人心理上受到的創傷。在1925年於世富蘭偲工作的初期，他曾表示「醫科大學的教育課程和醫院診療都需要給予精神治療（psychotherapy）一個適當的位置。」[52]如

49　C. I. McLaren, "Report of Department of Neurology and Psychiatry," 1058-1067.

50　C. I. McLaren, "Report of Department of Neurology and Psychiatry," 1061.

51　C. I. McLaren, "Things Both New and Old in Psychological Medicine," 916.

52　C. I. McLaren, "Lessons From the Neurology Clinic," 214.

下面文字所言，將精神治療看作是為受傷的人類進行心靈治療的麥拉倫，不僅是用狹義的醫學，而是將人類偉大的精神遺產活用在治療之中。

> 我對孔子和孟子的教誨所知甚淺，但他們時而在我治療過程遇到困難時成為指引我道路的明燈，更讓我回到耶穌基督的教誨和引導。這些對我來說是適切且鮮活的教誨與訓誡，甚至超越那以上，足以為已經失去生氣的人注入新的啟發。[53]

從他記錄的各種病歷中我們也可看到實際上他如何以基督教人道主義為基礎進行治療，[54]在樹立世富蘭偲醫院精神科的人道主義治療傳統上起了決定性的影響。

五、韓國精神科醫師的養成

麥拉倫接下世富蘭偲精神科，開設課程之後，以韓國人身分專攻精神醫學的例子也開始出現，自此精神醫學的本土化正式展開。世富蘭偲1919年畢業生中的李壽源為首位專攻精神科的畢業生。[55]他曾投稿世富蘭偲校友會報，探討比奈（Alfred Binet）

---

53 C. I. McLaren, "Report of Department of Neurology and Psychiatry," 1062.
54 C. I. McLaren, "Things Both New and Old in Psychological Medicine," 919-925. 除此之外，關於具體的治療病例亦散見於他的其他文章中。
55 1920年代初期之前，國內醫專畢業生來念精神醫學的還有沈浩燮（總督府醫院附屬醫學校，1916），李壽源（世富蘭偲，1919），金鐸遠（京醫專，1921）等。沈浩燮畢業之後任總督府醫院精神科助理，之後於世富蘭偲內科

的智力測驗。[56]李壽源對精神科有著濃厚的興趣，到1928年為止任職於世富蘭偲精神科。李壽源畢業後是否繼續在精神科工作並不確定，但從紀錄中可確定1923年以後他以助理身分任職於精神科。[57]從他到1928年離開學校為止熱心於學校和同窗會的活動看來，畢業後起便一直在精神科工作。根據世富蘭偲校友會報，李壽源預計於1928年8月起約兩年期間於京城帝國大學病理學教授德光美福門下進行研究，[58]實際上9月起雖開始工作，但因病休養而中止。[59]從之後未見其學術活動的紀錄看來，似乎李壽源未再進行任何研究而轉去開業。不過1935年世富蘭偲畢業紀念冊刊載李壽源教授精神科課程的照片，可見他雖然離開了學校，仍偶爾返校任教。[60]

　　另外，世富蘭偲精神科的舊職員名單上除了李壽源以外，還有出現其他精神科助理的名字，包括任憲宰（Lim Heon Jae）（1919年畢業），金容彬（Kim Yong Bin）（1914年畢業），李壽源（1919年畢業），金弘鎮（Kim Hong Jin）（1919年畢業），朴

任內科醫師。金鐸遠於1921年畢業於京城醫專，在日本攻讀精神科，但相較起來更積極於社會活動，熱中參與漢城醫師會，並且與夫人吉貞姬女士一同於創辦女子醫學講習所貢獻了許多心力。

56 李壽源, "The Intelligence Test Binet-Simon Method," 32-33.

57 *Annual Report for Fiscal Year 1923-1924*, 3; Catalogue, Severance Union Medical College 1925-26, 8.

58 《世富蘭偲校友會報》，1928，卷10，頁59。

59 《世富蘭偲校友會報》，1929，卷11，頁73。

60 李壽源的照片攝於1934年，是李重澈離開學校前往九州大學留學的期間，可能是這個原因，李壽源接下了教課的工作。李壽源於世富蘭偲醫院附近的南大門統5-11號開業，之後遷移至平安北道的龍川郡。

善伊（Park Seon I）（1923年畢業），以及朴韋秉（Park Wui
Byeong）（1925年畢業）等。[61]其中除了前面提到的李壽源外，
似乎沒有其他繼續專門攻讀精神科的人，看來恐怕是任職期間選
擇其他專科或改為自行開業。

　　曾與麥拉倫共事的李壽源雖然離開，[62]但幸好有李重澈
（1927年畢業）進來，開始正式專攻精神醫學，並在麥拉倫之後
接下世富蘭偲精神科的重擔。李重澈1904年1月26日出生於首
爾，1923年3月就讀世富蘭偲聯合醫學專門學校，1927年3月畢
業，並於同年4月20日從朝鮮總督府取得醫師資格。[63]然而李重
澈並非一開始就在精神科工作，畢業之後先到與精神科相距甚遠
的婦產科課程擔任助理。次年1928年1月辭去工作，同年4月赴
全羅南道靈光邑開業，之後再遷至江華島吉祥面[64]。然而李重澈
並不滿足於開業生活。有紀錄顯示，他一有空便在京城帝國大學
的小川外科進行研究。[65]李重澈在開業一年後的隔年3月結束診
所，重新回到世富蘭偲醫專，任職精神科課程助理。[66]目前由紀
錄無法得知李重澈改選精神科的動機為何；他出版不少學術專
論，但鮮少留下與個人私事有關的紀錄。無論如何，李重澈來到
精神科任助理時，正碰上結束安息年返韓的麥拉倫負責課程。

61　セブランス，《聯合醫學專門學校一覽》，1936，頁92。

62　李壽源離開世富蘭偲的時間點不明確，推測或許在1929年左右。

63　根據1924年版日本醫籍錄，李重澈的醫師資格證號是821號。

64　《世富蘭偲校友會報》，1928，卷10，頁61。

65　《世富蘭偲校友會報》，1929，卷11，頁74。

66　以上與以下主要履歷是根據1935年7月17日，李重澈向九州帝大遞交的博士
　　學位申請書中附加的親筆履歷。

　　另一方面，李重澈在1929年6月起進入京城帝國大學醫學部精神科課程，進行為期六個月的研究。當時京城帝大的主任教授為東京帝大出身的久保喜代二。李重澈的首篇論文刊載於1930年11月創刊的《朝鮮醫報》。《朝鮮醫報》由韓國醫師學者發行，與當時由日本人發行的《朝鮮醫學會雜誌》相抗衡。雖然刊行時間不長，僅止於1930年到1937年之間，但《朝鮮醫報》為日帝統治下唯一一份以韓文刊載韓國醫師學者論文的醫學雜誌。李重澈在創刊號上刊登的論文標題為〈流行性腦膜炎之Cisterna Magna灌洗療法〉，論文指導者為當時擔任世富蘭偲精神科主任的麥拉倫教授。文章內容為流行性腦膜炎發生，在腰椎穿刺和腦室大池穿刺同時進行，以食鹽水反覆灌洗腦脊髓的治療法。此論文也包含了臨床病例，但這份篇幅不到三頁的短篇論文為臨床研究，而非李重澈之後主要從事的基礎理論研究。爾後李重澈仍固定在《朝鮮醫報》發表文章，其主要動態也持續在消息欄上更新。同年李重澈在《世富蘭偲校友會報》刊登標題為〈從醫學看體育〉的文章，[67] 就不同身體部位，以系統化、分門別類的方式來說明各種運動所可能導致的傷害。

　　此後，1931年10月李重澈被派遣至當時著名的北平協和醫學院進行6個月的研究。北平協和醫學院和世富蘭偲一樣，是到中國傳教的各教團聯合創辦的學校，但其中有洛克菲勒基金會投入大量資金，計畫打造中國的約翰霍普金斯醫學院。當時該校招聘一流學者擔任教授，其中包括以發現北京猿人而著名的步達生（Davidson Black）。協和醫學院一如世富蘭偲為傳教士所創立的

---

67 李重澈，〈從醫學看體育〉，頁6-9。

學校，不只李重澈，有為數不少出身世富蘭偲的醫師曾前往該校
留學。學校當時的神經科教授有 Ernst De Vries 等人。李重澈在
該校從事何種研究並未留下具體紀錄，但參考他日後的研究成
果，可以推測大概與神經學科相關。關於李重澈在協和醫學院的
近況和對這位弟子的想法，身為老師的麥拉倫如下寫到……

> 接下來我回到房間，翻看郵件，最吸引我目光的是來自北平
> 協和醫學院神經科主任寄來的信件。信中提到畢業後被我送
> 去研究的助理李大夫，正把握機會盡最大努力完成學業，很
> 快便要返回首爾。李大夫是個品性優秀，也有著卓越能力的
> 年輕人。作為本校畢業生，他除了在北平的時間、和我一起
> 做的研究及臨床經驗以外，還在此地日本設立的醫科大學做
> 過學士後研究，現在正考慮醫學博士的論文。想當然耳，他
> 是接替我擔下世富蘭偲精神科的最佳人選。[68]

次年的1932年4月，李重澈完成在北平為期6個月的研究，
回到母校擔任講師。擔任講師工作一段時間後，再次於1933年4
月15日被選拔為學校公費生，前往九州帝國大學醫學部留學。
李重澈在九州大學醫學部精神科病學課程的病理組織學研究室，
主要進行伴隨精神疾病而來的腦部病理組織變化的研究。在李重
澈留學期間接替世富蘭偲精神科的是他1933年畢業的學弟金重
烈。然而實際上金重烈在職期間並不長，在1935年9月短暫到黃

68　C. I. McLaren, "Saturday Morning in a Hospital in Korea," 45.

海道海州救世病院後便未再回到母校，而是選擇自行開業。[69]另一方面，在九州帝大留學的李重澈在完成學位論文後，於1934年12月回國，準備繼續前往澳洲研究。[70]在日本留學的李重澈為何會再前往澳洲做研究無法得知，但可推測是澳洲出身的麥拉倫所做的安排。李重澈在1935年1月離開京城前往澳洲，[71]其澳洲旅行記刊載在1935年3月1日至3月31日期間的《東亞日報》，共17回。李重澈搭乘的船經長崎、香港、馬尼拉，通過赤道往南，最終抵達澳洲的布里斯本港。從布里斯本港再轉往雪梨的路上，李重澈拜訪雪梨近郊的一間精神病院，並留下感想。文章雖稍長，但從中可詳細看出身精神科醫生的李重澈如何看待當時韓國精神醫療設施的現況。全文如下：

> 今午來到市區外約三里遠的卡倫公園精神病院（Callan Park Hospital for the Insane），這是雪梨規模最大的精神病院，收容約五百名患者。澳洲不許精神病患留置在家，無法負擔住院費用者由政府出面安排。如此自然看出我國精神病患的問題。就我所知，朝鮮衛生當局目前正面臨三大問題，即精神病、痲瘋病以及結核病。痲瘋病患收容問題近來已看到曙光，逐漸獲得解決。然而前文第一個指出的精神病患收容問題卻遲遲不見改善，除了最主要是因為這方面的專門人員不

---

69 為了解世富蘭偲初期精神科的相關歷史，筆者於1999年前往拜訪金重烈老師，當時老師已臥病在床，體力衰弱所以無法說得太多。拜訪內容刊載於《延世醫史學》，頁571-574。

70 《世富蘭偲校友會報》，1935，卷23，頁26。

71 《朝鮮醫報》，1935，卷4，頁96。

負起責任，我在想是否此事缺乏社會輿論關心也是原因之一。即使只算京城府內的朝鮮人精神病患就有約二百名，其中至少有四十名是處在不管症狀上或環境上看來，皆處於必須送至適合的專門醫院住院的情況。京城府社會科很久之前便想解決這個問題，但首先沒有適當的收容所，無論京城帝大醫院或世富蘭偲醫院的神經病房可謂只停留在足夠進行臨床教學用的數量而已。這個問題不該寫在遊記中，筆者本不打算寫，但來到此處實在感到驚訝。該院具備各類病房，給像神經衰弱症單純需要安靜的患者的病房，轉移到慢性精神病房之前，期待只處於暫時情況下治療的病房，慢性精神病房，還有嚴重發狂狀態的病房等等。[72]

從本文可以清楚看到李重澈比較起澳洲所見，對當時韓國的精神疾病患者的管理現況感到非常遺憾可惜。

1935年12月19日，李重澈終於在九州帝國大學通過學位論文，取得醫學博士學位，[73]此為韓國人在精神醫學領域取得的第一個博士學位。當時日本大學和今日不同，並非只需提交一篇特定主題的學位論文即可，而是以集結過去發表過的數篇論文，以請求授予博士學位的方式進行。李重澈在九州大學進行的研究為觀察腦組織隨精神疾病所產生的變化，屬於形態學領域。在下田光造教授指導下，李重澈主要進行精神分裂症患者小腦組織變化的相關研究，以此為主論文來申請博士學位，主論文題目為〈小

72《東亞日報》，1935年3月30日。
73《朝鮮醫報》，1935，卷5，頁98。

腦於麻痺性癡呆之病理組織學研究〉。[74]除主論文外，還有四篇副論文，題目分別為〈老年斑的起因〉（'The Origin of Senile Plaques'），〈寡樹突神經膠細胞（Oligodendroglia）於慢性夏季腦炎的變化〉，〈多核普金斯細胞的病理學意義〉（日文），以及〈帕金森氏症病例中血鈣與血鉀的測量〉（'Estimation of Blood Calcium and Kalium in Cases of Parkinsonism'）。在這些關於腦細胞的組織病理學研究過程中，李重澈開發出寡樹突神經膠質細胞（Oligodendroglial cell）染色法，被命名為Lee's method，刊載於1936年 *Archives of Neurology and Psychiatry* 上。[75]當時即使在日本留學，李重澈也未投稿日本或德國的醫學雜誌，而是以英文向美國醫學雜誌投稿一事實屬特殊。標註為共同作者的廣石（Hiroisi）為李重澈研究室負責組織標本製作的助理。[76]受到李重澈在九州帝大取得學位的影響，同樣專攻精神科的後輩南命錫（Nam Myeong Seok）（1938年畢業）以及金麟洙（Kim Lin Su）（1939年畢業）都赴九州帝大取得博士學位。[77]

　　李重澈在《世富蘭偲校友會報》留下取得博士學位的感想：

74　李重澈，〈麻痺性癡呆ニ於ケル小腦ノ病理組織學的研究〉，頁2567-2634。

75　S. Hiroisi and C. C. Lee, "Origin of Senile Plaques," 18.

76　首爾醫大精神醫學系，〈韓國近代精神醫學回顧〉，頁19。

77　根據九州大學醫學部神經精神醫學課發出的同學會名單，南命錫（Nam Yeong Seok）於1941年4月至1943年在此留學，金麟洙（Kim Lin Su）則是在1940年4月至1942年在此留學。南命錫（Nam Yeong Seok）在解放後於首爾醫大精神科任教授，金麟洙則於咸興醫科大學任教授。《同文會名簿》，頁18-19。金麟洙的博士學位論文如下，金麟洙，〈老人腦ノ研究〉，《福岡醫學雜誌》，頁1167-1196。

也沒有特別要寫下的感想，只是在這麼長的時間學習就要近
尾聲，思考接下來在這領域希望達成什麼目標的此刻，首先
是對通過這個門檻感到高興，同時要感謝各方面給予指導的
前輩和摯友們，特別是恩師麥拉倫以及母校，我在此表達深
深的感謝。[78]

　　取得學位後，李重澈收到聘書回到母校擔任助教授。李重澈
在此期間中所出的精神科和神經科試題仍保存著，由此可知當時
精神醫學教育中的重點。試題內容如下：

第四學年精神科題目（1926年3月3日，下午1-4時）
1. 試論躁鬱症
2. 試論酒精中毒性精神病

第四學年神經科題目（1926年3月3日，下午1-4時）
1. 試論脊髓
2. 試論舞蹈病

　　李重澈自1937年起任世富蘭偲精神科主任。然而在正活躍
的當下，無意間受到校內問題的連累，最後離開學校。事情發生
在名譽校長魚丕信回國後不久。傳聞當時院長李榮俊（Lee
Yeong Jun）收賄讓學生違法入學。李重澈揭發此事，過程中李
榮俊在承認和否認間不停反覆的態度使得事件出乎意料地又牽扯

到解剖學的崔明鶴教授（Choi Myung Hak）。警方接下案件進行調查過程中，以證人傳喚崔明鶴，但崔明鶴並未做出對李榮俊有利的證詞，因此事後在由包括李榮俊等校務當局人士組成的理事會中收到警告及勸退辭職。對此不當處置崔明鶴和世富蘭偲校友會都表達不滿與抗拒，但最終崔明鶴仍在1936年開學校。[79] 第一個揭發此事的李重澈也同樣辭職，轉至麻浦洞165號開業。自行開業後的李重澈在離解放不遠的1945年4月14日令人遺憾地英年早逝，去世時年僅41歲。

六、日帝統治末期的世富蘭偲精神科

李重澈和麥拉倫在相距不遠的時間內從世富蘭偲辭職。詳細的日期無從得知，但麥拉倫約為1938年10月左右，而李重澈要稍早於此。[80] 李重澈辭職的原因，如同前面說明的是外部問題造成。相較之下，麥拉倫離職則是自身因素：即本身遭受躁鬱症所苦。麥拉倫發病的詳細時間點無法得知，但一年至少兩次以上，而發病一次症狀會持續二至三個月。[81] 麥拉倫將自己發病的事實明白告訴周遭的人，並且認為自己已無法再對醫院職務負起責任，於是決定離職。[82] 當然當時造成李重澈離開的校內複雜問題應該也對他病情的惡化造成影響。

---

79 〈世專校糾紛的真相〉，《基督申報》，1936年8月5日。

80 麥拉倫在1938年10月16日的信件中有告知自己的辭職，也提及李重澈辭職一事。C. I. McLaren, Letter to Mary, Oct. 16, 1938.

81 Jessie McLaren, Letter to Mary, Jan. 15, 1939.

82 C. I. McLaren, Letter to Mary, Oct. 16, 1938.

如此內部情況不穩之時，外部的情況也在持續不穩定中。
1937年7月日本以盧溝橋事變掀起中日戰爭，侵略主義的本性表
露無遺。隔年的1938年，強行要求民眾參拜神社，包括平壤的
崇實學校在內的許多基督教學校因拒絕而遭到廢校。同時日本帝
國還制定禁止傳教士所有官方活動的法令，自此許多傳教士別無
他法地離開韓國。1940年12月日本藉珍珠港事件對美國展開戰
爭，日本帝國竟將傳教士視為戰俘，強行拘留扣押。[83] 在這情況
下，1941年6月麥拉倫先將家人送回澳洲，孤身留下，同年12
月8日遭到日本警察拘捕。他在警局監牢被囚禁11週之後，於
1942年2月23日釋放，1942年6月2日離開韓國回到澳洲。[84] 他是
最後離開韓國的傳教士。

麥拉倫與李重澈離開的世富蘭偲精神科主任，由專門研究肺
結核等肺部疾病的內科醫師張慶（1932年京城帝大醫學部畢業）[85]

---

83 李萬烈，《韓國基督教醫療史》，頁855-859。

84 C. I. Mclaren, *Eleven Weeks in a Japanese Police Cell*, 36.

85 主要研究肺部疾病的張慶為何會來到世富蘭偲，並短暫負責了一陣子的精神
科，這些緣由和經過並不明確，在到世富蘭偲就任之前他有下列論文發表：
〈腸間膜及ヒ其他ノ組織中ニ寄生セル肺吸蟲證例ノ病理解剖學的竝ニ寄生蟲
學的所見〉，頁1003-10014；〈肺結核症ノ病理組織學的研究〉，頁1613-
1614。他以一篇和1935年發表過的論文相同的題目做成的論文，於1939年取
得京城帝大醫學博士學位。按照李重澈先生之子李鎬榮的陳述，張慶在到世
富蘭偲之前，在京城帝大精神科久保喜代二教授底下修習6個月的精神科。
見首爾醫大精神醫學系，〈韓國近代精神醫學回顧〉，頁19。在沒有紀錄留存
的部分，李鎬榮老師的證言在傳達當時世富蘭偲精神科情況這點極具價值。
不過在像是年度等具體的細節上，和可查到的紀錄比對，還是有部分差異。
1940年代之後世富蘭偲精神科的狀況雖有李鎬榮老師的陳述，但文書資料上
無法查核到的，本文便不記述，僅記述書面資料上可確認的內容。

自1939年起前往擔任講師工作，[86]並於第二年升任助教授。該科另於1940年加入於1939年畢業的劉昌鉉（Liu Chang Hyeon）擔任助理。[87]從1940年起至解放為止，這段時間內與世富蘭偲精神科有關的資料不多：由於經濟困難，加上輿論及思想控制加劇，過去學校發行的各種刊物被迫中斷，因此缺乏記載學校情況的資料。但隨著麥拉倫與李重澈的離開，不難想像精神科的發展活動萎縮不少。事實上1943年院內就已無精神科。[88]而且面臨戰時體制，凡事皆須為戰爭準備，醫療、研究與教育都難確實運作，醫科大學本身已處在無法正常營運的情況。但即便如此，從學校的學籍簿還是可以看到，在這麼艱難的處境下，學校到1945年解放為止仍每年提供精神科教育。唯一的變化是之前學生在第四年學習精神科，1942年的畢業生則開始於第三學年學習。

帶領解放以前的世富蘭偲精神科的要角為麥拉倫與李重澈。二人雖是師生關係，但學術傾向多少有不同之處。身為傳教士的麥拉倫是在基督教思想上發展其關於人與精神疾病的理念，就如同他文章顯現出對精神分析的興趣與人文素養，也由較人性、人文的方向看待精神醫學。如果說麥拉倫注重的是精神醫學的人文層面，那麼李重澈強調的則是科學層面。在李重澈發表的研究論文主題中即可見，他主要致力於生物學方面和腦的相關組織學研

86《セブランス聯合醫學專門學校一覽》，頁106。

87《セブランス聯合醫學專門學校一覽》，頁111。

88《同窓會名簿》，旭醫學專門學校同窓會，1943。李鎬榮老師的陳述，世富蘭偲醫專被強制改名為「朝日醫專」的同時，精神科被收編至內科，張慶老師負責的第三內科總管了精神科和神經科。見首爾醫大精神醫學系，《韓國近代精神醫學回顧》，頁19。

究。[89]此一特點雖然可能是李重澈精神醫學上的個人取向，但更有可能反映出當時掌控朝鮮的日本精神醫學界的主流。特別是像李重澈一樣，想留在大學任教就必須取得日本大學的博士學位，便不得不跟隨當時學界的主要研究方向。[90]雖然二人在研究方向上有如此差異，但在治療患者上，始終維持麥拉倫樹立的人道主義方式治療傳統。

　　無論如何，有著麥拉倫和李重澈代表的精神醫學二大重要層面，使得當時的世富蘭偲得以均衡發展。只是李重澈的提早離職及早逝，加上日帝統治末期麥拉倫遭強制驅逐等內外艱鉅的情況下，該單位至解放之前已難有更多學術上的發展。幸而在此困難時期仍有李重澈的後輩南命錫、金麟洙等人投入精神醫學研究，解放以後各自在南北為韓國精神醫學的重建與發展貢獻心力。

---

89 本文的一位審查人表示，從李重澈的這種研究傾向看來，是不是比較應該把他看作一位神經科醫師，而不是精神科醫師。然而精神科醫學和神經科學的區分不是根據使用哪一種方法論，而是診療哪一種患者（雖然有可能有重疊的部分）。如果以診療方法來區分精神醫學和神經學，就無法說明現今精神醫學界主流的生物學方法，變成得把這些用生物學方法來接觸治療的精神科醫師都看作神經科醫師。李重澈是治療精神病患者，所以是精神科醫師。

90 另一位審查人指出，關於這個部分日本的精神醫學也不是只做生理上的治療，他們同樣有學習精神上或精神分析式的治療方法，並應用到臨床。但這些很難看作是當時日本精神醫學界的主流，真正的主流還是生理上的方式，特別是博士學位論文，以精神治療相關當作主題在當時能不能被接受是很大的疑問。上述為關於日本精神醫學界「主流」的說明。

徵引書目

Avison, Oliver R. *Annual Report of the Imperial Korean Hospital.* Seoul: Methodist Publishing, 1901.

Avison, Oliver R. "Severance Hospital." *The Korea Review* 6(1906): 62-67.

A Visit to the Severance Union Medical College, 1927.

Catalogue. Severance Union Medical College, 1917.

Catalogue, Severance Union Medical College, 1925-26.

Catalogue Severance Union Medical College, 1932-33.

Hiroisi, S., and C. C. Lee. "Origin of Senile Plaques." *Archives of Neurology and Psychiatry* 18 (1936).

McLaren, Charles I. *Annual Report for Fiscal Year 1923-1924.* Seoul: Severance Union Medical College, 1924.

McLaren, Charles I. "Care of Insane." *The Korea Mission Field* 35:3(1939): 62.

Mclaren, Charles I. *Eleven Weeks in a Japanese Police Cell.* Melbourne: Foreign Missionary Committee, 1943.

McLaren, Charles I. "Lessons From the Neurology Clinic." *The Korea Mission Field* 21:10(1925): 214.

McLaren, Charles I. Letter to Mary, Oct. 12, 1930.

McLaren, Charles I. Letter to Mary, Oct. 16, 1938.

McLaren, Charles I. Letter to Mother, April 25th, 1920.

McLaren, Charles I. "Notes on My Brief Trip to Vienna."《世富蘭偲校友會》，12(1929): 64.

McLaren, Charles I. "Our Medical Work." *The Korean Mission Field* 17:2(1921): 29-30.

McLaren, Charles I. "Proposed Rescue Home in Seoul." *The Korea Mission Field* 22:6(1926): 133.

McLaren, Charles I. "Report of Department of Neurology and Psychiatry." *China Medical Journal* 45:11(1931): 1058-1067.

McLaren, Charles I. "Saturday Morning in a Hospital in Korea." *The Korea*

Mission Field 28:3(1932): 45.

McLaren, Charles I. "The Work of the Social Service Committee." *The Korea Mission Field* 21:5(1925): 108-112.

McLaren, Charles I. "Things Both New and Old in Psychological Medicine." *China Medical Journal* 35:3(1932): 62.

McLaren, Charles I. "Things Both New and Old in Psychological Medicine." *Chinese Medical Journal* 46(1932): 914-925.

McLaren, Charles I. "What the Detective told Me." *The Korea Mission Field* 28:6 (1932): 121-122.

McLaren, Jessie. Letter to Mary, Jan. 15, 1939.

New, Esmond W. *A Doctor in Korea. The Story of Charles McLaren M.D.* Sidney: The Australian Presbyterian Board of Missions, 1958.

The China Medical Journal 45(1931): 1062.

The Korean Mission Field 36:12(1940): 217.

기창덕 (Gi Chang Deok)，《韓國近代醫學教育史》，首爾：Academia，1995。

박균재 (Park Yun Jae)，《韓國近代醫學的起源》，首爾：惠安，2005。

박윤재 (Park Yun Jae)，《韓國近代醫學的誕生》，首爾：惠安，2005。

박윤재 (Park Yun Jae)，〈日帝下私立隔離醫院設立運動研究〉，《醫史學》，7:1（首爾，1998），頁37-45。

박형우 (Park Hyeong Woo)，《濟重院》，首爾：身與心，2002。

박형우 (Park Hyeong Woo／呂寅碩)，〈濟眾院第一年度報告書〉，《延世醫史學院》，3:3（首爾，1999），頁3-81。

박형우 (Park Hyeong Woo)、이태훈 (Lee Tae Hoon)，〈1901年濟眾院年度報告書〉，《延世醫史學院》，4:220（首爾，2000）。

박형우 (Park Hyeong Woo)，〈我國近代醫學導入初期之醫學書籍〉，《醫史學》，7:2（首爾，1998），頁223-238。

신동원 (Shin Dong Won)，《韓國近代保健醫療史》，首爾：Han Ul，1997。

이나미 (Lee Na Mi)、이부영 (Lee Bu Yeong)，〈西洋精神醫學的導入與

變遷過程（1）〉,《醫史學》,8:2（首爾,1999）,頁233-268。

이부영（Lee Bu Yeong）,〈日帝之下的精神科治療與變遷——朝鮮總督府醫院之精神科治療（1913-1928）為重心〉,《醫史學》,3:2（首爾,1994）,頁147-169。

전원용,（Jeon Won Yong）、이나미（Lee Na Mi）、이부영（Lee Bu Yeong）,〈西洋精神醫學的導入與變遷過程（2）〉,《醫史學》,15:2（首爾,2006）,頁157-188。

セブランス,《聯合醫學專門學校一覽》,1936。

小池正直,《雞林醫事（下）》,東京：陸軍文庫,1887。

不著撰人,《同文會名簿》,九州大學醫學部神經精神醫學 室,出版地不詳,1987。

不著撰人,《同窓會名簿》,旭醫學專門學校同窓會,出版地不詳,1943。

不著撰人,〈肺結核症ノ病理組織學的研究〉,《朝鮮醫學會雜誌》,25（出版地不詳,1935）,頁1613-1614。

不著撰人,〈腸間膜及ビ其他ノ組織中ニ寄生セル肺吸蟲證例ノ病理解剖學的竝二寄生蟲學的所見〉,《朝鮮醫學會雜誌》,24（出版地不詳,1934）,頁1003-10014。

佛洛伊德、布魯爾著（Freud, Sigmund Freud, Joesef Breuer）,김미리혜（Kim Mi Li Hye）譯,《歇斯底里症研究》,首爾：展書,2004。

呂寅碩,〈金重烈老師探訪記〉,《延世醫史學》,2:4（首爾,1998）,頁571-574。

李重澈,〈從醫學看體育〉,《世富蘭偲校友會報》,13（首爾,1930）,頁6-9。

李重澈,〈麻痺性癡呆ニ於ケル小腦ノ病理組織學的研究〉,《福岡醫學雜誌》,28:11（福岡,1935）,頁2567-2634。

李萬烈（Lee Man Yeul）,《韓國基督教醫療史》,首爾：Acane,2002。

李壽源,"The Intelligence Test Binet-Simon Method."《世富蘭偲校友會報》,8（首爾,1926）,頁32-33。

金麟洙,〈老人腦ノ研究〉,《福岡醫學雜誌》,35:12（福岡,1942）,頁1167-1196。

鄭求忠，《韓國醫學的開拓者》，首爾：東方圖書，1985，頁53。

《韓國近代精神醫學回顧》，首爾：首爾醫大精神醫學系，14:1（首爾，
　　1988），頁7、17、19。

《韓國近代精神醫學回顧》，首爾：首爾醫大精神醫學系，14（首爾，
　　1989），頁19。

報刊：

《世富蘭偲校友會報》（首爾）

世富蘭偲醫學專門學校1914年畢業生學籍簿。

《東亞日報》（首爾）

《京城醫學專門學校一覽》（首爾）

《基督申報》（東京）

《朝鮮總督府醫院年報 2回》（首爾）

《朝鮮總督府醫院年報 3回》（首爾）

《朝鮮總督府醫院年報 4回》（首爾）

《朝鮮醫報》（首爾）

民國時期的神經衰弱
與精神科學的興起 *

王文基（Wen-Ji Wang）著

林桂卉 譯

* 本文譯自 Wen-Ji Wang, "Neurasthenia and the Rise of Psy Disciplines in Republican China." *East Asian Science, Technology and Society: An International Journal* 10.2(2016): 141-160.

一、前言

　　20世紀初，神經衰弱（neurasthenia）被引入中國後很快地便成為極其常見的疾病。民國時期（1911-1949），報章雜誌充滿治療神經衰弱的成藥廣告。1920年代以後，在中國這個醫療資源有限的國家，神經衰弱成為報紙和雜誌上最常被討論的健康問題之一。[1]當時不少名人如袁世凱、宋教仁和蔣宋美齡等都據稱因此痼疾所苦。中國的神經衰弱問題嚴重到1930年代某位當地醫生稱中國為「神經衰弱之國」。[2]

　　有鑑於神經衰弱在華人社會盛行，其歷史受學界高度關注。學界迄今已探討此一疾病的社會、文化意涵，包括城市文化的興起、工業化與資本主義的影響，以及對國體衰落的焦慮等面向。[3]例如，神經衰弱的流行源於其與中國傳統中「虛」的觀念相互呼應。[4]與藥物廣告相關的研究則說明在當時蓬勃發展的醫療市場中，神經衰弱與身體有關的不同概念相互衝撞與協商。[5]此時關於自慰、性神經衰弱的生物學討論，則牽涉「青年」這個範疇的概

1　張哲嘉，〈婦女雜誌中的醫事衛生顧問〉。

2　三浦謹之助，〈神經衰弱及其隣域〉。

3　Hugh Shapiro, "The Puzzle of Spermatorrhea in Republican China."

4　Hugh Shapiro, "How Different Are Western and Chinese Medicine? The Case of Nerves."

5　黃克武，〈從申報醫藥廣告看民初上海的醫療文化與社會生活〉；張寧，〈腦為一身之主：從「艾羅補腦汁」看近代中國身體觀的變化〉；張仲民，〈補腦的政治學：「艾羅補腦汁」與晚清消費文化的建構〉；皮國立，〈從「補腎」到「賀爾蒙」療法：民國時期的抗病策略與日常生活史初探〉。

念形塑。[6]若干文學研究學者則以神經衰弱為例，探討精神學科被引介進入中國所具有的文化意義。[7]另有學者利用新知識分子的日記和書信，發掘神經衰弱在大眾的認識和治療策略所具有之豐富意涵。[8]最後，凱博文（Arthur Kleinman）在其關於神經衰弱的名著中指出，「軀體化」（somatization，因心理影響生理所展現的症狀）較頻繁出現在華人患者身上，正足以說明神經衰弱是由文化所形塑的疾病。

迄今關於中國神經衰弱的醫學史研究，極可能由於學界長久以來關注中西文化交流等議題，主要關注的焦點為傳統概念的持續影響力，這些概念與現代生物醫學觀念間的互動，以及這些互動所具有的文化意涵。此外，凱博文的影響，以及20世紀中國的神經衰弱普遍被認為是「身體」疾病的事實，相當程度上可解釋何以此一疾病常被用以與身體經驗一起討論。然而，除了傳統中醫和現代醫學之外，其他的自我技術也曾被用來對抗此一「文明疾病」。所謂「精神學科」（*psy* disciplines，包括精神醫學、臨床心理學、精神分析等）也曾對神經衰弱提出解釋和治療建議。其中，傅柯（Michel Foucault）所定義的「人的科學」以迥異於傳統的方式重新形塑現代華人。[9]尼可拉斯・羅斯（Nikolas

---

6　Frank Dikötter, *Sex, Culture and Modernity in China: Medical Science and the Construction of Sexual Identities in the Early Republican Period.*

7　Hsiao-Yen Peng, "A Traveling Disease: The 'Malady of the Heart,' Scientific Jargon, and the Neo-Sensation."

8　王文基，〈知行未必合一：顧頡剛與神經衰弱的自我管理〉。

9　Michel Foucault, *The Archaeology of Knowledge and the Discourse on Language*, 30.

Rose）關於精神科學的批判性歷史研究指出，現代主體性的出現與心理學專業知識和技術的發展密切相關。[10]如他所言，精神科學知識和專家使人們能夠「以新的方式形塑、談論以及評斷自己，並依此行事」。此外，這些新概念和技術創新更是奠基於自我與整個社會的具體方式，特別是於自我在西方現代自由民主社會中可被「管理」的意義上。本研究強調傅柯和羅斯的論著中對科學知識、自我和社會共構（co-production）的研究取徑，有助於我們更細緻地了解中國神經衰弱的文化多樣性。[11]

　　本文首先簡述民國時期神經衰弱的各式療法。隨後整理這些競逐的論述的核心關切，以強調當時普遍存在對「虛」的恐懼背後所具有的社會和文化意義。接下來，文章著重探討精神醫學和其他精神學科，在建構當代神經衰弱概念中所扮演的角色——此一課題學界迄今尚未系統性加以檢視，甚為可惜。[12]儘管因當時科學國際主義和學術多元發展，這些精神科學知識體系間或有共通之處，但其各自對神經衰弱的性質及其處置方式，往往意見相左。此外，透過分析這些學科間的差異，也有助於了解這些新興的人類心靈專家如何構思其學派，以及這些學科如何透過極為不同的方式試圖重整瀕臨解體的社會。

---

10 Nikolas Rose, *Inventing Our Selves: Psychology, Power, and Personhood.*

11 精神科學的定義見Nikolas Rose, *Inventing Our Selves: Psychology, Power, and Personhood*。在Rose的研究中，心理學扮演重要的角色，但心理學家在中國的神經衰弱文化中涉入的程度並不深。

12 兩篇例外的研究分別是林宗義與劉士覺，不過二者主要研究的為戰後時期。Tsung-Yi Lin, "Neurasthenia Revisited: Its Place in Modern Psychiatry." Shixie Liu, "Neurasthenia in China: Modern and Traditional Criteria for Its Diagnosis."

二、大眾文化中的神經衰弱與其處置

　　神經衰弱概念在中國出現後不久即進入大眾文化，融入民眾的日常生活中。神經衰弱之所以流行，在於許多民眾認為此一疾病恰好符合他們的身體和情緒狀態。在此同時，眾多的治療體系也藉此病證明其療效。[13]例如催眠術於1900-1910年代間由日本傳入中國，為最早宣稱能治療神經衰弱、精神錯亂與其他慢性疾病的方法之一。[14]同時，報章雜誌也零星介紹精神分析療法，並就神經衰弱的病因、症狀與療法提出解釋。[15]健美（bodybuilding）的推廣者在強調手淫、夢遺和神經衰弱之間緊密相關的同時，事實上依循的是當代醫療文化中常見的「衛生」措施。[16]上述自我技術不僅證明神經衰弱在民國時期十分流行，也說明當時疾病處置上的多樣。然而，相較於上述的衛生策略，民眾更常以各種形式的醫療系統對抗神經衰弱。

　　當時的中國並存多種醫療系統。即使面對現代生物醫學的競爭，傳統中醫仍被廣泛使用。[17]中醫師為讓神經衰弱此一新概念在中國的脈絡下得以理解，曾使用不少既有的概念，如腎精虧

13　Hugh Shapiro, "How Different Are Western and Chinese Medicine? The Case of Nerves;" Hugh Shapiro, "Neurasthenia（shenjing shuairuo）in China."

14　古屋鐵石，《讀習自在自我催眠》。

15　Isador H. Coriat,〈心疾療治法問答〉。

16　超人,〈都市青年流行病之三：神經衰弱〉；竹光,〈夢遺—神經衰弱—失眠〉。

17　Nathan Sivin, *Traditional Medicine in Contemporary China*; C. C. Chen, *Medicine in Rural China: A Personal Account*; Sean Hsiang-Lin Lei, *Neither Donkey nor Horse: Medicine in the Struggle over China's Modernity*.

耗、血少、肝陽、肝風等。[18]神經衰弱常被認為與性慾、用腦過度、遺傳缺陷及現實生活的動盪相關。[19]許多醫師強調身體症狀,而其他人則細數神經衰弱可能引發的心理問題。形式不一的中草藥、靜養、營養療法和心理療法為治療神經衰弱的常見作法。大眾傳播媒體的迅速發展,以及現代讀者對日常實用資訊的需求,有助於強化這些原已根深柢固的概念。此外,許多研究者觀察到大多數的成藥廣告中,常會使用傳統慣用的語彙。[20]由此可見,中醫和現代生物醫學知識常被同時用來理解神經衰弱及其相關症狀。

生物醫學也是極受歡迎的治療方法。可以想見,醫者對神經衰弱的理解的來源各異。以下舉兩例說明。首先,譯自日文的文章與小冊子,不僅提供中國讀者與生理系統及疾病相關的知識,也介紹各式自我療養法,如自然療法、營養療法與靜坐等。[21]此外,用於理解及治療神經衰弱的各式生物醫學知識間常出現相同的主題,意即「自助」(self-help)的重要性與對大眾的醫學啟蒙。再者,與神經衰弱相關的大量醫學論述反覆提及最新的科學

---

18 沈仲圭,〈神經衰弱療養法讀後〉;陸淵雷,《金匱要略今釋》;徐世鈞,〈肝火肝陽肝風辨〉;黃筱荃,〈中醫對神經衰弱的認識與處理〉。

19 沈仲圭,〈神經衰弱淺談〉;陳存仁,〈神經衰弱〉;丁仲英,〈青年之神經衰弱〉。

20 楊志一,《神經衰弱淺說》;黃克武,〈從申報醫藥廣告看民初上海的醫療文化與社會生活〉;張仲民,〈補腦的政治學:「艾羅補腦汁」與晚清消費文化的建構〉;皮國立,〈從「補腎」到「賀爾蒙」療法:民國時期的抗病策略與日常生活史初探〉。

21 糸左近,《無藥療病法》;井上正賀,《神經衰弱療養法》;吳太巖,〈心身修養之日本岡田氏靜坐法〉。

發展，特別是內分泌學與賀爾蒙療法所帶來的好處。在高度渴求
醫療知識的中國，此時所引入現代生物學與性學很大程度上將神
經衰弱轉化為「腦」與「性」的疾病。[22]而報章的醫藥問答專
欄，則成為大眾分享與性慾、早婚與精神過度耗竭相關焦慮的平
台。[23]

　　神經衰弱一直以其範疇具有的高度彈性以及其文化意涵的複
雜多樣著稱。當然，上述治療模式就神經衰弱的病因、症狀或治
療的認知上差異極大，但在某些方面有其類似之處。[24]首先，此
一神經官能症被認為是「文明病」，或是由於幾世紀以來包括科
舉，以及為人所詬病的「不講衛生」等傳統所造成，以至於中國
人被認為無力招架近代社會、政治、教育的劇烈轉變。[25]再者，
尤其是因為生物醫學的影響，神經衰弱主要被理解為身體上的疾
病。當時論述中常見神經系統因持續刺激導致疲勞的說法，以及
神經衰弱與體質退化的關聯，是足以說明此一看法的盛行。中醫
就其本質而論主張整體論，但大部分的中醫師主要是透過身體症
狀理解神經衰弱。最後，儘管不同年齡群皆會罹患神經衰弱，但
青年的身體健康仍是大眾關注的焦點。隨著新形態教育制度的興

---

22 同時期中國專利藥物與消費文化的研究，見 Sherman Cochran, *Chinese Medicine Men: Consumer Culture in China and Southeast Asia.*

23 王文基，〈「心理的下層工作」：西風與1930-1940年代大眾心理衛生論述〉，頁88；王文基，〈知行未必合一：顧頡剛與神經衰弱的自我管理〉。

24 Marijke Gijswijt-Hofstra and Roy Porter, eds., *Cultures of Neurasthenia from Beard to the First World War.*

25 三浦謹之助，〈神經衰弱及其隣域〉；江恆源等，〈敬告全國青年：發見多數青年患神經衰弱病認此為莫大隱憂〉。

起，以及城市裡勞動人口的出現，健康生活形態與戒除不良習慣的談法成為社會規訓青年族群的手段。若延續托馬斯・拉科爾（Thomas Laqueur）關於手淫的研究，我們可以說在「社交」（sociability）的價值被高舉的同時，像自瀆這類私下、不公開的不道德的行為就應受到譴責。[26]

三、神經衰弱與精神醫學及心理學式思考模式的出現

西式的心理衛生設施於1898年被引進中國，[27]但民國時期精神醫學的發展極為有限。1930年代任職於北平協和醫學院的美籍精神科醫師萊曼（Richard S. Lyman）曾表示，精神醫學是「在中國最晚被認可的西方〔醫學〕次專科」。[28]甚至到1940年代晚期，只有少數的大城市才有神經與精神醫學相關設施，同時精神科與神經科醫師人數稀少。[29]根據當時論者的觀察，中國當時人口約為4億5,000萬，但只有20-50位合格的精神科醫師。心理衛生專業人員短缺也反映在對精神與神經疾病的照護上。報紙上關於瘋狂的報導，經常提及在家禁閉無效，或瘋狂者威脅社會秩序。[30]除訴諸各種自我療養方法及成藥外，大部分接受診治的神

---

26 Thomas Laqueur, *Solitary Sex: A Cultural History of Masturbation.*

27 Veronica Pearson, "The Development of Modern Psychiatric Services in China 1891-1949;" Veronica Pearson, "The Development of Psychiatric Services in China: Christianity, Communism, and Community."

28 Richard S. Lyman, "Psychiatry in China."

29 程玉麐，〈培植精神病學人才之建議〉。

30 Emily Lauren Baum, *Spit, Chains, and Hospital Beds: A History of Madness in*

經疾病患者，主要是求助一般開業醫師或傳統中醫。[31]

　　然而，隨著現代社會科學與精神醫學在中國興起，1920年代起關於神經或精神疾病的心理學和神經精神醫學論述也逐漸增加，達到可觀的數量。醫生、神經學家、精神科醫師、臨床心理師和具備心理學想法的社會菁英透過不同的管道，鼓吹心理健康或衛生運動。就對神經衰弱的看法而言，這些在中國新崛起的現代自我專家具有某些共通點。不過在此同時，我們可進一步將之區分為三個群體：日式與德式神經精神科醫師，社會動力學派的精神科醫師和臨床心理師，以及對心理學與心理衛生感興趣的知識分子。下文將分析這三個群體討論神經衰弱的不同方式。

四、神經疲勞、退化與日德式精神醫學

　　在檢視民國時期神經精神醫學如何運用神經衰弱的概念之前，我們需要簡單了解神經衰弱在德國與日本神經精神醫學中的歷史。19世紀後半葉，德國出現一股從唯物論及退化論觀點解釋精神及神經疾患的風潮，許多神經科與精神科醫師將這些疾病歸因於大腦與神經系統的器質性變異，例如神經的過度敏感。[32] 19世紀與20世紀之交，社會普遍認為神經衰弱不但是個人生物

Republican Beijing, 1912-1938.

31 C. C. Wu, "Psychoneurosis in General Practice"；王文基，〈知行未必合一：顧頡剛與神經衰弱的自我管理〉。關於現代中國精神醫學發展概況的最新研究，見 Howard Chiang, eds., *Psychiatry and Chinese History*.

32 Edward Shorter, *From Paralysis to Fatigue: A History of Psychosomatic Illness in the Modern Era*.

上的問題,甚至國家整體在體質上也產生危機。學者指出,也正
是在此同時,位處學術及專業邊陲的德國精神醫學家正仿效主流
的生物醫學與實驗科學,企圖為自己打造新的專業身分。此外,
為保衛國家社會與政治秩序,他們也提出嚴厲的醫療意見與衛生
措施,以對抗神經衰弱及其他社會、生理與精神疾患。[33] 而由於
現代化、工業化,以及封建制度的崩解,日本社會此時也經歷劇
烈的社會變遷。神經衰弱成為當時流行的文明病。由於德國對日
本精神醫學發展有巨大的影響,日本也出現對於神經衰弱與遺傳
退化的憂慮。[34]

　　19世紀末期,為數眾多的中國學子因地緣、文字與文化相
近之故,赴日學醫;源於德國的現代醫學也因此借道日本進入中
國。20世紀初的二十年間,中國的學術期刊上刊載不少談論神
經衰弱的文獻,脈絡多半為引介醫學、心理學和心理衛生方法的
最新發展。[35] 1920-1930年代,醫療知識與技術被認為是日本擴張

---

33 Sheila Faith Weiss, *Race Hygiene and National Efficiency: The Eugenics of Whilhem Schallmayer*, 19-27; Volker Roelcke, "Continuities or Ruptures? Concepts, Institutions and Contexts of Twentieth-Century German Psychiatry and Mental Health Care;" Volker Roelcke, Paul J. Weindling and Louise Westwood, eds., *International Relations in Psychiatry: Britain, Germany, and the United States to World War II*.

34 然而正如幾位評論家所言,日本從未只是被動的接受外國觀念。舉例而言,森田正馬受到禪宗與傳統父權的影響,並在其基礎上發展出獨特的神經衰弱療法。見Wu, *A Disorder of Ki*。1940年代,森田療法也被引進中國,但其在治療神經衰弱上的影響程度,有待後續研究。見高良武久,〈神經衰弱之真相及病人指導法(二)〉;高良武久,〈神經衰弱之真相及病人指導法(三)〉;岡本重慶、宇佐晉一,〈森田療法在中國的首次傳播〉。

35 蔣智由,〈精神修養論〉;L. W. Weber,〈神經病診斷學之進步〉。

帝國版圖的工具。有趣的是，在「同仁會」這個以促進東亞醫療教育與交流為宗旨的殖民機關所發行的刊物上，我們也可看到神經衰弱的臨床討論。中日兩國間日益緊張的政治與軍事情勢，使得神經衰弱此一概念與實作移植的意涵變得更為複雜。值得一提的是，日本神經精神醫學家自 1880 年代起即開始探討神經衰弱。反之，在中國，與神經衰弱有關的神經精神醫學討論直到1920 年代才系統性的出現。此一差異主要源於神經精神醫學在中國發展較晚。結果，在 20 世紀初的中國，相當多從神經精神醫學的角度介紹或討論神經衰弱的出版文章，絕大多數的作者實際上沒有精神科或神經科的訓練背景。

　　在這些日式與德式的醫學論述中，最明顯的特徵為強調神經衰弱此一文明病對個人與國家體質的危害。中國的醫學論者也遵循當時科學醫學的傳統，特別重視疾病的分類及對症狀的描述。舉例來說，1922 年由同濟醫工專門學校（後改名為同濟大學）出版的醫學期刊上，刊載德國神經學家 Alfred Goldscheider 神經衰弱論著的譯文。[36] 日本精神醫師杉田直樹（1887-1949）在《同仁會雜誌》也發表了一系列與體質與神經衰弱有關的論文。國立北京醫學專門學校畢業、留學柏林攻讀小兒科的顏守民，也為文介紹預防神經衰弱的方法。顏守民批評中國傳統在繁衍後代一事上重量不重質，這不但違反優生原則且漠視父母及其子女的健康。[37] 1933 年，曾留學日本的醫師朱內光引用埃米爾・克雷佩林（Emil Kraepelin）的 Nervositat 概念（因體質因素造成的身心敏

36　Alfred Goldscheider，〈神經衰弱及其治法〉。

37　顏守民，〈神經衰弱〉。

感），說明神經衰弱在治療上相當不易，有些天生帶有易緊張的人格者可能會因為身心疲勞、高度心理刺激或其他因素很容易變成難以治癒的神經衰弱者。他的文章指出，來自歐美的統計顯示出大約三分之一到四分之一的學生患有神經質的問題，並語道「蓋文明進步與國民體質之變質，並駕齊驅，中國日本，自亦不能例外，此於家庭教育、學校教育，為一重大問題」。[38] 當時醫學論述中常見的先天與後天神經衰弱差異的討論，也出現在1930-1940年代的中國。雖然主流醫界認為不應將神經衰弱（身心整體虛弱）與 Nervositat 二者兩相混淆，但這兩種狀況的症狀通常十分相似、難以分辨，以至於衍生出其他更為複雜的形式。此一強調神經衰弱的生物學基礎之趨勢也出現在下面常見的看法中：先天無退化素因者鮮少罹患神經衰弱。[39] 再者，患有神經症的父母經常繁衍出神經質的子女，勞心者因現代文明及伴隨而至的刺激特別容易得到神經衰弱。[40]

　　一份1933年由日本精神衛生學會出版的神經衰弱小冊，1940年由牟鴻彝譯為中文出版。牟鴻彝為醫普作家，自稱精神疾病與花柳病專家。在這份流行甚廣的小書中，日本精神醫師杉田直樹、植松七九郎及齋藤玉男論及文明社會的進步以及隨之出現的各式誘惑，中國讀者透過譯本得知遺傳、酒精，與梅毒為導致日本社會退化的三個主因。[41] 1940年代初期，於日本統治下的華北衛生行政學院任職的楊群倫，為文指出他診斷的所有精神科

---

38 朱內光，〈神經衰弱症〉，頁7
39 原一雄，〈關於神經衰弱及神經質〉。
40 劉雄，《腦神經病》。
41 杉田直樹、植松七九郎、齋藤玉男，《腦筋之健全法》，頁7。

門診病患幾乎都罹患神經衰弱，而且皆屬於「體質型」。[42] 德國精神與神經學學者 Alfred Hauptmann 1925年的著作 *Neurasthenische und Hysterische Äußerungen und Konstitutionen* 於1948年被譯為中文，書中指出神經衰弱為體質上的變異。[43]

上述日式與德式神經精神醫學論述用語十分專業，內容充滿對症狀的詳細描述，以及給病患的實際建議，但在此同時也提出立場極為特殊的文化評論。杉田直樹、植松七九郎及齋藤玉男所著小冊的中譯本中寫道，神經衰弱的流行源自現代生活的負面影響，不僅戕害個人身心健康，同時也耗盡民族活力。猶太人與黑人精神疾病盛行率高，被解釋為毫無節制的同化將有害民族發展。[44]再者，沉溺感官享受被視為是嚴重的道德問題、無社會責任感的表現。若要對抗神經衰弱及其他社會病態，中國讀者被告知應以傑出人士的嘉言善行為模範，鍛鍊心志，培養良好習慣。換言之，改善性格上的弱點方能獲得精神健康。這本小冊也批評所謂美國式的科學管理法，包括追求工作效率，名聲與貪欲。反之，「個人興趣、熱情、誠心、自我認知、與耐心穩固地根植在他們不變的目標之中，而這些目標幫助他們可以去增強他們的大腦效率與精神成長。」[45]

隨著社會越來越強調以科學知識理解日常生活中的各種問題，神經衰弱在大眾心目中也越來越與退化、精神力的衰弱以及

---

42 楊群倫，〈精神病與神經病講座〉。

43 Alfred Hauptmann,《神經衰弱及希斯台力》（*Neurasthenische und Hysterische Äußerungen und Konstitutionen*）。

44 杉田直樹、植松七九郎、齋藤玉男，《腦筋之健全法》，頁68。

45 杉田直樹、植松七九郎、齋藤玉男，《腦筋之健全法》，頁44。

身體系統的崩潰相關。神經精神學論著中經常出現主流醫學的理論與方法，更是推波助瀾，使得中國社會更容易從神經精神醫學的觀點看待神經衰弱。此外，報章雜誌越來越常將神經衰弱與多數中國人不熟悉的其他神經與精神疾病（例如歇斯底里、恐怖症、精神衰弱等）放在一起討論。[46]不過，某些日本精神醫學家的文化保守主義與種族歧視觀點並未在中國生根。反之，對社會與政治長期動盪的中國而言，疾病、民族退化與現代文明所帶來的種種不幸，三者間千絲萬縷的關係再真實不過。各類討論神經衰弱的文字充滿愛國情操，直指該病將亡國滅種。例如，朱內光感嘆道，過去數十年來愛國志士所鼓吹的心理建設之所以未能成功，正是因神經衰弱盛行之故。[47]因此，在中國，人們不像某些德國或日本論者一般，認為現代文明代表文化頹廢；反之，現代文明乃是全體國民應該共同承擔與面對的社會現實。

　　就治療而論，中國的神經衰弱自療手冊經常出現的精神療法、物理療法及藥物療法，亦可在上述神經精神醫學論著中發現。隨著論者理論立場上的不同，也存在其他處置的方式。例如，劉雄提醒讀者生活不規律，不良嗜好及神經衰弱患者間通婚所引發的不良後果。[48]根據式甫的說法，先天的心理素因並非不可改變，體質性的神經衰弱或神經質可透過改變性格及教育加以矯正。[49]精神神經醫學論著的普及，再加上此時政府無力提供足

---

46 式甫，〈神經衰弱論〉；郭人驥，〈神經衰弱與神經衰弱類似症〉；宋名通，〈神經衰弱症古屋鐵石同濟醫學季刊〉。

47 朱內光，〈神經衰弱症〉，《醫學與藥學》。

48 劉雄，《腦神經病》，頁54。

49 式甫，〈神經衰弱論〉。

夠的醫療服務，使得民眾主要還是憑藉自己的力量面對神經衰弱這個耗損國力的疾病。儘管神經衰弱在當時常被認為與遺傳有關，但對於深受「東亞病夫」形象所苦的中國而言，精神衰弱必須被處理、治療。[50]

五、動力精神醫學與社會改革的政治

既然中國自清末以降便被列強瓜分為不同的「勢力範圍」，由此可以想見，其境內存在一種以上的精神醫學系統。社會動力精神醫學，在主要源自於美國與歐洲心理衛生運動發展的推動之下，於1920年代前後被引進中國。本土的動力精神病學家與臨床心理學家主要在北平、上海、長沙、重慶、南京等大城市活動。這些新崛起的專家相當熱切展現其專業知識，以提升社會威望。除在精神病院、私人診所和兒童行為指導所工作外，這些專家還以不同程度參與國內的心理衛生運動。根據他們提供的統計數據顯示，40-50%的神經精神科門診病患者主訴為罹患神經衰弱。[51]有鑑於學童和青少年是此一心理復興計畫的主要對象，動力派的精神病學家和臨床心理學家也積極參與當時關於神經衰弱的討論。

在病因學方面，社會動力精神科學專家指出神經衰弱的根本原因為精神衝突、人格異常以及個人的社會適應不良。美國約翰

---

50 關於「東亞病夫」概念，見楊瑞松，〈想像民族恥辱：近代中國思想文化史上的「東亞病夫」〉。

51 夏鎮夷，〈告神經衰弱者〉；粟宗華，〈談神經衰弱〉。

霍普金斯大學畢業的精神科醫師桂質良表示，唯有透過對患者遺傳、環境、精神狀態、體質和生活經驗的研究，方能適切地了解患者的疾病。[52]她提到；「今於病者的複雜的環境中，搜求其對於病的本身上所表現的整個態度，作客觀的分析，為治療的根據，是精神病學之所以成其為現代醫學中之一最緊要的學科也。」[53]桂質良於1937年出版的精神醫學教科書中解釋道，當時常見的將神經衰弱的起因認定為體質、中毒、（佛洛伊德概念下的）手淫的說法有誤。實際上神經衰弱的根源為某種強烈的刺激，其影響深植患者內心，進而引發身心疲勞。而在精神疾病的治療上，桂質良主張使用精神分析，並在論著中詳細說明其原則。[54]這種特別關注人格與環境互動的作法，也可在其他社會動力學派的論著中發現。著名的精神醫學家程玉麐利用一位二十四歲患者的「性神經衰弱」案例，說明由手淫所引起的自責與自卑所導致的影響。此一患者問題的根源並非在神經層次（神經系統的損傷），而是心理層次：他心理上的衝突及缺乏性教育，導致病態的擔心無法滿足妻子的性需求。程玉麐另外提到「神經衰弱」之說已屬醫學史的往事，既然其真正根源為異常心理，應將之稱為「焦慮反應」（anxiety reaction）。[55]

　　動力精神病學家和臨床心理學家透過將神經衰弱由常見的器質性疾病轉變成精神神經症（psychoneurosis），企圖在競爭激烈的醫療市場中捍衛其專業領域。在訴諸大眾的著作中，他們攻擊

---

52 桂質良，《現代精神病學》，頁2-4；桂質良，《女人之一生》，頁2。

53 桂質良，《女人之一生》，頁4。

54 桂質良，《女人之一生》，頁65-66、76-80。

55 程玉麐，〈「手淫」與「神經衰弱」〉。

的主要對象不是學院的神經精神醫學，而是中醫和成藥。此時的
中國社會中醫仍是主流，如上所述腎虧、精血不足、虛勞等概念
對一般人而言耳熟能詳。此外，隨著賜保命（Spermin）、散拿
吐瑾（Sanatogen），艾羅補腦汁和其他賀爾蒙製劑的熱銷，神經
衰弱常被認為與性功能障礙及腦力不足緊密相關。[56]在報紙和雜
誌文章中，社會動力論者對大眾缺乏性教育一事痛心疾首。他們
的文章反覆提到：「腎」不是生殖器官，而是泌尿系統的一部
分；遺精次數若不多便不算是疾病；手淫並非如醫療廣告和廉價
小冊所聲稱般危及性命；中藥、成藥廠和大眾媒體不應散播不科
學的觀點，引起不必要的恐懼。正如曾在北平協和醫學院培訓的
臨床心理學家丁瓚解釋道，他之所以選擇在公開心理健康講座中
討論神經衰弱，便是考量到內分泌藥物在中國的銷售量居世界之
冠。既然神經衰弱源自於心理問題所引發的情緒失調，所以注射
賜保命根本無效。[57]程玉麐的看法一致，他指出，神經衰弱並非
器質性疾病，最好是以「心理之分析」治療：心理分析包括精神
分析治療和精神醫師給予病患的鼓勵。程玉麐接著強調，宣稱可
治癒神經衰弱的藥物毫無科學根據，其療效實際上來自於暗
示。[58]

　　這些持社會動力論的精神醫學家或心理學家用以解釋神經
衰弱的模型，就性質而論源於心理生物學（psychobiology）。他
們經常提到，一般人所謂的神經衰弱其實應為「焦慮反應」或

56　關於艾羅補腦汁與其跟中國大眾對於不同醫療知識體系的態度之間的關係，
　　見Sherman Cochran, *Chinese Medicine Men*。

57　丁瓚，〈什麼是「神經衰弱」〉。

58　程玉麐，〈神經衰弱〉。

「焦慮狀態」（anxiety state），以及環境和生物因素對人格造成傷害，這兩點清楚顯示這些專家受到美國精神醫學家阿道夫·梅耶（Adolf Meyer）的影響。[59] 1930年代在上海和北平工作的萊曼（Richard S. Lyman），之前於約翰霍普金斯大學求學時期曾受教於梅耶。萊曼後來擔任中國最負盛名的北平協和醫學院的神經精神醫學部主任，並試圖以心理生物學方式理解中國人的人格結構。萊曼及其同事、學生除遵循梅耶強調精神或神經疾病病因中適應行為及個人經驗的重要性外，也批評當時流行的遺傳決定論。[60] 他們也在洛克菲勒基金會所贊助的協和醫學院引進精神分析。許多神經科、精神科醫師，以及臨床心理學家，接受曾在芝加哥受訓的社會學家暨新佛洛伊德學派精神治療師戴秉衡（Bingham Dai）的精神分析訓練。[61] 這層與美國的淵源也反映在

---

59 關於 Adolf Meyer 的生物心理學和他對於跨國心理衛生運動的參與，見 Ruth Leys, "Adolf Meyer: A Biographical Note;" Ruth Leys, "Types of One: Adolf Meyer's Life Chart and the Representation of Individuality;" Andrew Scull and Jay Schulkin, "Psychobiology, Psychiatry and Psychoanalysis: The Intersecting Career of Adolf Meyer, Phyllis Greenacre, and Curt Richter;" Hans Pols, "'Beyond the Clinical Frontiers:' The American Mental Hygiene Movement, 1910-1945;" S. D. Lamb, *Pathologist of the Mind: Adolf Meyer and the Origins of American Psychiatry.*

60 S. D. Lamb, *Pathologist of the Mind.*

61 關於 Lyman 跟戴秉衡在中國的工作，見 Richard S. Lyman, "Psychiatry in China;" Geoffrey Blowers, "Bingham Dai, Adolf Storfer, and the Tentative Beginnings of Psychoanalytic Culture in China, 1935-1941;" 王文基，〈「當下為人之大任」：戴秉衡的俗人精神分析〉; Anne C. Rose, "Racial Experiments in Psychiatry's Provinces: Richard S Lyman and His Colleagues in China and the American South, 1932-51;" Hugh Shapiro, "Operatic Escapes: Performing Madness in Neuropsychiatric Beijing."

社會動力論者關於神經衰弱的著作上。例如，除強調個人創傷經驗以及神經性人格對引發神經衰弱症狀的重要性外，粟宗華與夏鎮夷亦曾使用沃爾特・卡農（Walter B. Cannon）的理論說明情緒刺激所造成的生理影響。[62] 程玉麐 1920-1930 年代在協和醫學院工作，並於 1930 年代初期在梅耶指導下進行研究。1940 年程指出病患由於擔心罹患神經衰弱，生活遭遇困難，以及對外在世界失望，便將關注重點轉向自己身體之上，因此呈現神經衰弱的症狀。[63] 此外，雖然佛洛伊德的動力心理學理論與精神分析療法對中國專家而言是重要的知識資源，但後者並非接受「性」是神經官能症主要病因的看法。[64]

　　上述的中國精神科學專家常以心理學的觀點負面看待神經衰弱患者與社會間的關係。根據丁瓚的說法，青年期主要心理特徵在於努力適應環境；然而此一轉變期也常出現情緒上的困擾。年輕的神經衰弱患者對外在環境不感興趣，沉溺於情色幻想與性活動中，神經官能症便成為他們為逃避現實所構築的堡壘，[65] 在夏鎮夷的筆下，神經官能症患者是一群逃避現實的失敗者。[66] 精神

62　粟宗華，〈談神經衰弱〉；夏鎮夷，〈告神經衰弱者〉。

63　程玉麐，〈神經衰弱〉。

64　這並非表示所有中國的動力精神醫學家都有協和醫學院訓練的背景。猶太裔奧地利神經醫學家韓芬（Fanny G. Halpern）曾於 1930-1940 年間於上海多間醫學院任教，是另一位民國時期重要的神經精神醫學代表人物。韓芬師承 Julius Wagner-Jauregg 和 Alfred Adler，旅滬期間持續掌握國際心理衛生發展動態，並參與創立上海精神衛生委員會。韓芬在華生涯，見 Fanny Halpern records（F-58-4），Simon Fraser University Archive, Burnaby, British Columbia, Canada。

65　丁瓚，〈青年期與神經衰弱〉。

66　夏鎮夷，〈談神經衰弱〉。

動力學派經常認為病患要為自己的神經症人格負責。不過，程玉麐、粟宗華、夏鎮夷和丁瓚等人之所以認為此一現象須嚴肅以待，有其特殊的文化和社會意涵。民國時期政治和社會動亂頻繁，戰時爆發的各種情況，以及戰後的重建工作，都使得現實要求特別高，也因此中國的神經官能症患者在自我管理上需要極高的彈性。在這場對抗神經衰弱的戰役中，丁瓚與他的同儕高舉心理衛生的原則，包括研究產生異常人格的社會因素、科學認識自己的心理問題，以及積極改造自我。[67]對上述這些專家而言，立基在社會心理學之上的自我技術，才是解決中國社會弊病的根本之道。

　　顯然，這些動力派專家關於「社會」的想像有別於日式與德式神經精神醫學傳統。在生物醫學模式之下，社會弊病、社會動盪，加上遺傳素因，產生各式各樣的退化。反之，社會動力學模式下的「社會」涉及更大尺度的改革計畫。當時的心理衛生專家反覆強調傳統中國的家庭結構是青年罹患神經與心理疾患的主因之一。此一看法所使用的不是著重於環境因素對神經系統所造成的生理影響之退化理論語言；相反的，動力論者特別強調病態社會結構對人格發展所可能造成的傷害。換言之，自省與心理改造若要成功，勢必得搭配五四運動時期常見的社會批判。透過此一方式，這些專家將此時此地的知識與社會關切，融入他們推廣心理衛生意識的努力之中。丁瓚在一系列的文章中反覆寫道，作為國家未來希望的青年必須自強、自我改造，方能適應不斷變動的社會、文化與政治現實。這個學派的心理衛生專家提供給大眾的

---

67 程玉麐，〈神經衰弱〉；夏鎮夷，〈談神經衰弱〉；丁瓚，〈青年期與神經衰弱〉。

建議，並非在當時醫療流行文化中所常見的獨善其身式的規律生活、良好的飲食習慣或各類藥物，也不像他們更威權的神經精神科同事所強調鍛鍊意志或人格改造。反之，心理衛生運動的目標是成功的適應變化無常的環境，最終或許能夠達成民族的復興。

　　值得注意的是，社會動力學派的整體論立場，使他們在面對西方精神醫學和心理學理論時多了一層反思。粟宗華曾寫道，中國人自清末以來模仿外國文化的作法（特別顯現在醫學科學領域）十分可悲。精神疾病的形成有其體質、社會、經濟、家庭跟個人的因素；既然外國專家並不一定完全明瞭這些因素的相關背景，中國人自己應該承擔起推動中國心理衛生事業的責任。[68]丁瓚的看法也相近。他指出，中國因為文化的複雜性與過去幾十年來社會的劇烈變化，使得其心理衛生問題與其他國家的狀況無論在性質與數量上都存在相當差異。[69]也因此，不應不經反省的就接受外國專家的意見。儘管這些中國的社會動力論者讚揚精神醫學領域的最新發展，特別是源自美國的社會心理學與生物心理學等領域，他們仍然認為，應該發展出具有中國特色的科學與現代方法來理解及拯救衰弱的同胞。這些中國專家以其學術能力、在地實作與經驗為傲的同時，自然也為其專業發展創造出新的機會。

六、大眾心理學論述中的自助與社會改革

　　除了日德式神經精神醫學家與社會動力學派的專業精神科學

68　粟宗華，〈序二〉，頁2。
69　丁瓚，《心理衛生論叢》，頁23。

家之外，若干改革派菁英也對心理衛生、心理學和民族復興相當熱心，並就與神經衰弱相關議題提出見解。這些大眾心理學論述雖然性質各異，但以下黃嘉音和舒新城的例子或可說明民國時期後期心理學式思維模式的特色。黃嘉音畢業於著名的上海聖約翰大學，擔任包括《西風》在內幾本暢銷雜誌的編輯。黃嘉音對心理健康運動十分熱中，利用雜誌與報紙專欄推廣現代心理學與性教育知識。[70] 在回應讀者對於神經衰弱和其他神經精神狀況的提問時，黃嘉音常指出心理問題源自於功能失調家庭中的早期經驗，心理衝突使得神經症患者害怕與他人接觸，導致社會適應不良。黃嘉音與中國本地的精神科醫師合作密切：除引導讀者遵照心理衛生的原則了解自己的性格外，若遇到情況嚴重的讀者，則建議他們尋求精神科醫師或精神分析師的專業協助。

　　類似的想法也出現在舒新城於《新中華》雜誌所開闢的健康顧問專欄中。舒新城具有教育與出版背景，1947年根據其罹患包括神經衰弱在內的幾種疾病並康復的經驗，出版暢銷的自助手冊。[71] 在回答關於失眠、遺精、手淫和神經衰弱療法的來函時，舒新城強調神經衰弱的源頭極為複雜，並非尋常以為的個別症狀。疾病的起因包括不正常的童年經驗、欲望與行動之間的衝突，以及對性功能障礙的病態恐懼。既然疾病的根源為身體和精神紊亂，治療上便需要達成個人整體生活的正常化。舒新城的論

---

70 黃嘉音跟中國心理衛生運動的關係，見王文基，〈「心理的下層工作」：西風與1930-1940年代大眾心理衛生論述〉；Blowers and Wang, "Gone with the West Wind: The Emergence and Disappearance of Psychotherapeutic Culture in China, 1936-68."

71 舒新城，《我是怎樣恢復健康的》。

點帶有獨特的社會改革精神：他甚至認為精神與神經官能疾病的根源是社會性的，唯有通過社會意識生產、分配和統一之間的合理協調，方能達成情感上的平衡。在這個意義上，舒新城所謂的「社會的合理化」成為心理健康的關鍵。[72]透過強調身心的關聯性，並提出神經衰弱的心理成因，這位自助的權威將當代中國社會一般視為是生理上疾病的神經衰弱，轉變成更為複雜多面的健康問題。

　　黃嘉音與舒新城的論著只不過是民國時期晚期神經衰弱大眾心理學論述之一部分。此外還有其他例子。例如，一篇《都會》雜誌上文章引用佛洛伊德的性理論闡釋女性的神經衰弱。1947年《健力美》雜誌刊載一份應該是譯自國外的「情緒健康」問卷，協助讀者自我診斷是否罹患神經衰弱。[73]曾罹患恐怖症與強迫症的歷史學者童書業，透過文字與受神經衰弱所苦的讀者分享他自己實驗過的心理技術，如暗示、精神分析、再教育和制約。[74]值得注意的是，這些常民心理學家各自有其理論傾向，以至於關於神經衰弱的大眾心理學論述，在立場上遠較神經與精神科專家來得多元。舉例而言，某些論者讚揚佛洛伊德的精神分析理論凸顯性的重要性；其他人則否認性是引發精神疾病的主因。[75]另外，這些大眾心理學討論又經常與各式國民改造的作法接軌，如心理衛生、健美、性教育與自我療養等等。既然神經衰弱在當時大眾文化中擁有極高的曝光率，此一看似複雜的現象很

---

72 舒新城，〈精神病與環境及個人體質的關係〉。

73 伯藏，〈神經衰弱的測驗與治療法〉。

74 馮鴻，《精神病與心理衛生》。

75 馮鴻，〈下意識與精神病〉，頁39-41。

容易理解。上述的幾個例子也顯示心理學在一定程度上已成為中國社會理解與打造自我的方式。[76]

七、小結

本文討論的民國時期精神學科和神經衰弱間關係，為原本已十分豐富且複雜的醫療史研究添加另一個微妙的面向。首先，晚近歷史研究強調由跨國的視角考察精神醫學的發展。[77]就精神科學與神經衰弱的關係而論，這些中國專家相當熟悉國際學界的走向，因此唯有從地緣政治的角度方能理解現代中國知識生產的特色，特別是本文所提到與德國、日本、美國及歐陸知識系統間的互動。一如愛德華・蕭特（Edward Shorter）在西方脈絡下的討論所言，20世紀早期的中國也見證了神經症狀解釋上神經醫學典範與心理學多種典範共存的現象。[78]雖然這些中國專家們用來管理精神衰弱的觀念與作法具有國際色彩，但這並不表示本研究支持科學史研究中的擴散論史觀。[79]民國時期的專家與社會菁英並非全然被動的接受源自國外的醫學知識。[80]例如，若干精神科

---

76 王文基，〈「心理的下層工作」：西風與1930-1940年代大眾心理衛生論述〉，頁88。

77 Waltraud Ernst and Thomas Mueller, eds., *Transnational Psychiatries: Social and Cultural Histories of Psychiatry in Comparative Perspective*; Volker Roelcke, Paul J. Weindling and Louise Westwood, eds., *International Relations in Psychiatry*.

78 Edward Shorter, *From Paralysis to Fatigue*.

79 關於非西方國家與現代醫療知識建構的關係，見Hormoz Ebrahimnejad, ed., *The Development of Modern Medicine in Non-Western Countries*.

80 Emily Baum關於20世紀初期北京的瘋狂史研究也指出，西方心理學與精神醫

學專家質疑精神醫學理論是否具有普世價值，同時也懷疑外國專家真能了解中國的特殊情況。此外，這些神經精神醫學和心理學知識在中國也有自己的發展軌跡。精神學科在中國興起之前，與神經衰弱相關的討論早已十分活躍且多元。作為後進者，精神學科藉由加入神經衰弱這個流行疾病的相關討論，擴大其話語權，然而在此同時卻也無法取代其他的解釋模式。另外，本研究也指出，精神科學在民國時期的特殊發展過程，也使得神經衰弱在中國的命運也與其他文化不同。

　　神經衰弱作為診斷範疇上所顯現的高度彈性也創造出協商的空間。神經精神醫學和心理學在這期間所展現出的理論多樣性，代表其各自提出想像現代文明、打造自我，以及實現民族復興的特殊方式。由於與當時主流生物醫學之間的密切關係，神經精神醫學論述強調不良遺傳和社會病態現象所帶來的傷害。對此時深受社會達爾文主義意義下種族存續危機所苦的中國而言，不難接受此一論點；而這些看法事實上也構成了當時神經衰弱的生物醫學建構的核心：在個人與家庭層次上，對抗神經衰弱成為當時「強國保種」的方法之一。[81] 然而，這些主流生物學論述中所包含神經精神病學知識，很大程度上對一般社會大眾是陌生的，這非常可能是因為神經精神醫學與此時快速發展的科學醫學相當成功的結合，使得前者的形貌變得模糊，難以辨識。相較之下，1920

學概念與範疇——例如歇斯底里——被中國社會菁英以相當具創造力的方式挪用。Baum, *Spit, Chains, and Hospital Beds.*

81 Liping Bu, "Social Darwinism, Public Health, and Modernization in China, 1895-1925"; Bridie Andrews, "In Republican China, Public Health by Whom, for Whom?"

年代以來中國心理衛生運動的興起，使得當時的社會改造運動、社會動力精神醫學和大眾心理學得以緊密結合。20世紀前半葉的社會改造運動的重點在批判中國傳統的價值觀，而此一發展為社會動力論學者提供極佳的機會，將神經衰弱解釋為個人與社會環境間適應不良的結果。動力論的專家將神經衰弱轉變成心理生理及社會層次的問題，在減輕個人責任、淡化疾病的污名之餘，多少也讓中國社會更容易接受此一疾病。將社會心理思維跟當地知識暨社會運動兩相結合的同時，這些專家們也將自己形塑為社會工程（social engineering）的權威。

　　最後，既然此時的中國社會擁有多種處置神經衰弱的技術，乃至發展出關於此一疾病的不同體驗，我們或許可以說，民國時期不僅出現了「一種」神經衰弱文化，而是同時並存一種以上的神經衰弱文化。在不同治療體系並置的環境中，社會動力論者與志趣相投的社會菁英雖然位處邊陲，但有別於當時主要以身體經驗社會劇烈變動的作法，他們提供了另類體驗「現代性」的方式。本文強調，民國時期的神經衰弱史也應放在兩個脈絡下理解，一是科學國際主義之理想，一是深植於在地情境下精神學科的發展。

徵引書目

Andrews, Bridie. "In Republican China, Public Health by Whom, for Whom?" In *Science, Public Health and the State in Modern Asia*, edited by Liping Bu, Darwin H. Stapleton, and Ka-che Yip, 177-194. London: Routledge, 2012.

Baum, Emily Lauren. "Spit, Chains, and Hospital Beds: A History of Madness in Republican Beijing, 1912-1938." PhD diss., San Diego: University of California, 2013.

Blowers, Geoffrey. "Bingham Dai, Adolf Storfer, and the Tentative Beginnings of Psychoanalytic Culture in China, 1935-1941." *Psychoanalysis and History* 6:1(2004): 93-105.

Blowers, Geoffrey, and Shelley Xuelai Wang. "Gone with the West Wind: The Emergence and Disappearance of Psychotherapeutic Culture in China, 1936-68." In *Psychiatry and Chinese History*, edited by Howard Chiang, 143-160. London: Pickering & Chatto, 2014.

Bowman, Karl M. "Psychiatry in China." *American Journal of Psychiatry* 105(1948): 70-71.

Bu, Liping "Social Darwinism, Public Health, and Modernization in China, 1895-1925." In *Uneasy Encounters: The Politics of Medicine and Health in China 1900-1937*, edited by Iris Borowy, 93-124. Frankfurt am Main: Peter Lang, 2009.

Chen, C. C. *Medicine in Rural China: A Personal Account*. Berkeley: University of California Press, 1989.

Chiang, Howard, ed. *Psychiatry and Chinese History*. London: Pickering & Chatto, 2014.

Cochran, Sherman. *Chinese Medicine Men: Consumer Culture in China and Southeast Asia*. M.A.: Harvard University Press, 2006.

Coriat, Isador H. 劉鳳生譯，〈心疾療治法問答〉，《婦女雜誌》，4:9（上海，1915），頁1-4。

Dikötter, Frank. *Sex, Culture and Modernity in China: Medical Science and the Construction of Sexual Identities in the Early Republican Period.* Honolulu: University of Hawaii Press, 1995.

Ebrahimnejad, Hormoz eds. *The Development of Modern Medicine in Non-Western Countries.* London: Routledge, 2009.

Ernst, Waltraud and Thomas Mueller, eds. *Transnational Psychiatries: Social and Cultural Histories of Psychiatry in Comparative Perspective.* Newcastle upon Tyne: Cambridge Scholars, 2010.

Foucault, Michel. *The Archaeology of Knowledge and the Discourse on Language.* Translated by A. M. Sheridan Smith. New York: Pantheon Books, 1972.

Frühstück, Sabine. "Male Anxieties: Nerve Force, Nation, and the Power of Sexual Knowledge." *Journal of Royal Asiatic Society* 15:1（2005）: 71-88.

Gijswijt-Hofstra, Marijke and Roy Porter, eds. *Cultures of Neurasthenia from Beard to the First World War.* Amsterdam: Rodopi, 2001.

Goldscheider, Alfred.〈神經衰弱及其治法〉,《同濟雜誌》,4（1922）,頁18-23。

Goldscheider, Alfred.〈神經衰弱及其治法〉,《同濟雜誌》,5（1922）,頁8-14。

Goldscheider, Alfred.〈神經衰弱及其治法〉,《同濟雜誌》,6（1922）,頁5-12。

Goldscheider, Alfred.〈神經衰弱及其治法〉,《同濟雜誌》,7（1922）,頁8-23。

Hashimoto, Akira. "A 'German World' Shared among Doctors: A History of the Relationship between Japanese and German Psychiatry before World War I." *History of Psychiatry* 24:2 (2013): 180-195.

Hauptmann, Alfred. 王耘蓬譯,《神經衰弱及希斯台力》（*Neurasthenische und Hysterische Äußerungen und Konstitutionen*）,青島：青島市台西區衛生所,1948。

Hill, Christopher. "Exhausted by Their Battles with the World: Neurasthenia and

Civilization Critique in Early Twentieth-Century Japan." In *Perversion and Modern Japan: Psychoanalysis, Literature, Culture*, edited by Nina Cornyetz and J. Keith Vincent, 242-260. London: Routledge, 2011.

Kitanaka, Junko. *Depression in Japan: Psychiatric Cures for a Society in Distress*. Princeton: Princeton University Press, 2001.

Kitanishi, Kenji, and Kyoichi Kondo. "The Rise and Fall of Neurasthenia in Japanese Psychiatry." *Transcultural Psychiatry* 31:2(1994): 137-152.

Kleinman, Arthur. *Social Origins of Distress and Disease: Depression, Neurasthenia, and Pain in Modern Chin*. New Haven: Yale University Press, 1986.

Laqueur, Thomas. *Solitary Sex: A Cultural History of Masturbation*. New York: Zone Books, 2003.

Lei, Sean Hsiang-Lin. *Neither Donkey nor Horse: Medicine in the Struggle over China's Modernity*. Chicago: University of Chicago Press, 2014.

Leys, Ruth. "Adolf Meyer: A Biographical Note." In *The Correspondence between Adolf Meyer and Edward Bradford Titchener*, edited by Ruth Leys and Rand B. Evans. Baltimore: The Johns Hopkins University Press, 1990.

Leys, Ruth. "Types of One: Adolf Meyer's Life Chart and the Representation of Individuality." *Representations* 34(1991): 1-28.

Lin, Tsung-Yi. "Neurasthenia Revisited: Its Place in Modern Psychiatry." *Culture, Medicine and Psychiatry* 13(1989): 105-129.

Liu, Shixie. "Neurasthenia in China: Modern and Traditional Criteria for Its Diagnosis." *Culture, Medicine and Psychiatry* 13(1989): 163-86.

Lyman, Richard S. "Psychiatry in China." *Archives of Neurology and Psychiatry* 37:4(1937): 764-771.

Pearson, Veronica. "The Development of Modern Psychiatric Services in China 1891-1949." *History of Psychiatry* 2(1991): 133-147.

Pearson, Veronica. "The Development of Psychiatric Services in China: Christianity, Communism, and Community." In *Medical Transitions in Twentieth-Century China*, edited by Bridie Andrews and Mary Brown

Bullock, 146-70. Bloomington: Indiana University Press, 2014.

Peng, Hsiao-Yen. "A Traveling Disease: The 'Malady of the Heart,' Scientific Jargon, and the Neo-Sensation." In *China and Its Others: Knowledge Transfer through Translation, 1829-2010*, edited by James St. André and Hsiao-Yen Peng. Amsterdam: Rodopi, 2011.

Pols, Hans. "'Beyond the Clinical Frontiers:' The American Mental Hygiene Movement, 1910-1945." In *International Relations in Psychiatry: Britain, Germany, and the United States to World War II*, edited by Volker Roelcke, Paul J. Weindling and Louise Westwood. Rochester: University of Rochester Press, 2010.

Roelcke, Volker. "Electrified Nerves, Degenerated Bodies: Medical Discourses on Neurasthenia in Germany, Circa 1880-1914." In *Cultures of Neurasthenia from Beard to the First World War*, edited by Marijke Gijswijt-Hofstra and Roy Porter. Amsterdam: Rodopi, 2001.

Roelcke, Volker. "Continuities or Ruptures? Concepts, Institutions and Contexts of Twentieth-Century German Psychiatry and Mental Health Care." In *Psychiatric Cultures Compared: Psychiatry and Mental Health Care in the Twentieth Century: Comparisons and Approaches*, edited by Marijke Gijswijt-Hofstra et al. Amsterdam: Amsterdam University Press, 2005.

Roelcke, Volker, Paul J. Weindling, and Louise Westwood eds. *International Relations in Psychiatry: Britain, Germany, and the United States to World War II*. Rochester: University of Rochester Press, 2010.

Rose, Anne C. "Racial Experiments in Psychiatry's Provinces: Richard S Lyman and His Colleagues in China and the American South, 1932-51." *History of Psychiatry* 23(2012): 419-436.

Rose, Nikolas. *Inventing Our Selves: Psychology, Power, and Personhood*. Cambridge: Cambridge University Press, 1998.

Scull, Andrew, and Jay Schulkin. "Psychobiology, Psychiatry and Psychoanalysis: The Intersecting Career of Adolf Meyer, Phyllis Greenacre, and Curt Richter." *Medical History* 53:1(2009): 5-36.

Shapiro, Hugh. "The Puzzle of Spermatorrhea in Republican China." *Positions* 6:3(1998): 550-596.

Shapiro, Hugh. "How Different Are Western and Chinese Medicine? The Case of Nerves." In *Medicine across Culture: History and Practice of Medicine in Non-Western Culture*, edited by Helaine Selin. Dordrecht: Springer, 2003.

Shapiro, Hugh. "Neurasthenia (shenjing shuairuo) in China." In *Chinese Medicine and Healing: An Illustrated History*, edited by T. J. Hinrichs and Linda L. Barnes, 227-29. Cambridge, MA: Harvard University Press, 2013.

Shapiro, Hugh. "Operatic Escapes: Performing Madness in Neuropsychiatric Beijing." In *Science and Technology in Modern China, 1880s-1940s*, edited by Jing Tsu and Benjamin A. Elman. Leiden: Brill, 2014.

Shorter, Edward. *From Paralysis to Fatigue: A History of Psychosomatic Illness in the Modern Era*. New York: The Free Press, 1993.

Sivin, Nathan. *Traditional Medicine in Contemporary China*. Ann Arbor: University of Michigan, 1987.

Weber, L. W. ,〈神經病診斷學之進步〉,《學海》, 1:1(1908): 127-138。

Weiss, Sheila Faith. *Race Hygiene and National Efficiency: The Eugenics of Whilhem Schallmayer*. Berkeley: University of California Press, 1987.

Wu, C. C. "Psychoneurosis in General Practice." *Chinese Medical Journal* 50(1936): 1735-1750.

Wu, Yu-Chuan. "A Disorder of Ki: Alternative Treatments for Neurasthenia in Japan, 1890-1945." PhD diss., University College London, 2011.

丁仲英,〈青年之神經衰弱〉,《康健週刊》, 28:1(1933)。

丁瓚,〈什麼是「神經衰弱」〉,《時兆月報》, 1:9(1943),頁 11-12, 21-22。

丁瓚,〈青年期與神經衰弱〉,《青年與科學》, 1:3(1944a),頁 176-180。

丁瓚,《心理衛生論叢》,上海:商務印書館, 1944b。

三浦謹之助,汪于岡譯,〈神經衰弱及其隣域〉,《醫藥評論》, 25(1930),頁 36-40。

井上正賀,盧壽錢譯,《神經衰弱療養法》,上海:中華書局, 1917。

王文基，〈「當下為人之大任」：戴秉衡的俗人精神分析〉，《新史學》，
　　17:1(2006)，頁91-142。

王文基，〈「心理的下層工作」：西風與1930-1940年代大眾心理衛生論
　　述〉，《科技、醫療與社會》，13:15(2011)，頁88。

王文基，〈知行未必合一：顧頡剛與神經衰弱的自我管理〉，收於祝平一主
　　編，《衛生與醫療》，臺北：中央研究院，2013，頁65-99。

古屋鐵石，鮑芳洲譯，《讀習自在自我催眠》，上海：中國精神研究會，
　　1911。

皮國立，〈從「補腎」到「賀爾蒙」療法：民國時期的抗病策略與日常生
　　活史初探〉（未刊書稿，2011）。

朱內光，〈神經衰弱症〉，《醫學與藥學》，1:8(1933)，頁7-9。

竹光，〈夢遺—神經衰弱—失眠〉，《健力美》，3:5(1943)，頁32-33。

式甫，〈神經衰弱論〉，《健康生活》，3:3(1935)，頁123-127。

江恆源等，〈敬告全國青年：發見多數青年患神經衰弱病認此為莫大隱
　　憂〉，《救國通訊》，39(1933)，頁700-702。

吳太巖，〈心身修養之日本岡田氏靜坐法〉，《東方雜誌》，9:7(1913)，頁
　　1-4。

糸左近，《無藥療病法》，華文祺譯，上海：文明書局，1909。

沈仲圭，〈神經衰弱療養法讀後〉，《衛生報》，32(1928)，頁250。

沈仲圭，〈神經衰弱淺談〉，《衛生報》，75(1929)，頁7-8。

伯藏，〈神經衰弱的測驗與治療法〉，《健力美》，3:6(1947)，頁11-12。

杉田直樹，〈體質及氣質就中神經衰弱症之體質的療法〉，《同仁會醫學雜
　　誌》，1:4(1928)，頁24-28。

杉田直樹，〈神經衰弱症之治療法〉，《同仁醫學》，4:6(1931)，頁36-41。

杉田直樹，〈神經衰弱症（臨床的解說）〉，《同仁醫學》，8:9(1931)，頁
　　51-56。

杉田直樹、植松七九郎、齋藤玉男，《腦筋之健全法》，牟鴻彝譯，上海：
　　康健書局，1940。

不著撰人，〈婦女的神經衰弱：常態的性生活裡沒有神經病〉，《都會》，
　　30(1940)，頁472。

宋名通，〈神經衰弱症古屋鐵石同濟醫學季刊〉，6:1（1936），頁87-94。

岡本重慶、宇佐晉一，〈森田療法在中國的首次傳播〉，《上海精神醫學》，16:6（2004），頁369-370。

原一雄，〈關於神經衰弱及神經質〉，《同仁醫學》，6:9（1933），頁11-16。

郭人驥，〈神經衰弱與神經衰弱類似症〉，《康健雜誌》，4:9（1936），頁9-13。

徐世鈞，〈肝火肝陽肝風辨〉，《國醫砥柱月刊》，3:4（1943），頁10-11。

陳存仁，〈神經衰弱〉，《康健週刊》，28（1933），頁1。

高良武久，〈神經衰弱之真相及病人指導法（二）〉，《新醫藥觀》，12:5（1941a），頁1-4。

高良武久，〈神經衰弱之真相及病人指導法（三）〉，《新醫藥觀》，12:6（1941b），頁1-4。

陸淵雷，《金匱要略今釋》，北京：人民衛生出版社，1956[1934]，頁198。

桂質良，《現代精神病學》，北平：新月書局，1932。.

桂質良，《女人之一生》，南京：正中書局，1937。

夏鎮夷，〈談神經衰弱〉，《中華健康雜誌》，3:6（1941），頁18-20。

夏鎮夷，〈告神經衰弱者〉，《申報》，1946年12月20日，頁10。

張仲民，〈補腦的政治學：「艾羅補腦汁」與晚清消費文化的建構〉，《學術月刊》，43:9（2011），頁145-154。

張哲嘉，〈婦女雜誌中的醫事衛生顧問〉，《近代中國婦女史研究》，12（2004），頁145-168。

張寧，〈腦為一身之主：從「艾羅補腦汁」看近代中國身體觀的變化〉，《中央研究院近代史研究所集刊》，74:1（2011），頁1-40。

超人，〈都市青年流行病之三：神經衰弱〉，《健力美》，2:1（1942），頁7-8。

程玉麔，〈神經衰弱〉，《教育心理研究》，1:2（1940），頁8-13。

程玉麔，〈「手淫」與「神經衰弱」〉，《醫潮月刊》，1:4（1947），頁23-25。

程玉麔，〈培植精神病學人才之建議〉，《醫潮月刊》，2:3-4（1948），頁2-3。

程玉麐、黃嘉音，〈精神病防治方案〉，《中華醫學雜誌》，6(1949)，頁 3-7。

黃克武，〈從申報醫藥廣告看民初上海的醫療文化與社會生活〉，《中央研究院近代史研究所集刊》，17:2(1988)，頁 141-194。

粟宗華，〈談神經衰弱〉，《西風》，64(1942)，頁 343-354。

粟宗華，〈序二〉，載於羅鋒，《瘋狂八月記》，上海：雜誌社，1944，頁 1-2。

舒新城，《我是怎樣恢復健康的》，上海：中華書局，1947。

舒新城，〈精神病與環境及個人體質的關係〉，《新中華》，6:4(1948a)，頁 45-48, 54。

舒新城，〈遺精與身心健康問題〉，《新中華》，6:16(1948b)，頁 42-43。

舒新城，〈膽怯與習慣〉，《新中華》，6:17(1948c)，頁 42-43。

舒新城，〈性神經衰弱問題〉，《新中華》，6:18(1948d)，頁 42-43。

舒新城，〈精神病與情緒控制問題〉，《新中華》，12:8(1949)，頁 36-38。

黃筱荃，〈中醫對神經衰弱的認識與處理〉，《中醫雜誌》，3(1955)，頁 9-12。

黃嘉音，〈一個小悲劇在扮演了〉，《西風》，89(1946)，頁 503-506。

馮鴻，〈下意識與精神病〉，《新中華》，6:8，頁 39-41。

馮鴻，《精神病與心理衛生》，上海：中華書局，1949。

楊志一，《神經衰弱淺說》，上海：上海國醫出版社，1933。

楊瑞松，〈想像民族恥辱：近代中國思想文化史上的「東亞病夫」〉，《國立政治大學歷史學報》，23(2005)，頁 1-44。

楊群倫，〈精神病與神經病講座〉，《華北醫藥月報》，3:10(1944)，頁 11-12。

劉雄，《腦神經病》，上海：商務印書館，1940。

蔣智由，〈精神修養論〉，《新民叢刊》，4:16(1906)，頁 1-25。

顏守民，〈神經衰弱〉，《醫事月刊》，8(1924)，頁 1-4。

消失的憤怒

日治晚期藤澤茽的原住民心理學實驗[*]

巫毓荃（Yu-Chuan Wu）著

---

[*] 本文由作者修改自巫毓荃，〈消失的憤怒——日治晚期藤澤茽的原住民心理學實驗〉，《新史學》，18:2（臺北，2007），頁103-155。

1935-1938年，臺北帝國大學心理學教室助手藤澤茽以臺灣原住民為對象，進行一個社會心理學實驗。該項實驗設計以原住民的「憤怒」為研究對象，但無法獲得預期的結果，藤澤轉而從原住民「行動特性」與「文化民族性格」等角度，詮釋實驗所得的資料，並發表一系列論文。藤澤茽針對原住民情緒與社會行動的研究，一方面反映殖民者對於原住民的偏見；另一方面，在實驗過程中，實驗者與被實驗者之間的互動，以及他們所顯露的情緒，為我們理解殖民關係與殖民科學提供很好的素材。本文將這個實驗置於殖民脈絡中檢視，從歷史學的角度，探討此實驗的假設、設計、執行以及實驗者的詮釋。

一、臺北帝國大學心理學教室與民族心理學研究

檢視這些史料之前，先對藤澤茽所屬的臺北帝國大學心理學教室，作一些背景說明。藤澤茽對於原住民心理的興趣，並不是當時教室成員的特例。事實上，在心理學講座可考的學術活動中，臺灣原住民一直是最主要的研究對象。

心理學教室為帝大文政學部最早成立的七個講座之一。1928年成立時，教室成員為教授飯沼龍遠、助教授力丸慈圓與助手藤澤茽（1929年來臺）。1941年飯沼退休，力丸升任教授，藤澤升任助教授，並未再有新血加入。[1]教室成員所發表的學術論文，幾

---

1 邱景墩，〈文政學部──哲學科簡介〉。另可參見莊仲仁，〈臺大心理學系史──創系前的「臺北帝國大學心理學講座」階段（1928-1944年）〉。

乎都是以原住民心理為主題；[2] 他們在各種不同場域發表的演講與雜文，也有相當比率在討論原住民心理問題。例如，在臺北帝大的研究年報中，飯沼等三人曾發表一系列原住民心理學測驗與實驗的結果。此外，飯沼曾受邀請於理番幹部講習會上講授原住民的心理特徵。在心理學廣泛的領域中，這些心理學者為何捨棄一般行政區輕易就可找到的受試者，遠赴番地一族一族地進行實驗呢？對此，我們可以從兩個因素來解釋。

　　首先，就學科的理論脈絡而言，臺灣原住民是民族心理學極佳的研究對象。當時所謂的民族心理學，是由威廉‧馮特（Wilhelm Wundt）所提出的一種研究取徑。在馮特的心理學體系中，民族心理學與動物心理學、兒童心理學同屬「發展心理學」。相對於個人心理學以文明成人心理為對象，民族心理學針對未開化民族的研究，是以前者為參考點，透過二者間的比較勾勒人類心理發展的軌跡。[3] 因此，民族心理學的究極目標，是理解文明成人心理的發展過程，而非未開化民族的特殊性；關於未開

2　殖民時期心理學講座成員發表學術論文的場域，主要是《臺北帝國大學研究年報──哲學科》，還有藤澤茽曾發表一篇論文於日本《心理學研究》期刊。所有論文主題幾乎都是原住民心理研究。

3　Wilhelm Wundt, translated by Edward Leroy Schaub, *Elements of Folk Psychology: Outlines of a Psychological History of the Development of Mankind.* 此處的 folk psychology 為德文 Völkerpsychologie 的英譯，也有人譯為 ethnopsychology，但 folk psychology 與 ethnopsychology 二者後來各有不同的發展，以致意義並不相同，也與馮特的 Völkerpsychologie 有所差異。另可參見桑田芳藏，〈ウントの民族心理學と近時の心理學思想〉，頁1051-1059；城戶幡太郎，〈聯想及び想像の民族的研究──主として卜筮發達の方面より觀たる考察〉，頁150-172；城戶幡太郎，〈心理學に於ける民族的研究の方法に就いて──聯想及び想像の民族的研究，その二〉，頁501-523。

化民族的心理特性，其則是從人類心理發展的角度，依其與發展頂峰亦即文明成人心理的落差，決定其所屬的發展階段。

從民族心理學角度，飯沼曾在理番幹部講習會中，引用數種心理發展理論，界定臺灣原住民的發展位階。

例如，在馮特以社會組成的差異所區分的：

（1）原始人時代

（2）圖騰時代

（3）神及英雄時代

（4）人的時代

四個發展階段中，飯沼認為臺灣原住民大部分處於以氏族為社會組成的最大單位，以靈魂信仰、禁忌與卜筮為行動指導原則的圖騰時代；少部分則進入初具國家雛形，並逐漸發展出個人、階級與社會分工等意識之神與英雄時代。[4]他還引用另一發展理論，其以生物重演律（recapitulation law）[5]為基礎，將人類心理發展分為六個階段，包括：

（1）下等哺乳類時代（一個月大嬰兒）

（2）高等哺乳類時代（半歲大幼兒）

（3）原始人時代（一歲大幼兒）

---

4 飯沼龍遠，〈蕃人の精神生活の特徵（二）〉，頁3-4。

5 德國胚胎學家海克爾（E. Haeckel, 1834-1919）所提出的生物重演律（Recapitulation Law），認為個體胚胎發育過程是其種系長期進化過程的縮影，例如所有的脊椎動物（包括人類）在其早期胚胎的發育階段都出現尾巴和鰓囊。在發展心理學中，這個假說被擴大為不但個體胚胎發育過程在某個程度上是種系進化過程的簡單重演，而且人類個體的學習與創造過程在某個程度上也是人類整體知識和文化進化過程的簡單重演，且兩者（生物的重演和人類知識與文化的重演）間具有平行同構的關係。

（4）自然人時代（五歲大兒童）

（5）原始文化時代（小學校兒童）

（6）文明人時代（中學時代青年）

其中，飯沼認為臺灣原住民處於開始具有文化與現實生活意識，並稍能克制衝動以完成被強制義務的原始文化時代。[6] 至於就認知能力而言，他則認為在：

（1）原始期——混沌狀態

（2）形態期——能在混沌背景中，綜合地把握目的觀念

（3）分化期——能夠對於綜合目的觀念進行局部的分析理解

三個發展階段中，原住民的認知能力處於原始期與形態期之間。[7]

如此不厭其煩地定位臺灣原住民的發展階段，除了這是民族心理學的一貫取向外，鑑於飯沼發表演講的場合（理番幹部講習會），我們還必須考慮這些論述在殖民統治上的功能。這是可能促使心理學者熱中原住民心理研究的第二個因素：理番的需求。

即使在較早的殖民時期，日本殖民政府也從未忽視「番情」理解對於理番的重要性。包括「番情」蒐集機制的建立、對於所謂「番通」的倚重、伊能嘉矩等人類學家的調查研究，以及陸續成立的「番情研究會」、「舊慣調查會」與「番族調查會」等調查機關，都是知識／權力機制的展現。[8] 其目的則是「樹立以對於番人種族、社會組織、慣習、性能、生活狀態、親族關係、宗教

6　飯沼龍遠，〈蕃人の心理（中）〉，頁2-3。

7　飯沼龍遠，〈蕃人の心理（中）〉，頁3。

8　參見陳偉智，〈殖民主義、「蕃情」知識與人類學——日治初期臺灣原住民研究的展開1895-1900〉，頁41-57。

等之正確理解為基礎的理番方針。」[9] 1930年霧社事件發生後，殖民政府除了認為這是部分理番警察素質不良所激起的反抗，也認為「番情」機制的失靈，才是事件的根本原因。因此，在1931年公布的「理番政策大綱」第二項中，再次重申「理番應該以對番人的正確理解，並以番人實際生活為基礎，樹立其方策。」[10]

應該就是在這樣的背景下，飯沼成為理番幹部講習會的講師。心理學者的原住民研究，除了回答自己學術領域的問題外，同時也為原住民治理提供理解其深層心理的知識。因此，其研究旨趣不只是學術的，同時還帶有政治性。藤澤茽的原住民憤怒研究亦是如此。

二、原住民的「憤怒」

簡單地說，藤澤茽的實驗，是以原住民具有「孩童似的感情中心」心理特質為假設。所謂「孩童似的感情中心」特質，乃是指原住民與小孩一樣，不但感情強烈豐富，而且缺少成熟理智與意志的制約，以致其行動被感情主宰。此假設不但以民族心理學及發展心理學理論為依據，它也是多數殖民者對於原住民心性的看法。

山路勝彥指出日本帝國所建構的臺灣原住民意象，主要是一

9　參見「理番政策大綱」第二項大綱。其中提到基於對番人的理解樹立理番方策，向來都是當然必須要做的事，早期也有良好的實行與結果。全文文獻可參考：鈴木作太郎，《臺灣蕃族研究》，頁495-505。

10　鈴木作太郎，《臺灣蕃族研究》，頁495-505。

種「兒童」或「嬰兒」的意象。11臺灣原住民一方面被視為
「小」、「弱」、「愚」的孩童，需要保護與教育；另一方面，他們
則被浪漫地描述為具有「純真」、「素樸」、「無垢」、「可愛」等
特質，而不像文明人一般機巧詭詐。12例如，在伊能嘉矩的進化
論人類學中，曾有「〔臺灣番族〕身體雖有成長，但思想方面與
嬰兒無異」13的論述；而在理番政策上，雖曾有「嬰兒或禽獸」、
「可教化或不可教化」的爭論，但是臺灣原住民主要仍被視為這
個家父長制帝國的嬰幼兒成員，而以同化為終極目標。至於所謂
「感情中心」的特質，也是殖民者對於臺灣原住民心性的一貫看
法。例如在《臺灣番族慣習研究》第一卷〈性情〉一節中，就提
到原住民的性情「感情強烈，容易激動，感情變化快，缺乏忍耐
自制的能力，喜怒哀樂形於外。」14

　　換言之，藤澤茽的實驗，不但在驗證民族心理學理論，同時
也在驗證殖民者對於原住民的普遍印象。然而，在喜、怒、哀、
樂各種情緒中，他為何選擇「憤怒」作為研究對象呢？

　　飯沼曾在講演中指出，理番所遇到的最大困難，並不是原住
民智能的低下，而是其情緒的疏通治理。殖民者認為原住民的行
動受情感宰制，而其中特別值得憂心的情緒，無疑就是他們容易

11 山路勝彥，《臺湾の植民地統治──〈無主の野 人〉という言說の展開》，頁
　 83。
12 山路勝彥，《臺湾の植民地統治──〈無主の野 人〉という言說の展開》，頁
　 94-107。
13 伊能嘉矩，〈臺湾に於ける土着の分類及び其の現在通有する開花発生の
　 度〉，頁12。
14 臨時臺灣舊慣調查會編，《臺灣番族慣習研究──第一卷》，頁76。

爆發的憤怒。不難想像，殖民者對於原住民憤怒的關注與戒懼，
在霧社事件後達到一個高點。在霧社事件後所頒布的「理番政策
大綱」中，殖民政府所強調的「原住民理解的重要性」、「理番
者的信用」，以及「理番警察必須具有沉著厚重等精神特質的
『人物中心主義』」等原則，都可說是為了避免激起他們眼中
「易發怒的」原住民的憤怒，以達到疏通其情緒、推動理番事業
的目的。

　　在這樣的脈絡中，原住民憤怒成為藤澤茚的實驗對象。他提
到自己進行實驗的目的，在於「與其以理番行政的日常番界事物
為基礎，採用自然方式的觀察法，不如用實驗的方法，一面促成
其現象的發展，一面進行觀察，來得比較有利。」[15]換言之，他意
圖在實驗情境中再現並剖析「憤怒」的原住民。

三、「憤怒」的實驗

　　藤澤茚選擇用來研究原住民憤怒的實驗，是德國心理學家丹
波（Tamara Dembo）所設計的「取花實驗」。[16]實驗方法如下：在
實驗房間的地板上放置一個正方形木框。在距離木框一側120公
分的地方，放置一個檯子，檯上豎置一個花瓶，其上插了一朵花
（目標花）。在木框的一角外，放置著實驗者的桌椅，使實驗者
可以從被實驗者右方觀察、記錄其動作（在原住民實驗中，還有

15　藤澤茚，〈高砂族の行動特性（その一）——パイワンとルカイ〉，頁313。
　　本文中文譯文，乃是參考中研院民族所余萬居先生未出版的譯文手稿加以潤
　　飾而成，以下亦同。感謝余萬居先生以及陳傳興老師提供的資訊。

16　Tamara Dembo, "The Dynamics of Anger."

一位翻譯坐在一旁的椅子上）。框內一角放置一把椅子。此外，
在與目標花相反方向的框外，也放置一個檯子，其上同樣放置一
個插著花的花瓶，此花從框內伸手可及（見圖1）。[17]

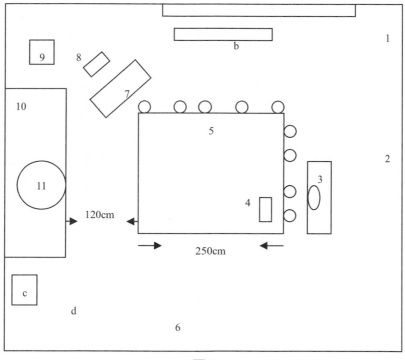

圖1

a.黑板　b.課桌（測驗者作準備的工作檯）

c.風琴　d.黑板（以上並非測驗所需之素材）

1.門　2.窗　3.花（替代目標）　4.椅子　5.竹框　6.鄰室　7.花（替代目標）

8.測驗者　9.翻譯　10.講檯　11.花（目標花）

---

17 藤澤茽，〈高砂族の行動特性（その一）──パイワンとルカイ〉，頁325。

　　實驗開始時，實驗者請被實驗者進入木框內，對其發出指令：「請你用手拿取那一朵花（目標花），但是不可把腳跨出框外。」要完成這個任務，可以有兩種解法，[18]其一是把一手撐在地板上，伏地以另一隻手取得目標花；其二則是把椅子搬到目標花方向，以手或膝蓋撐在椅子上，伸手取得目標花。每當被實驗者以某種方式完成任務，實驗者即給下一個指令：「還有別的方法，請你再用另一種方法取花。」若是被實驗者想出第二種方法，則再請他找另一種方法（事實上已無其他方法）。

　　實驗時間沒有限制，也不對此作任何說明。實驗過程中，除了上述指令外，實驗者不給被實驗者任何關於解法的暗示，但是會針對被實驗者的行動，不帶感情地重述指令或評論。例如，當被實驗者把腳跨出框外，實驗者會重述第一個指令，或直接告知：「這是不行的！」當被實驗者想放棄時，實驗者則回應：「還有其他方法！請你仔細想。」「不可能沒有了！」等等。若是被實驗者放棄嘗試，在框內動也不動，實驗者則提醒：「好，那另一種解法呢？再試一試吧！」

　　丹波設計這個實驗，是想建立憤怒的社會心理動力學模型。追隨其老師社會心理學大師庫爾特・勒溫（Kurt Lewin），丹波從拓樸學（topology）與動力學（dynamics）兩個層面剖析人類情感。勒溫的心理拓樸學，強調人類心理並不是一個孤立的存在，而是與周圍環境構成一個心理場（field），其中有各個方向

---

18 丹波在其文章中只提到了兩種可能的解法。但是在原住民的實驗中，藤澤茽描述了四種解法。其一是用竹子把花撥落後再取之（有一面的竹子是用兩根竹子相接而成），另一個解法則是在框內全力跳起把花撥落，但不使兩腳踏出框外（這種解法有些危險，往往摔在地上，或是頭撞到樵子）。

的心理力量（force）交互作用。這樣的心理場，勒溫稱為生活空間（life space）。至於其心理動力學，則是把人類心理視為一個張力系統（tension system），每當心理有一種欲望（desire）產生時，就會造成系統張力上升，促使其採取可以滿足此欲望的行動以降低張力；若是欲望受到挫折（frustration），心理系統就會因張力過大而處於不穩定的狀態。[19]

　　依據這些理論，丹波對實驗情境的分析如下：對於被實驗者而言，目標花（goal）是其欲望達到的對象。但是在無法找到新解法的情況下，被實驗者與目標之間，會豎立起一道障壁（barrier），被實驗者的心理張力由於欲望無法滿足開始變大。此時，若是在一般生活情境中，被實驗者可以放棄目標，離開這個生活空間。然而在實驗中，由於被實驗者都是丹波心理學研究所的同儕，有必須把這個實驗完成的義務（commitment），使他們無法逕自離開。因此，他們所處的木框，形成了一道外在障壁（outer barrier）。於是，被實驗者就這樣陷在這個心理場中，既無法達成目的也無其他出路（見圖2），[20]其心理張力，由於持續挫折而不斷累積。最終，極端強烈的情緒破壞被實驗者心理分化的界限，其心理回到一種未分化前的原始狀態，一種類似孩童心理的狀態，情緒決定所有的行動。[21]此時，被實驗者出現強烈的憤怒爆發，有人對著實驗者大聲咆哮，有人氣沖沖地離開，也有人破壞實驗器材，以發洩憤怒。丹波認為這即是憤怒爆發的基本

19　參見Joseph de Rivera, "Introduction;" 申荷永，《充滿張力的生活空間——勒溫的動力心理學》，頁49-83。

20　Dembo, "The Dynamics of Anger," 340.

21　Dembo, "The Dynamics of Anger," 410.

模型，一種類似孩童由情緒宰制一切的心理狀態，而心理分化未完成的孩童也因此相較於成人，更容易出現憤怒發作。[22]

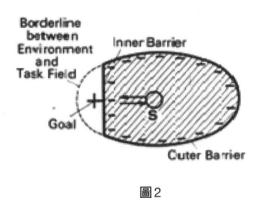

圖2

四、消失的「憤怒」

　　同一實驗若以原住民為被實驗者，會有什麼結果呢？無論是「缺乏忍耐自治能力，喜怒哀樂形於外」，或是「孩童似」、「感情中心」的心理特質，殖民者所描述的原住民心理，其實就類似文明人在張力下崩解退回的孩童心理狀態。因此，若讓原住民處於相同的挫折情境中，理應更容易被激起憤怒的爆發。這也正是藤澤茆的假設。[23]

　　其實，整個實驗情境與當時原住民的現實生活，有一些類似之處。首先，相對於丹波實驗中，由「科學社群義務」所樹立的

22　Dembo, "The Dynamics of Anger," 413-416.

23　藤澤茆，〈未開民族の叱責〉，頁161。

那道無形外部障壁，在原住民的現實生活中，無論是被隘勇線包圍的番社，或是被移住到平地而受駐在所嚴密監視的部落，都有一條由行政力設置的障壁，嚴格管制原住民生活的範圍與行動。其次，殖民教化事業所欲原住民發生的改變，包括風俗、語言、生產方式與國家認同的日本人化，恰似被實驗者在實驗中被要求完成的目標，而文化的巨大差異，使此目標也像是個不可能的任務。最後也是最重要的一點，丹波實驗中最突出的一點，在於她把實驗者與被實驗者的關係納入觀察分析的範圍。[24] 被實驗者認為實驗者知道更多解法，這威脅到他們的自尊，並激起他們的對抗意識，而實驗者冷峻的回應與批評，更強化了此一感受。這使得被實驗者將其憤怒指向實驗者，而把整個實驗視為他們與實驗者之間的鬥爭。同樣地，在殖民歷史中，原住民與日本殖民者之間，也有著不曾間斷的對抗與鬥爭。換言之，藤澤茽在這個實驗中，正是以其作為實驗者又作為日本統治者的身分，試圖在這個狹小的實驗空間，再現原住民／被實驗者對於日本人／實驗者的強烈憤怒。他想藉由此模式解釋原住民對於日本統治者的憤怒，以證明其此憤怒源自原住民心理的幼稚、病態與不理性。

　　然而，憤怒卻在實驗中消失了。從泰雅族、賽夏族、排灣族

---

24 Kurt Danziger認為勒溫在柏林大學的團隊，是實驗心理學中「失落的大陸」（lost continent）。其所稱道的就是他們把實驗情境視為一種社會情境，實驗者與被實驗者的關係也如實地被視為一種社會關係，並成為人格研究中一個必要且最核心的研究對象。換言之，這也是一種「心理學實驗的社會心理學」（social psychology of psychological experiments）。Kurt Danziger, *Constructing the Subject: Historical Origins of Psychological Research*, 173-178.

到魯凱族，[25]藤澤茆花了數年時間，親履番地進行數百次實驗，卻從未發現任何一個因為挫折失去情緒自制能力，而在實驗中「憤怒發作」的原住民。他所看到的，只有固執地反覆嘗試同樣方法取花，既無法成功又不願放棄的泰雅族人；消極逃避的賽夏族人；一臉狐疑，站在框內動也不動的排灣族人；以及積極嘗試各種方法，努力不懈的魯凱族人。[26]從實驗結果來看，臺灣原住民不但不像藤澤所假設的那麼容易發怒，甚至比起丹波實驗中的受試者——那些站在所謂文明發展頂峰的心理學者——有著更好的情緒自制能力。

　　藤澤茆並未就此放棄自己對於原住民心理的預設。他質疑：「在實驗中找不到的憤怒，難道在日常生活中也找不到嗎？」[27]於是，他設計了一個問卷調查，希望從原住民父母斥責或體罰小孩的頻率與方式，找到原住民容易憤怒的證據。然而結果依然令他失望，原住民父母非但不比公學校或小學校學童的父母嚴厲，甚至還要溫和許多。對此，藤澤茆只好將其解釋為原始民族的「溺愛」。[28]

　　至於在取花實驗中所呈現的心理現象，他則是轉而從「境界現象」（boundary phenomenon）的角度來解釋。所謂「境界現象」是勒溫社會心理學理論中，用以描述從一個生活空間轉換到另一個生活空間時，在兩個生活空間交界所經歷的心理經驗。生

25　雖然藤澤茆提到他曾對六族進行過實驗，但在可查的文獻中，只有四族的報告。

26　藤澤茆，〈未開民族の叱責〉，頁161。

27　藤澤茆，〈未開民族の叱責〉，頁161。

28　藤澤茆，〈未開民族の叱責〉，頁161。

活空間轉換的門檻，就像此實驗中要取得目標花所必須克服的內部障壁。而實驗者的日本人身分，則使這個內部障壁，代表臺灣原住民在「進化」進入日本領域時，所遭遇的困難與挫折。換言之，藤澤認為他在實驗中所觀察到的，是原住民在進入「日本領域」的過程中，在「自己領域」與「日本領域」交界處所發生的心理「境界現象」。[29]

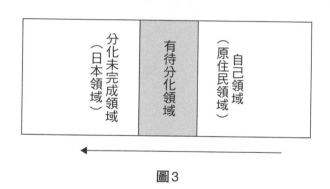

圖3

於是，藤澤荓以「努力度」與「分化度」來量化被實驗者的行動。所謂「努力度」，是指被實驗者在特定時間內採取行動嘗試達成任務的次數。所謂「分化度」，則是指在此時間內順利找出解法的次數。其中，泰雅族是屬於「努力度」高，但「分化度」低的族群，亦即他們在實驗中努力不懈地嘗試取花，卻無法找到解法；魯凱族中的某些部落則是「努力度」與「分化度」皆高；至於賽夏族與排灣族，則是呈現「努力度」與「分化度」皆

---

29 藤澤荓，〈高砂族の行動特性（その一）——パイワンとルカイ〉，頁311-312。圖3為筆者所畫。

低的消極態度。[30]

　　藤澤認為這些行動特性反映出各個種族的文化人格特徵。他指出賽夏族由於在與泰雅族的爭鬥中落居下風，因而使其種族人格呈現畏縮怯懦的特質。反映在實驗中，就是被實驗者不作任何嘗試就自認想不出任何方法，而急欲離開實驗情境。[31]至於排灣族，則是由於社會階層分明，對於有權勢者的尊敬與畏懼，使他們在面對障壁時，思考過多（think-too-much-of-the-barrier），而無法採取任何行動。[32]相對地，雖然泰雅族崇尚武勇、重視名譽的特質，使他們勇於嘗試而不輕言放棄，但是智能發展較落後的限制，使他們找不出解決方法。藤澤還援引了各族理番警察的經驗，以證明這些在實驗中所發現的種族文化人格特徵，正是同化政策執行過程中所遭遇的真實困境。[33]

　　一個意圖發現憤怒的實驗，最後再現的，變成是各族原住民朝向「進化」或「日本化」的努力態度與成果。藤澤茆所欲了解的，依然是理番教化的困難，只是對象從「憤怒」的原住民，轉而成為「消極懶散」、「缺乏熱情」的原住民。從這個實驗結果來看，我們可以肯定地作出藤澤茆未曾言明的結論：既然原住民

---

30 有關泰雅族與賽夏族的實驗結果，參見藤澤茆，〈アタヤル族とサイシヤット族とに於ける指導社會との間の社會的境界現象〉，頁55-72。有關排灣族與魯凱族的結果，參見藤澤茆，〈高砂族の行動特性（その一）──パイワンとルカイ〉，頁325-347；藤澤茆，〈臺湾高砂族の心理學的研究〉，頁25-27。

31 藤澤茆，〈アタヤル族とサイシヤット族とに於ける指導社會との間の社會的境界現象〉，頁55-57。

32 藤澤茆，〈臺湾高砂族の心理學的研究〉，頁21。

33 藤澤茆，〈高砂族を被驗者とする心理學實驗情況、タイヤルとサイシヤット族〉，頁10。

在如此令人挫折的處境下都未曾發怒，那就不存在所謂「衝動」、「易發怒」、「孩童似」、「感情中心」、「缺乏忍耐自制能力」的原住民。但是，即使不存在所謂「容易憤怒的」原住民，在實驗情境以及殖民歷史中，原住民的「憤怒」真的不存在嗎？

五、「憤怒」的回復

事實上，在藤澤的分析中，有一個失落的環節。正因失落了這個環節，使得藤澤即使可以超越實驗情境，而把取花任務詮釋為殖民統治驅使原住民發生的改變，並從原住民的表現，看出他們對於理番政策的態度與反應，但是他卻無法看出臺灣原住民在其消極或積極態度背後所隱藏的情感。這個失落的環節就是歷史中與實驗當下的殖民關係。作為一個殖民者，對於藤澤而言，相對於原住民「自己」的原始領域，「日本」領域是一個原住民理應無條件追求心理分化、進化的目標。無論是自然的進化或是文明的恩惠，日本帝國及其帶來的影響，都只被視為一個抽象的領域：一個進步與文明的象徵。

但是殖民關係的形成，卻是以帝國的軍事、政治力量為基礎。在真實的殖民歷史中，對於臺灣原住民而言，日本帝國與日本人，曾經是以軍事力量入侵其生活空間的交戰對象，他們曾以武力脅迫原住民改變既有的風俗、信仰與生活方式，迫使他們離開祖居地，而且此時正占據優勢的統治地位，嚴密地監控、指導原住民的言論與行動。因此，「日本」並不只是一個抽象領域，而是具體化身於每日影響原住民生活的理番官僚與理番政策中；它或許象徵著文明，但它同時也是「異族」與「統治者」。實驗

中的這條境界，不但是「文明」與「原始」的交界，同時也是「被統治者」與「統治者」、「自我」與「異族」的交界。或許，自我與民族的尊嚴、鬥爭、挫敗、憤怒等丹波所描述的現象，在這條境界上並不是未曾發生，只是在不平等的殖民權力關係中，它們披上了巧妙的偽裝。

不僅在殖民科學領域，在一般科學研究對於人類行為的觀察與分析中，以客觀凝視者自我標榜的科學觀察者，也經常忽略了自己與被觀察者的社會關係，對於實驗結果可能造成的影響。但就如Kurt Danziger所言，勒溫學派最突出的貢獻，就在於他們考慮到實驗者與被實驗者之間的社會關係，並將其納入分析。而以丹波實驗為範例的藤澤，難道不曾注意自己與被實驗者間不對等的權力關係嗎？這只是單純的忽略？或有其他更深沉的理由？同樣的情況還可在 Jock MuCulloch所描述的非洲心靈精神分析中看到。[34] 鼓勵被分析者說出所有意念，並且強調反思分析關係的精神分析，其實更有可能發現殖民關係的影響。但最終所有被殖民者的敵意，還是被歸因於非洲民族的家庭與文化因素。或許對於殖民者而言，自己與被殖民者的關係是不可想像的，因為這不但威脅他們與被殖民者之間不可逾越的界限，同時也迫使他們正視在文明使命的美麗口號下，真實、悲慘的殖民歷史。

所幸藤澤荋忠於丹波實驗設計的記錄與報告方式，[35] 為當時

---

34 Jock MuCulloch, *Colonial Psychiatry and "the African Mind,"* 91-104.

35 丹波的實驗設計，要求實驗者詳細地記錄下受試者在實驗中所有的反應，包括言語、行動、表情、姿勢等，而且在實驗後也會要求被實驗者追述自己在實驗中的感受，以印證實驗者對其情感的分析。在丹波所發表的博士論文中，並未完全列出這些實驗紀錄，而只分析片段作為理論的佐證。而在藤澤

被實驗者的言語與行動留下了部分原始資料。而且他在實驗結束回到臺北後，還曾發函請各番社理番警察以詢問或私下探訪的方式，蒐集原住民對於實驗的反應。藉由這些資料，我們可以揣摩當時被實驗者的情緒與感受。

　　例如，泰雅族被實驗者三十七歲的「マライノミン」，在連續一個半小時都重複著伸長手臂、而後跌臥地上的失敗嘗試後，實驗者責備其不聽制止重複無用的動作（以下引文底線字皆為作者所加），

> 被實驗者說：「平時會犯的胸痛，這時又開始發作起來，所以其他解法想不出來。」……實驗者這時轉而注意翻譯的動作，被實驗者對於自己發言沒有得到任何回應，一度帶著似乎有些怨恨的目光望著翻譯……眼神裡好像閃爍著什麼似地。
> 然後，又轉向花，不發一語地帶著憤怒的表情佇立不動……。
> 實驗者問：「你在想些什麼？」被實驗者立刻轉變成帶著笑容的和善表情，說：「什麼都沒在想，也什著都沒說……，說是應該有想些什麼，但是連什麼都沒有。」實驗者說：「在這樣的情況下，不會什麼都沒想。」
> 被實驗者雖然眼神很冷酷，但帶著笑容說：「我在想百姓的

事，還有子女教育的事，在想水田耕作，還有送子女上學的事情。」實驗者說：「應該不會只想這些。」被實驗者堅決地看著實驗者（內心被打動的樣子）。被實驗者用鼻音說：「現在教育所兒童穿的衣服很不體面，我們作父母親的，沒辦法讓子女穿還可以看的衣物上學，子女也是因為這樣才覺得丟臉而不能用功念書吧！……房子也想建改良家屋。我們泰雅族現在的房子，因為幾乎都只用竹子建造，所以不能保持長久。……我想一定也得想辦法改善生活吧。……連耕作不好，必須改用定地耕（水田）……」（實驗歷時兩小時四十五分鐘）[36]

對於這樣的實驗結果，藤澤茽曾做出一些詮釋。首先，對於其不屈不撓地反覆嘗試以同一方法取花，藤澤覺得「每三十秒就撲倒而把手落到榻榻米上，發出單調的聲音，以及運動的反覆，讓人驚嚇。」[37]其次，對於明明是實驗的場合，被實驗者卻提到教育、授產、生活改善等問題，他認為這顯示出被實驗者無法了解實驗者的科學研究者身分，因此才在實驗中談到這些與行政相關的問題，這意味他們在實驗中的表現，應當就類似他們平日對於殖民官員的態度。[38]最後，藤澤茽認為泰雅族人承襲其崇尚武勇

---

36 藤澤茽，〈アタヤル族とサイシヤット族とに於ける指導社會との間の社會的境界現象〉，頁61-65。

37 藤澤茽，〈高砂族を被驗者とする心理學實驗情況、タイヤルとサイシヤット族〉，頁10。

38 藤澤茽，〈高砂族を被驗者とする心理學實驗情況、タイヤルとサイシヤット族〉，頁11。

且重視榮譽的傳統，具有自尊心強、不輕易屈服放棄等特質。[39]

　　的確，藤澤茚的詮釋引入實驗者與被實驗者間的社會關係，而能從被統治者對於「日本」的態度解讀實驗的結果。此外，其能開放地詢問被實驗者的想法，也已是殖民關係中難得的場景。然而，他畢竟無法正視實驗中的情緒，包括自己與被實驗者的情緒。被實驗者不顧疼痛、不知疲倦、不聽制止的嘗試，持續了兩、三個小時，這些看似不理性的行動，其近乎愚勇的執著，難道不是自尊心受到傷害，一種經過轉移的憤怒表現嗎？否則實驗者又怎會受到「驚嚇」。被實驗者所談到的教育、授產與風俗改善等問題，除了是回答殖民官員的標準答案外，他對自己族人生活水平低落所感到的羞恥與不足，以及對於受教育子女與未來生活的期待，反映的不也就是他在這個實驗中的痛苦處境以及超越的渴望？被實驗者眼神中偶爾流露出的憤慨情緒（不發一語地帶著憤怒的表情佇立不動），面對實驗者時可以迅速轉換的虛假表情（立刻轉變成帶著笑容的和善表情），這些難道不就是藤澤進行實驗時，所渴望能了解原住民情緒心理的絕佳素材？藤澤茚的實驗目標，從原住民的憤怒，轉變為他們接受日本文明的態度。但是他若能把「日本文明」分為「日本」與「文明」兩部分，或許他就可以同時觀察到這兩個對象，亦即針對「日本人」的憤怒，以及渴望「文明」的行動。被實驗者（被殖民者）面對實驗情境（殖民統治）的無奈，自尊心受挫的憤慨，讓他們更是拚了命地想要達成文明的目標，並把希望寄託於未來。

---

[39] 藤澤茚，〈アタヤル族とサイシヤツト族とに於ける指導社會との間の社會的境界現象〉，頁56、61。

相較於南番的綏撫政策，泰雅族等北番是殖民政府軍事征討的主要對象。[40]這些三、四十歲的泰雅族被實驗者，或許都曾目睹同族父執輩甚至親身經歷與日本人的戰鬥。如今，作為戰敗者與被統治者，在被命令進入實驗的木框，陷入實驗者設計的困境時，心中或許滿是無法表達的憤慨、遺憾與羞恥，卻也有著不肯認輸的執著。藤澤將其歸因於泰雅族崇尚武勇的民族文化性格。他忽視自身曾與其作戰的歷史，忽視自己作為征服者的身分，他也無法以歷史分析取代人類學或民族心理學分析，以詮釋其所觀察到的現象。

類似泰雅族的「努力度」，還出現在魯凱族的「トナ」與「マガ」兩個番社。「トナ」與「マガ」是南番中少數曾受軍事征討的番社。而依《番族慣習調查報告書》的記載，「マガ」社曾於

> 明治三十六年12月，遭受到警察隊的征討……番社中人述說當時的情況，並且辯曰：「……我們防戰，惜不得勝。當我們逃入前方山上的時候，日本砲轟我們的番社，然後進攻墩仔社（即『トナ』）。我們把巨石放在墩仔社的斷崖上，準備在日本兵路過崖下的時候，將其推下。可是日本人都中途折返，未曾來到。後來聽說，那是因為他們的大砲毀損，而且有人受了傷的緣故。」[41]

---

40 在早期的理番政策中，有泰雅、賽夏等北番與魯凱、排灣等南番的區分，大致遵循的是「北剿南撫」的原則。

41 臨時臺灣舊慣調查會編，《番族慣習調查報告書——第五卷》，頁48。

對於這段成功抵抗日本討伐的歷史，藤澤提到在這兩個番社中，「據說直至不久以前，仍有許多人懷述往事引以為榮。」[42]

因此，這也是曾與日本有過戰鬥經驗的番社，而他們在實驗中也表現出不屈不撓的精神。難道這些殖民統治的歷史，不會沉澱在民族記憶中，進而成為藤澤所謂的「文化民族性格」的一部分？

「ギギウ」,「マガ」社三十三歲男性。他在長達161分鐘的實驗過程中，拚了命地想要完成任務。幾百次的嘗試中，他也找到了所有可行的解法。但是在實驗者堅持仍有其他解法的情況下，他的情緒最後似乎有些混亂，並且力圖保住自己的尊嚴。以下是其在實驗中的發言與行動的觀察摘錄：

愧為男子漢，怎麼拿不到呢？

如果能再把手伸長一點就好了！手短沒辦法！……真是愧作一個大男人！作這種事，跟過河沒什麼不同……洪水氾濫的時候，很想渡過河去，雖然很想走進水裡，可是一走進去，就會被急流沖走。有什麼辦法呢？

只要用這個辦法，就是斷崖上面的東西也可以拿得到！

所以嘛，河上跟深谷都要架橋，以免令人傷腦筋。

（實驗者觀察記錄：許久未曾直視實驗者了！）

為什麼拿不到呢？一個大男人……為什麼拿不到呢？……還是不能！

（實驗者觀察記錄：故意地，大模大樣地〔走出框外〕摸了

42 藤澤茚，〈高砂族の行動特性（その一）——パイワンとルカイ〉，頁429。

摸目標花後，退回框內去。）

捕魚的時候，這樣用鐵絲刺下去，就能馬上捉得到。

跟別人打架的時候，想一想別人為什麼要打架。自己認為不打比較好，可是對方要起脾氣來，說是要打架了，來吧！從遠地方去拿吧！如果說非幹不可，我雖然是不喜歡打架的，你要硬迫過來才打，如果是無論如何也去不得，就是要死，我也要去去看！準備從下面上去打架，還是架起橋來，攀上斷崖，抓住葛藤，爬上去打架……。

已經渡過來了，想打架的話，現在可以打了！

再也沒有別的主意了！

（實驗者觀察記錄：把臉部轉向左邊去）

山豬、山羊和鹿渡河逃到對岸去了，狗兒去追，然而終於捉到了……。

（實驗結束）[43]

依照丹波的分析，當被實驗者心理張力逐漸累積時，為了尋找出口，他可能會以幻想的方式達成目標，或公然違反實驗規定，以暫時地宣洩情緒，紓解心中的憤怒。例如，被實驗者可能幻想自己與目標之間是一條河，而可以用游泳的方式渡河取花。在「ギギウ」的例子中，他所遁入的幻想，都是他所熟悉的如渡河、斷崖、捕魚與打獵等生活空間與事物。此外，實驗者紀錄中提到他「許久未曾直視實驗者」，透露出整個場面的緊張。至於

---

43 藤澤茽，〈高砂族の行動特性（その一）──パイワンとルカイ〉，頁347-367。

那一段看似不知所云的「打架」宣言，已近乎明白地表達心中的不滿（想打架的話，現在可以打了）。

之後，駐在所警員受藤澤茽委託調查受測者對於實驗的想法，在面對理番警察的詢問時，「ギギウ」回答道：

> 因為我們高砂族所知有限，所以我誤以為他是來教我們許多事情的。可是結果大出意料之外，他竟然是光聽我們說話而什麼也不教。我真是想不通，所以去問駐在所的職員，他告訴我說，那一位臺北來的老師是來研究高砂族的心理學。請問，所謂的心理學，就是這樣察看別人的言語與行動的學問嗎？
>
> 他叫我想出方法來取桌上的花，我想了很多，可是確實不容易取得。這是不是考驗我們的頭腦呢？我很想知道誰的頭腦比較好！[44]

即使帶著一些疑惑，「ギギウ」清楚地覺察到實驗所設計的競爭關係。對他而言，殖民統治者所做的實驗，是在測試自己與族人的頭腦。無論是自己與其他族人的比較，或是自己民族與日本民族的比較，不想在這場競爭中落敗，是其如此努力的原因。因此，激勵他在實驗中一再嘗試的動力，除了想要獲得更多文明的渴望外，還包括了民族間的競爭。類似對於實驗的看法，也出

---

44 藤澤茽，〈高砂族の行動特性（その一）——パイワンとルカイ〉，頁395-396。

現在其他「トナ」與「マガ」社民的感想中。[45]

> 我想他是來調查我們高砂族的頭腦到底靈不靈光。最好的證
> 據是他叫我們用各種不同的方式,去取桌上的花。我們的頭
> 腦和日本人不同,比較遲鈍,所以覺得非常之難。[46]
> 我們高砂族也是人,我想,因為如此,所以他才會到這兒
> 來,比較我們的腦子和日本人相差多少。他是不是把我們高
> 砂族當作一種毫無知識的,跟貓、狗一樣的人來調查呢?我
> 一點也不知道他的來意,可是現在回想起來,自從我有生以
> 來,從來未曾遭遇如此羞恥難堪的局面⋯⋯日本人的腦子真
> 夠令人讚佩。他把我們這群毫無判斷力的人,拿去和會做火
> 車、汽車、飛機等東西的聰明人作比較。此事使得我真是羞
> 愧難堪,哪一天,我們才能變得日本人那麼聰明?[47]

至於賽夏、排灣及部分魯凱族的受試者,則是完全不同的表
現。他們沒有任何想要完成任務的熱情與衝動,走進木框後,多
只象徵性地嘗試幾次,就自己宣告失敗,佇立原地靜待實驗結
束。其不採取行動與自我挫敗的消極態度,讓藤澤感到焦慮。他
甚至不惜破壞實驗規定,給予被實驗者一些關於解法的暗示。但
是隱諱的暗示,仍無法達到他想要「引導、認同、並鼓勵受驗

---

45 以下感言,參見藤澤茽,〈高砂族の行動特性(その一)——パイワンとル
　　カイ〉,頁393-396。
46 アタス,三十二歲男性。
47 マスグスグ,三十七歲男性。

者」[48]的目的。最後，再也無法忍受的藤澤，說他自己「索性豁出去了」，試圖直接引導被實驗者拿到目標花：

> 想一想身體的用法！時間經過很久了，你不需要站那麼久！
> 仔細地看一看，那四角形裡面有什麼東西！
> 你可以用那四角形裡面的東西啊！
> 想一想就去做好嗎！

即使如此，受試者依然堅持自己不會，說自己「怎麼去想，都還是不會。做做看，也不會，想拿，可是不會！」[49]

如此消極的態度，也讓實驗者受到了「驚嚇」。[50]藤澤將此歸因於其文化民族性格強大的禁制力量。然而，被實驗者的消極態度，是否是他們試圖把民族鬥爭的戰場，移到自家領域來進行呢？面對不知抱著什麼目的，從臺北來到番社的實驗者所做的奇怪要求，這些謹慎的被實驗者，藉著自身的「不行動」，把實驗者引入自己的領域，以觀察他的反應，分析揣測他真正的動機。於是，被實驗者成為觀察者，實驗者則成為被觀察的對象。如此主客異位的情勢，使藤澤違反實驗規定給予提示，並且出現失去耐性的「情緒反應」。

某些事後訪談，可以印證上述的詮釋：

---

48 藤澤茽，〈高砂族の行動特性（その一）──パイワンとルカイ〉，頁324。

49 藤澤茽，〈高砂族の行動特性（その一）──パイワンとルカイ〉，頁367-373。

50 藤澤茽，〈高砂族を被驗者とする心理學實驗情況、タイヤルとサイシヤツト族〉，頁10。

一個素不相識的人，要把我們十個左右的人，一個個分別關進一個房間裡，說是要調查，剛開始的時候，我實在不知道他將問些什麼。捫心自問，我確實沒有做過壞事，所以覺得很奇怪！

他一定是要測探我們的心，所以才故意放得那麼遠。[51]

我是第一個接受調查的，事前唯恐他會對我不利，所以一直忐忑難安。[52]

來自臺北的老師在水泥地上畫了個圓圈，叫我不要跨出圓圈就去拿圈外約有五公尺距離的花。我想了再想，結果還是未能拿到，現在又想，還是拿不到才是應該的！[53]

不論受驗者所用的方法有多麼地可笑，測驗者始終都不動聲色，那種真摯的態度令人敬佩！我覺得大學的老師們果然了不起！

那是調查我們心地的善惡，並且的確是在刺探我們竊盜技術之良莠。所以，如果真正想做的話，我想是一定會做的，可是一旦做了出來，一定會以為我是個竊盜能手。那就未免太尷尬了，所以都藉口說不會，沒有真正去做。

他又拿了很多畫畫給我看，[54]其中有看懂的，可是我沒有指出真正的名稱來。[55]

---

51 パンテル，三十三歲男性。這是在酒宴中與同族其他受試者的對話，理番警察聽到後把它記錄下來，非直接詢問而得。

52 ゴロツ，三十四歲男性。

53 テボサン，五十二歲男性。

54 指藤澤所進行的另一項實驗，Rorschach圖形測試。

55 チムルサイ，三十二歲男性。

　　事實上，即使不考慮殖民鎮壓的歷史，而只考慮當下的情境，我們也能理解這些原住民的感受與行動。實驗進行的場所，多半選在警察駐在所或番童教育所。作為番地象徵殖民權力的兩大機構，選擇這些場所意味原住民對於是否接受實驗並沒有自主的權力。事實也是如此。我們看到有人「連續三天來這裡」，才終於輪到自己接受實驗。試想殖民統治還未穩固的時期，番童教育所的學童還常因家庭勞動力需要而退學，[56] 對於一個成年原住民而言，三天的等待時間，造成多少勞動力的浪費。而且還不只是當地警察機關的介入，來自當時權力中心臺北的老師（先生）的要求，更不可能加以拒絕。或許為了平衡或掩飾自己對於這種「常有」的調查的不悅，被徵召來的原住民有些還帶著期待，希望可以學習到一些「有益的道理」（或者這是一種實驗後憤怒的轉移發洩，以強調自己不悅的程度？）但一旦開始實驗，原住民卻發現自己陷入了言語與行動被絕對地「察看」的奇怪情境（「實在不可思議」）。來自臺北的老師發完指令後，一邊觀察著自己，一邊埋頭在紙上作記錄，原住民被實驗者並不知道自己身體、行動、言語甚至內心的哪一部分，正在被「光聽……而什麼也不教」的老師「察看」。他們與丹波的被實驗者不同，他們並不知道什麼是心理學，也不知道自己被觀察的結果將形成心理學知識。這樣子被察看的情境，對於他們而言，只可能是正在「調查」、「考驗」他們被日本殖民者貶為低等未開化的「頭腦」，或是「刺探」他們是否犯罪的「心」，二者顯然都令人不悅。假如說丹波的被實驗者是在一再受挫而又受到實驗者嘲諷的情況下，

56　李佳玲，〈日治時期蕃童教育所之研究（1904-1937）〉，頁82。

才漸漸累積憤怒的情緒，那麼原住民被實驗者在實驗還未開始之前，或至少在實驗一開始的時候，他們的行動就已受到憤怒影響。只是殖民的權力關係，阻絕了憤怒的爆發，憤怒的壓抑與轉移，使得實驗情境從一開始就是一個競爭的場域。如前文所言，有些被實驗者與實驗者展開一場考驗決心與毅力的競爭，他們始終未出現實驗者所預期的憤怒爆發，而只是無止盡的努力嘗試，致使實驗者不得不承認挫敗，主動終止實驗；有些被實驗者則是讓整個實驗翻轉過來，應該被「察看」的他們，不但不採取任何行動以確保自己的安全，而且還反過來「察看」實驗者的一舉一動，最終激怒了實驗者，使實驗者在這場相互觀察的競爭中，淪為被成功「刺探」的對象。當他們在實驗後輕鬆地稱讚來自大學的老師「始終都不動聲色，那種真摯的態度令人敬佩！」以及提到大學老師的行動「令人費解」時，即使不是帶有嘲諷意味，但是他們似乎比實驗者更像是個善於觀察他人言語與行動的心理學家。

　　對於原住民而言，面對異族統治者的調查與刺探，民族尊嚴受挫的憤怒，雖可能被激起，卻不可能於當下直接爆發。殖民心理學家意圖透過實驗觀察被殖民者的憤怒，卻不知殖民統治的不平等關係，早已阻絕了憤怒的爆發。被殖民者的憤怒只能被壓抑或轉移，這使實驗者不但一無所獲，甚至還反過來成為被觀察分析的對象。就這場心理的戰爭而言，雖然是現實戰爭的延續，但是輸贏卻遠不像現實世界中那麼地清楚。

六、總結

　　一個意圖展現臺灣原住民具有「孩童似」、「感情中心」的

心理特質、並且容易「憤怒發作」的實驗,最終未能證明它的假設。然而,這並不意味原住民「天性」善於壓抑自己的情緒,而必須考慮整個實驗情境的構成以及殖民者的在場。

藤澤實驗的假設,無疑是殖民者的偏見,也是他們對於被殖民者的偏執與疑慮。但是不僅是假設,整個實驗情境都是殖民關係的延伸。殖民權力不但是實驗得以完成的決定性力量,也是實驗者與被實驗者之間最重要的社會關係。藤澤苶以目標花象徵「日本」,從被實驗者的積極或消極態度,分析他們對於「日本化」與「文明化」的態度。但事實上,早在被實驗者進入木框之前,「日本」作為一種統治與強制性力量就已無處不在。看不到殖民關係對於被實驗者的制約,藤澤就看不到被殖民者對於「日本」的真正情感與態度。

藉著重新詮釋藤澤留下的詳盡實驗紀錄,我們可以對於原住民心理做出不同的理解。從這些紀錄所呈現的原住民行動來看,他們並不是未曾憤怒,只是在體現了殖民權力的實驗情境中,他們的憤怒必須經過壓抑、變形與偽裝。或許同化統治並未如殖民政府或某些歷史學家所宣稱的那樣,成功地改造被殖民者的認同。近藤正己認為霧社事件後殖民政府在理番事業的變革,收到了卓著成效。他指出日本行政力藉著綿密警察網絡侵入原住民的文化生活,破壞原住民「民族的固有性」與「傳統的社會經濟結構」,使原住民不得不主動學習支配者的價值觀,最後並以日本帝國一分子的身分,投入帝國的戰爭。[57]然而,從藤澤的實驗來看,這樣的說法似乎只描述了原住民的一面。在原住民被實驗者

---

57 近藤正己,《總力戰と臺灣——日本殖民地崩壞の研究》,頁310。

與日本實驗者的對峙中，我們可以看到他們的自我族群概念，以及對於不平等殖民關係的義憤。無論如何，我們不能忘記憤怒不見得只是盲目的衝動，它也可以是一股促使自覺的積極力量。

徵引書目

Danziger, Kurt. *Constructing the Subject: Historical Origins of Psychological Research*. Cambridge; New York: Cambridge University Press, 1990.

Dembo, Tamara. "The Dynamics of Anger." Translated by Hedda Korsch. In *Field Theory as Human-Science: Contributions of Lewin's Berlin Group*, edited by Joseph de Rivera, 324-422. New York: Gardner Press, 1976.

de Rivera, Joseph. "Introduction." In *Field Theory as Human-Science: Contributions of Lewin's Berlin Group*, edited by Joseph de Rivera, 1-36. New York: Gardner Press, 1976.

MuCulloch, Jock. *Colonial Psychiatry and "the African Mind."* Cambridge; New York: Cambridge University Press, 1995.

Wundt, Wilhelm. *Elements of Folk Psychology: Outlines of a Psychological History of the Development of Mankind*. Translated by Edward Leroy Schaub. New York: Macmillan, 1916.

山路勝彥，《臺湾の植民地統治——〈無主の野人〉という言說の展開》，東京：日本図書センター，2004。

申荷永，《充滿張力的生活空間——勒溫的動力心理學》，臺北：貓頭鷹出版社，2001。

伊能嘉矩，〈臺湾に於ける土着の分類及び其の現在通有する開花発生の度〉，《蕃情研究會誌》，1（臺北，1898），頁12。

李佳玲，〈日治時期蕃童教育所之研究（1904-1937）〉，中壢：國立中央大學歷史學系碩士論文，2003。

邱景墩，〈文政學部——哲學科簡介〉，《臺北帝國大學研究通訊》，創刊號（臺北，1996），頁99-137。

近藤正己，《總力戰と臺湾——日本殖民地崩壞の研究》，東京：刀水書房，1996。

城戶幡太郎，〈聯想及び想像の民族的研究——主として卜筮發達の方面より觀たる考察〉，《心理研究》，12（東京，1917），頁150-172。

城戶幡太郎，〈心理學に於ける民族的研究の方法に就いて——聯想及び

想像の民族的研究，その二〉，《心理研究》，12（東京，1917），頁
501-523。

桑田芳藏，〈ウントの民族心理學と近時の心理學思想〉，《心理學研
究》，2（東京，1927），頁1051-1059。

陳偉智，〈殖民主義、「蕃情」知識與人類學——日治初期臺灣原住民研究
的展開1895-1900〉，臺北：國立臺灣大學歷史學系碩士論文，1998。

莊仲仁，〈臺大心理學系系史——創系前的「臺北帝國大學心理學講座」
階段（1928-1944年）〉。

飯沼龍遠，〈蕃人の精神生活の特徵（二）〉，《理蕃の友》，昭和八年12
月號（臺北，1933），頁3-4。

飯沼龍遠，〈蕃人の心理（中）〉，《理蕃の友》，昭和十一年8月號（臺
北，1936），頁2-3。

鈴木作太郎，《臺灣蕃族研究》，臺北：臺灣史籍刊行會，1932。

臨時臺灣舊慣調查會編，《番族慣習調查報告書——第五卷》，臺北：南
天，1983。

藤澤茽，〈アタヤル族とサイシヤット族とに於ける指導社會との間の社會
的境界現象〉，《心理學研究》，13（東京：日本心理學會，1938），
頁55-72。

藤澤茽，〈高砂族の行動特性（その一）——パイワンとルカイ〉，《臺北
帝國大學研究年報——哲學科》，6（臺北，1939）。

藤澤茽，〈臺湾高砂族の心理學的研究〉，《民族學研究》，18:1/2（東京，
1954），頁25-27。

情緒的文化政治 *

劉峻（Theodore Jun Yoo）著

官晨怡 譯

* 本文譯自 Theodore Jun Yoo, "A Touch of Madness The Cultural Politics of Emotion." In *It's Madness: The Politics of Mental Health in Colonial Korea*, 77-108. California: University of California Press, 2016.

研究指出，情緒可（也經常）被管理。人們會試圖誘發或壓抑情感，藉以對情境做出合宜反應。此種情緒管理的看法考量了情緒的互動特質……允許我們近距離審視情感經驗、情緒管理、情感規則與意識形態之間的關聯。情感規則被視為構成意識形態中處理情緒與情感的面向。情緒管理就是人們為應付感情規範付出的一種勞動。

——霍克希德（Arlie R. Hochschild），〈情緒勞動、情感規
則與社會結構〉

為了面子，人可餓死。

——韓國諺語

面子一詞可定義為個人在某特定交際互動中，透過語言動作為自身掙得的正面社會價值。面子是個人以被稱許的社會特質所描繪的自我形象，雖然這形象也可能與他人共享，例如透過個人良好表現，來為自己的專業或宗教帶來好形象。

——高夫曼（Erving Goffman），《互動儀式》

一、前言

在1926年1月，大眾文學期刊《開闢》（*Gaebyeok*）發表了一篇玄鎮健（Hyeon Jin-geon, 1900-1943）的短篇故事〈私立精神病院院長〉。玄鎮健是韓國現代寫實文學最多產的作家之一，這篇作品之後又發表在他的個人選集《朝鮮的臉》（*Joseon ui oelgul*）中。故事以極度壓迫的殖民社會為背景，透過同窗舊識

平凡無奇的對話，探索一個男人逐漸步入瘋狂的過程。敘事者
「我」採取半疏離的口吻，探索掌管鎮上好友社會互動，幽微但
極具控制力的感情規範、[1]維護情緒和諧的細緻面子功夫、情緒控
制的潰堤，以及違反規範與禮節帶來的後果。如同在玄鎮健的其
他故事裡，在日本的統治之下，主角們絕望地對抗無情的社會經
濟力量，情緒穩定性飽受摧殘，[2]瘋狂近在咫尺。如同接下來會呈
現的，這些主角的苦難被視為自我管理的失敗，亦即無法遵循威
廉‧雷迪（William Reddy）所謂情緒政體（emotional regimes）
中的規則，[3]這些規則掌管韓國社會與日本殖民政權間種種衝突的
情緒理想典型、規範與儀式。

　　本章將藉由文學與法律對於情緒的呈現來檢視精神疾病，並
特別關注韓國原生文化中的情緒建構，包括「情」（jeong）、羞
恥與面子（chemyeon）、「察言觀色」（nunchi）與「恨」（han）。
雖然這些概念深植於韓國文化，但20世紀初的日本殖民、心理
學新知識與新興現代中產階級文化，都賦予這些概念新的意義與
重要性；其中個人主義的出現，更引進對個人與世界關係的新的
理解方式。本章藉由韓國現代文學、電影與司法事件，檢視殖民
期間最容易面臨精神崩潰的三個「社會典型」，包括韓國男性學
者、女性（特別是年輕妻子與母親）與窮人，他們身處於多重且

1　Jan E. Stets and Jonathan H. Turner, "The Sociology of Emotions," 32.

2　在〈勸酒的社會〉（"A Society That Drives to Drink," 1921）、〈幸運的一天〉
　（"A Lucky Day," 1924）與〈火〉（"Fire," 1925）等作品中，玄鎮健呈現殖民
　社會中令人沮喪、卻真實的一面：故事角色如同傀儡，一舉一動受制他們無
　法掌控的社會經濟力量。參見 Hyeon Jin-geon, *Unsu joeun nal*（A Lucky Day），34.

3　William M. Reddy, *The Navigation of Feeling*.

衝突的情緒政體所遭遇的艱難，揭示殖民現代性中仍未被探索的
面向，即其對個體與他人關係的重構，以及在劇變環境中「對於
疾病責任的重新配置」[4]。

二、情緒史的系譜學

　　情緒研究在韓國史（乃至整個東亞史）領域才剛起步，[5]但歐
美歷史學界已累積相關豐厚的研究成果，學者已「使用『情緒
轉向』的說法」。[6]從認知心理學到人類學、從社會學到歷史學，
許多學科已在最根本的層次上提出「情緒是什麼？」的問題。
不久以前，情緒一直在不同形式的「先天／後天」二元對立理
解，諸如是生物性抑或文化性的、是普世的抑或建構的、是表達
抑或經驗。在這些論辯裡，保羅・艾克曼（Paul Ekman）在1970
年代的先驅研究影響深遠。透過研究臉部表情，艾克曼指出六種
普世的「基本情緒」，即快樂、傷心、憤怒、恐懼、厭惡與驚

4　Vieda Skultans, "The Appropriation of Suffering: Psychiatric Practice in the Post-Soviet Clinic," 27-48.

5　在此主題上的近期突破性研究請參見Eugenia Lean, *Public Passions: The Trial of Shi Jianqiao and the Rise of Popular Sympathy in Republican China*; Elizabeth J. Perry, "Moving the Masses: Emotional Work in the Chinese Revolution," 111-28; David Matsumoto, *Unmasking Japan: Myths and Realities about the Emotions of the Japanese*; Takeo Doi, *The Anatomy of Dependence* and *The Anatomy of Self*.

6　Jan Plamper, "The History of Emotions: An Interview with William Reddy, Barbara Rosenwein, and Peter Stearns," 237; Mark D. Steinberg and Valeria Sobol, *Interpreting Emotions in Russia and Eastern Europe*, 3; Patricia Tincineto Clough with Jean Halley, eds., *The Affective Turn: Theorizing the Social*, 16.

訝，[7]而文化則形塑了這些情緒**如何**被表達。首先，「文化展示規則」（即文化規範與慣例），「介入」**與生俱來**的情感，形塑個體表達何種情感。其次，文化學習形塑個體如何「面對」如憤怒等情緒。最後，他用相當廣泛、抽象的方式提出普遍存在的「情緒刺激」（emotion elicitors）。[8]然而，艾克曼此種舉世皆然式的主張引發許多批評，包括同在認知心理學領域的 Alice Isen 與 Gregory Diamond，他們認為這些看似自發、無可抵抗、與生俱來的情緒其實是「過度學習」的結果，近似於一種「根深柢固、過度學習的習慣」。[9]

社會建構論者（特別在人類學與社會學領域）也開始從生物因素轉向以文化與社會結構來定義情緒。在1970年代早期，情緒被視為「文化產物」（引用克利弗德‧紀爾茲〔Clifford Geertz〕），「被社會所形塑」，同時具有依社會期待形塑其他面向的重要功能。[10] Michelle Z. Rosaldo 這麼解釋，「個人所能思考與感受的內容，幾乎就是由社會所組織之下的行動與表達方式所產生的結果」，[11]這也是為什麼她與其他人類學家強調必須理解在地架構的原因，諸如菲律賓伊朗革族的 liget、夏威夷人的 aloha、

7　Paul Ekman, *Emotion in the Human Face: Guide-Lines for Research and Integration of Findings*; Paul Ekman and Richard J. Davidson, eds., *The Nature of Emotion: Fundamental Questions*.

8　Paul Ekman, *Emotion in the Human Face: Guide-Lines for Research and Integration of Findings*.

9　Alice M. Isen and Gregory Andrade Diamond, "Affect and Automaticity," 124-49.

10　Clifford Geertz, *The Interpretation of Cultures*; Catherine Lutz and Geoffrey M. White, "The Anthropology of Emotions," 417.

11　Michelle Z. Rosaldo, "Toward an Anthropology of Self and Feeling," 147.

日本的amae，或是韓國的jeong。[12] 然而對某些人來說，與文化相關的廣泛概念過於本質論與局限。例如Catherine Lutz與Lila Abu-Lughod就重新定義她們的研究，分析論述場域，描繪某些權力模式如何形塑與創造「意義體系」，藉以建立或管制情感，並透過家庭等制度或其他社會過程來展示其中規則。[13]

　　受到社會史、婦女與性別研究、新文化史等影響，歷史學家也試著用自己的取徑與方法來理解過往人們生活中的情緒經驗。在《美國歷史評論》（*American Historical Review*）上的一場〈情緒史〉論壇，[14] 六位歷史學家討論了幾個與本研究相關的重要問題。第一，我們可能超越情緒的**表達**本身（通常經由語言傳達），並確定這些表達是真實情緒狀態的表現？經驗與表達之間的落差揭示何種權力結構？用Nicole Eustace的話，「誰在什麼時間、地點對誰表達何種情緒的不停轉換的模式提供了理解每個社會中權力的關鍵指引。每種情緒表達都構成社會交流與政治協商。」[15]

　　第二，非西方社會的認識論脈絡如何改變我們對於情緒這個範疇的想法？林郁沁（Eugenia Lean）觀察到，情緒提供一個切入點，讓我們檢視更大的議題，如同性別與政治。其關於20世

12　Michelle Z. Rosaldo, "Toward an Anthropology of Self and Feeling," 35; Dylan Evans, *Emotions: A Very Short Introduction*, II.

13　William Reddy, *Navigation of Feeling*, 42; See also Catherine A. Lutz and Lila Abu-Lughod, eds., *Language and the Politics of Emotions*.

14　Robert A. Schneider, ed., "AHR Conversation: The Historical Study of Emotions," 1487-1531. 參與者包括Nicole Eustace, Eugenia Lean, Julie Livingston, Jan Plamper, William M. Reddy, and Barbara H. Rosenwein.

15　Robert A. Schneider, ed., "AHR Conversation: The Historical Study of Emotions," 1490.

紀中國大眾同理心興起的研究，探討在「作為國家意識形態的儒
家思想被批判」的階段，而此時也是消費文化，和外來的「公／
私」、自我與家庭、集體認同及社會組織等概念出現的時代。學
者們也開始探討日本殖民與現代性影響下的韓國社會中所出現的
類似現象。[16]

　　最後，在理解歷史脈絡中的情緒上有哪些重要的分析工具與
模式？在1980年代，Peter N. Stearns與Carol Z. Stearns嘗試區分
「情緒」（emotions）與他們所謂的「情感學」（emotionology）：
前者某種程度透過生物因素為媒介，後者指涉「某社會（或其中
某群體）對基本情緒與其適當表達所抱持的態度與標準，以及制
度所反映與鼓勵這些行為的方式」。[17]有鑑於很難透過歷史材料企
及真實的情緒經驗，他們的作法是分析社會的情緒標準，亦即檢
視某個社會「為何以及如何鼓勵或壓抑某些情緒，但對其他情緒
則保持中立或根本無感」。[18]

　　奠基在此想法上，雷迪提出情緒政體（emotional regime）的
概念，將其定義為「一套具規範性的情緒，以及用來表達與灌輸
它們的官方儀式、慣例與『動機』：亦即支撐所有穩定政權的必
要基礎」。[19]他指出，情緒政體要求人們服從，並懲罰偏離規範

---

16 Eugenia Lean, *Public Passions: The Trial of Shi Jianqiao and the Rise of Popular Sympathy in Republican China*.

17 Peter N. Stearns and Carol Z. Stearns, "Emotionology: Clarifying the History of Emotions and Emotional Standards," 813.

18 Peter N. Stearns and Carol Z. Stearns, "Emotionology: Clarifying the History of Emotions and Emotional Standards," 813.

19 William Reddy, *Navigation of Feeling*, 129.

者，使其遭受情緒上的磨難。[20]如同Jan Plamper所觀察到的，在
「以民族國家（nation-state）為政權原型」的現代社會裡，這個
模型運作良好。[21]然而，根據Barbara Rosenwein的說法，此模型
中國家／社會的二元對立過於僵化，且其中的規範以一概全，也
忽視了「差異與地方特殊性」。[22]她認為「情緒社群」（emotional
communities）或「對情緒及其表達方式持有同樣評價的社會團
體」的概念更適當。[23]藉由找出文本中的情緒字眼，Rosenwein分
析出多種形態，包括這些字被使用的脈絡、如何被表達等等。[24]
以上這些模型，與它們具有的卓越視野與犀利批判，都為殖民時
期韓國的情緒研究提供了扎實的分析工具。

三、傳統韓國社會的情緒政體

在李光洙（Yi Gwang-su）1916年發表於《每日申報》（*Maeil
sinbo*）的著名文章〈何謂文學〉中，這位年輕小說家與散文作
家，就儒家思想阻礙朝鮮的現代化提出嚴厲批評。李指出此一強
大意識形態阻礙偉大文學的出現，而文學正是支撐一個國家的
「精神文明」。那麼，現代的文學（munbak）所指為何？對李來

20　William Reddy, *Navigation of Feeling*, 129.

21　Jan Plamper, "The History of Emotions: An Interview with William Reddy, Barbara Rosenwein, and Peter Stearns," 242.

22　Barbara Rosenwein, review of *The Navigation of Feeling*, 1181.

23　Jan Plamper, "The History of Emotions: An Interview with William Reddy, Barbara Rosenwein, and Peter Stearns," 253.

24　Jan Plamper, "The History of Emotions: An Interview with William Reddy, Barbara Rosenwein, and Peter Stearns," 254.

說，答案簡單但深刻：「人類的情緒就是文學的根本」，文學的目的不在「研究」事物，而是去「感受」事物。[25]儒家思想貶抑情（jeong）（廣泛而論的個人情緒）而推崇智（ji）與志（ui）這兩種官能的作法，已「削弱韓國文化」並使之受制於「中國思想」。李承認，要責怪的不僅是中國，還有不宜人居的韓國氣候與居住條件。在另一篇文章〈文學的價值〉，李光洙解釋韓國文學發展何以如此緩慢，「東亞氣候多樣、土地貧瘠。在此環境下我國及類似國家的人民僅能顧及獲取物資求得溫飽棲身。此一只關注物質的狹隘興趣，重智、志而輕情。易言之，情緒若非被忽視，就是被放逐。文學既然體現情緒，自然被視為不過只是娛樂與消遣」。[26]在李光洙的觀點裡，西方文學經典之所以優越，正因「肯定情感」，促使作家從日常生活中擷取材料（如托爾斯泰的現實主義）。

李光洙也觀察到，儒家思想推行僵化的道德體系，欠缺發展「個性」（gaeseong）的適切架構。他力主「實現情緒」（fulfillment of emotions），強調作者與讀者間的重要關係，用托爾斯泰的話來說，就是「有意識地透過某些外在符號，將自己體驗過的情感傳遞給他人，使之感染，並經驗這些情感」。[27]李光洙指出，藉由文學經驗情緒有幾個目的。第一，這有助人們「理解人世的微妙之處」，特別是不同的社經背景與文化。文學同時提供有助社會適應的教育知識，培養同理心這種「善行背後的驅力」。文學也

25　Yi Kwang-su [Yi Gwang-su], "What Is Literature?" 295.

26　Yi Kwang-su [Yi Gwang-su], "The Value of Literature," 288.

27　Michael D. Shin, "Interior Landscapes: Yi Kwangsu's 'The Heartless' and the Origins of Modern Literature," 257.

能滋養美德，將「心靈自不義中解放」，幫助人們戒除成癮行為，傳遞道德教誨（即便文學的**目的**並非教育）。基於上述，閱讀文學作品的樂趣在於「想像遊歷理想世界，並體驗他人生活與思想」。[28]

　　基於這些理由，李光洙批判旨在「勸善懲惡」（*gwonseon jingak*）的朝鮮文學。[29]這些最早由中國理學家朱熹（1130-1200）所提出的形上學與倫理學關切，接著在著名朝鮮學者李滉（李退溪）（Toegye Yi Hwang, 1501-1570）與其弟子奇大升（奇高峯）（Gobong Gi Dae-seung, 1527-1572）、李珥（李栗谷）（Yulgok Yi I, 1536-1584），與成渾（成牛溪）（Ugye Song Hon, 1535-1598）的激辯中成為焦點。他們論辯的核心在於何謂人性，以及心與情在治理日常生活中扮演的角色。李滉與奇高峯的辯論被稱為「四七之辯」，源自於對「四端」（仁、義、禮、智）與「七情」（喜、怒、哀、懼、愛、惡、欲）之間關係的不同見解，這些辯論分別記載於《孟子》與《中庸》裡。

　　李滉引用孟子學說指出，「四端」代表人性的「本然之性」（*bonyeon jiseong*），從「理」（*li*，即「原則」，或事物的道理或道德秩序）出發，故為純粹良善。四端存在所有人類的「心」（*sim*）中，最好的例子就是孟子所謂人們對小孩落井的反應。毫無例外地，任何人見此都會感到緊張、痛苦，並不加考慮、自發的對孩童施出援手。孟子指出，正是此種「良善」讓受過教育的人得以修心以致聖。若無四端，「非人也」。《孟子》中有這麼一段：

28　Yi Kwang-su, "What Is Literature?" 299-300.

29　Yi Kwang-su, "What Is Literature?" 299-300.

無惻隱之心，非人也；無羞惡之心，非人也；無辭讓之心，非人也；無是非之心，非人也。惻隱之心，仁之端也；羞惡之心，義之端也；辭讓之心，禮之端也；是非之心，智之端也。人之有是四端也，猶其有四體也。有是四端而自謂不能者，自賊者也。[30]

當人們（更精確的說，「男人」）被認為天生具有這些美德，必須處理「罪惡及人性弱點」等問題。李滉指出不同於與生俱來的「四端」，發於「氣」（*gi*，指賦予事物內容的驅動性物質力量）的「七情」存在人的一生中。[31]據他觀察，以「七情」而言，「善惡未定」。也就是說，這些情感本身無涉善惡，當人在生命中變得明智或成熟，才能以善念將這些情感帶到和諧境界。

奇高峯挑戰此種二元論的談法。他認為李滉將「發於理」的「四端」與發於物質力量的「七情」二者區分的作法有待商榷。奇高峯將「四端」視為情，亦屬於「七情」；唯一不同者，「四端」為「乘氣而發之純善之情」。[32]當辯論進展到如何將人性透過「理」與「氣」整合到理學的宇宙觀裡，關於過度與不良影響該

---

30 Edward Y. J. Chung, *The Neo-Confucianism of Yi T'oegye and Yi Yulgok: A Reappraisal of the "Four-Seven" Thesis and Its Practical Implications for Self-Cultivation*, 37.

31 Edward Y. J. Chung, *The Neo-Confucianism of Yi T'oegye and Yi Yulgok: A Reappraisal of the "Four-Seven" Thesis and Its Practical Implications for Self-Cultivation*, 175.

32 Yoon Joon Choi, *Dialogue and Antithesis: A Philosophical Study on the Significance of Herman Dooyeweerd's Transcendental*, 308.

如何處理的問題，就得靠這些哲學家提出倫理標準與「情感規則」，以管理社會互動與家庭關係。[33]

四、「情」與「我群性」的情緒管理

朝鮮時期（1392-1910），由於責任與義務為儒家家庭倫理的核心價值，家庭成為社會生活最重要的單位。如同哲學家杜維明（Tu Wei-Ming）所言，「兒媳的角色優先於妻子。但若涉及兒女之事，母親的角色將凌駕妻子的角色。」[34]這個情緒政體得以維持，有賴依據不同的社會位置賦予其重要性。Bruce Cumings指出，「『明分際』這個我們深惡痛絕的觀念卻是件光彩、莊重之事，亦是人們得以自我實現的基礎。這是不存在羞恥感的階層關係，亦是一個人們能意識到、卻不被有意識濫用的階層關係，不必然會侵害人的基本意義與價值。」[35]

朝鮮社會的儒家化，及其父系制度與父權制，灌輸某種深刻的「我群」（uri）觀，強調群體而非個人的成就，同時也強化社會階級、年齡、性別等階層關係的重要性，這在許多面向上促進

---

33 Michael C. Kalton, with Oak Sook C. Kim et al., *The Four-Seven Debate: An Annotated Translation of the Most Famous Controversy in Korean Neo-Confucian Thought*; Edward Y. J. Chung, *The Neo-Confucianism of Yi T'oegye and Yi Yulgok: A Reappraisal of the "Four-Seven" Thesis and Its Practical Implications for Self-Cultivation.*

34 Wei-ming Tu, "Probing the 'Three-Bonds' and the 'Five-Relationships' in Confucian Humanism," 127.

35 Bruce Cumings, *Korea's Place in the Sun*, 13.

（但同時也局限）人們的情緒生活。Martina Deuchler寫道：「這包含君臣有『義』（*ui*），父子有『親』（*chin*），夫妻有『別』（*byeol*），兄弟有『序』（*seo*），長幼有『信』（*sin*）。」[36]此種團體凝聚力支配主導所有溝通形式與社會關係，形成親密與歸屬感，以至於直至今日韓文中的「我群」（*uri*）取代了「我」或「我的」。

如同非洲南部的Nguni Bantu部落所共享的ubuntu（對他人的人道關懷），韓國也發展出解釋人際關係複雜與重要性的細緻概念，即所謂的「情」（jeong）。當社會看重血緣（*hyeoryeon*）、地緣（*jiyeon*）與學緣（*hagyeon*），[37]「情」一詞便取代了個人。與「情」最接近的情緒狀態是日本的amae（甘え）或ninjo（人情），即將自我視為更大的社會脈絡的一部分。在溝通「心情」（*ma-eum*）時，個人必須學會使用自己的「情」來安頓「我群」（*uri*）的情感，並犧牲個人欲望，以「適應」其他人。如同精神醫學家Christopher Chung與Samson Cho所觀察，「情」看來發生在人與人之間，於是不同於焦慮與壓抑，比較接近「外在心理與互動心理情緒」（extra-psychic and inter-psychic emotions），[38]正因

---

36 Martina Deuchler, "The Tradition: Women during the Yi Dynasty," 2.

37 Kim Seong-gyu, *Jeong iran mueosinga*［What is this *jeong*?］, 53. 既然「情」（*jeong*）包含感動、愛、與同理等基本感受，因此掌控韓國社會的人際互動，其涉及對社會結構中個人位置的一般性覺察。更多相關討論，參見 Christopher K. Chung and Samson Cho, "Conceptualization of *Jeong* and Dynamics of *Hwabyung*," 32; Choe Sang-jin and Kim Gi-beom, *Munhwa simnihak hangugin un simini bunseok*［Cultural psychology: Analyzing the psychological state of Koreans］, 53.

38 Christopher K. Chung, and Samson Cho, "Conceptualization of *Jeong* and

為「情」這種介於人際間的特質，人們可在溝通互動的所有面向裡敏銳地感覺到它，因為個人必須學習群體裡的同伴會如何感覺，並進而修正自己的行為。換句話說，在任何關係中，互動若非緊依著「情」發生（*jeong deulda*），結果就是「鬧翻」或「被敷衍」（*jeong tteoreojinda*）。[39]

「情」最早發生於母嬰關係（母情，*mojeong*），然後才延伸至其他家庭成員。如同韓國有名的諺語，世上最偉大的就是母親對孩子的「情」；她能讀懂孩子的心、回應孩子的需求，正因為她的「情」是無窮的（*muban*）。[40]母親若沒對孩子付出此種強烈依附與無條件的愛，便會被貼上無情（*mujeong*）的標籤。基於對母親的依賴與愛慕，衍生出「同在」（*ilchegam*）的情感，因為「情」會接著延伸到其他家庭成員身上，這些成員被期待「無保留地打開自己的心」（*sogmaeum eul teonohgo*）。[41]透過這個涵化的過程，「我們」（*uri*）這個關係用語，雖是複數，取代了「我」，並結合其他主詞與受詞，例如「我們丈夫」（*uri nampyeon*）、「我們妻子」（*uri manura*）、「我們家庭」（*uri jip*）、「我們家鄉」（*uri gohyang*）等，來傳達「情」的概念，因為它超越個體，包含他人。

Dynamics of *Hwabyung*," 48.

39 Christopher K. Chung, and Samson Cho, "Conceptualization of *Jeong* and Dynamics of *Hwabyung*," 48.

40 Choe Sang-jin and Kim Gi-beom, *Munhwa Simnihak Hangugin Ui Simri Bunseok* [Cultural Psychology: Analyzing the Psychological State of Koreans], 56.

41 Choe Sang-jin and Kim Gi-beom, *Munhwa Simnihak Hangugin Ui Simri Bunseok* [Cultural Psychology: Analyzing the Psychological State of Koreans], 56.

　　這些以他人情感或處境為念的作法，看似出於利他動機，但其實是受到區分「我們」（*uri*）與「他人」（*nam*）的複雜人際與群體關係所掌控，因為「情緒的分量與方向取決於行動者是否遵循其相對地位」。[42]即便是在打招呼這種非正式情境裡，韓國人經常會問你「吃飽了沒」或「要上哪去」，這類在其他文化中看來探人隱私的問題，在韓國只不過是表達親近、同理或感情的方式。舉例而言，當人們聚會喝酒（*suljari*），進行傳遞酒杯這類儀式時，「情」不斷被強化。[43]

　　是否屬於「我群」（*uri*）的一分子，在「心情」（*simjeong*，由「心」（sim）和「情」（jeong）兩個韓文漢字組成）被激起時，感受特別深刻。這個情緒通常被特定行為或事件所引發，例如因為誣告、拒絕、無情或不當對待所引起的失望心情。[44]表達「心情」預設共享心思，必須引發他人的同理心，特別是那些曾經歷相似情境的人。舉例來說，婆婆應能同理媳婦的「心情」，因為她可能經歷過相似的情緒起伏，能夠提供安慰。她可以告訴媳婦「這些事情是會發生的」（*"geureolsudo issji anhneunya"*），接著描述過去的事件，傾訴她的心境（*ma-eum*）。[45]透過尋求同理（*hasoyeon*）的機制，人們能向第三者描述「心情」，藉以正當化自己的行為或取得同情，確認自己沒有犯錯。

42　Jan E. Stets and Jonathan H. Turner, "Sociology of Emotions," 36.

43　Kim Seong-gyu, *Jeong Iran Mueosinga* [What is This *Jeong*?] 53.

44　Sang-Chin Choi and Gyuseong Han, "Shimcheong Psychology: A Case of an Emotional State for Cultural Psychology," 205-24.

45　Choe Sang-jin and Kim Gi-beom, *Munhwa Simnihak Hangugin Ui Simri Bunseok* [Cultural Psychology: Analyzing the Psychological State of Koreans], 71-77.

五、情緒尋航與「體面」和「察言觀色」的情感規則

社會學家高夫曼（Erving Goffman）描繪人們如何使用「前台」（front），「人們經常以普遍且固定的形式所做出的表現，為觀看者定義情境。」[46]當人們扮演既定的社會角色時，他們必須管理情緒，維持符合文化規範的自我形象，以減少可能的爭議或尷尬。[47]這表示人們扮演某個角色時，「會找到特定、已搭設好的前台」，透過「戲劇表現」，依據其所身處的環境演出。[48]透過「防禦式手段」（defensive practices），學習一套細膩的口語與非口語的表達方式與動作，並依據相對於他人的位置與權威，拿捏好分寸，避免窘境。

由此一有利位置出發，人們必須遵循關於「體面」（chemyeon，由韓文漢字的「體」和「面」組成）的一整套複雜規則。用高夫曼的話來說，人都會演出「台詞」或「一組口語與非口語的行動，來表達他對某情境的觀點，並藉此評價參與其中的人，特別是他自己」。[49]雖然「面子」（或高夫曼所謂的「社會面子」）的概念存在於每個文化之中，且被視為個人內在本質的外在表現，但韓國人更看重面子的功能及社會脈絡，特別是一個人的言行舉止必須符合「我群」的期待。

由於「我群」所具有的含括性質，羞恥與罪惡感，或雷迪所

---

46 Erving Goffman, *The Presentation of Self in Everyday Life*, 22-27.

47 Arlie Russell Hochschild, "The Sociology of Emotion as a Ways of Seeing."

48 Erving Goffman, *The Presentation of Self in Everyday Life*, 30.

49 Erving Goffman, "On Face-Work: An Analysis of Ritual Elements in Social Interaction," 224.

謂的「誘發性目標衝突」（induced goal conflict），便成為驅使個
人服從團體最主要的社會約束力。[50]這些機制不只在家庭或機構
中運作，更透過所謂「察言觀色」（nunchi）這種被動且壓抑的
溝通模式出現在日常互動中，因為人們非常在意別人如何看待自
己。[51]如同心理學家David Matsumoto關於日本人的研究所示，不
論做什麼事情都「擔心（在實質上或認知上）影響別人」，害怕
丟臉「成為主要的社會約束力」。[52]「察言觀色」讓個人可以藉由
非口語、面部與肢體的表達，暗示性地傳遞一整組符合我群規範
的訊息，以及他對眼前狀況的個人判斷。因為這溝通並非直接，
其他人必須要能讀得懂「此種行動」，或按兵不動、公然誇大展
現，抑或操弄面子，來迎合他人期待，以維持我群的動能。

六、「恨」的情緒苦難

被雷迪稱之為「情緒苦難」（emotional suffering）的「恨」，
可被視為「情」的另一面，是韓人心理構成的核心。[53]恨與我群
的情緒政體關係密切，該政體確保情緒的「正確」，以服務集體
目的。在中文字裡，恨就像心被一條縱線劈開，可說是對憤怒的
極力抑制，此憤怒正來自對「情」的違背。「恨」包含了面對社

50　William Reddy, *Navigation of Feeling*, 129.

51　根據Helen Flam，恥辱是「他人為使我們順服而在我們身上誘發的感覺」，參
見Helen Flam, "Emotions' Map: A Research Agenda," 22.

52　David Matsumoto, *Unmasking Japan: Myths and Realities about the Emotions of
the Japanese*, 10.

53　William Reddy, *Navigation of Feeling*, 129.

會不公所引發的受害、無助、強烈的負面恨意,以及難解的怨懟、悲哀與憤怒。[54]此種無能的感覺會發生在個人身上,或者成為集體意識,當人「心懷怨恨」(*haneul pumda*)或恨意變得「糾結難解」(*hani maejhinda*)時,便會帶來毀滅性後果。

當人們咬牙經歷困境,承受無力改變、被迫接受自己的「八字」(*palja*)時,就會被稱之為懷恨在心。舉例來說,發現兒子沒考上頂尖大學的母親,或是在父親死後哀嘆自己未在其生前盡孝的兒子,都會被說是中懷怨恨。一個妻子在丈夫外遇時會憤恨,因為他「敗家亡身」(*paega mangsin*)。從家有殘障子女的父母、到必須為男客倒酒的酒吧女子,以及目睹愛侶另結新歡的被拋棄者,人們因各式各樣的理由含恨。這些怨懟、恥辱、憤怒、討厭、受辱、遷怒,或是受挫的感覺,隨時間鬱積心中。[55]其中一個解恨(*hanpuri*)機制是抱怨(*hasoyeon*,尋求第三者同情),如同以下玄鎮健的短篇故事〈私立精神病院院長〉,或是對有類似心情者陳述自己承受的抑鬱(*eogeul*)與恨。

恨也被視為特別出現於韓國史中若干時期的主體間的情感,或「集體憂傷」的社會精神特質。人類學家克利佛德‧紀爾茲說,集體憂傷是「(集體)生活中的基調、特色與質地,也是其道德、美學風格與情緒;這些對於自身與其生存世界的潛在態度

---

54 John Lie 的精采論著記述南韓社會於過去半世紀中,「恨」的文化表現如何受到廣大的歷史、社會、政治與經濟力量所形塑。參見 See John Lie, *Han Unbound: The Political Economy of South Korea*.

55 Choe Sang-jin and Kim Gi-beom, *Munhwa Simnihak Hangugin Ui Simri Bunseok* [Cultural Psychology: Analyzing the Psychological State of Koreans], 116.

反映在生活當中。」[56] 就歷史而言，朝鮮半島不斷為外族入侵，最早是漢朝、接著是契丹、蒙古、女真與日本，近來則有美國與蘇聯引發的血腥戰爭與國家分裂，恨意就在此種遭遇中滋生。因戰亂痛失親人、貧窮、當奴工，以及意識形態上的衝突，都助長此種集體哀傷。

其他論者也指出，朝鮮時期儒家思想滲透，對於無助、不公與受害等情感的出現，至關重要。當社會階級被嚴格界定，財富與權力逐漸集中在少數人手上，高壓父權家庭體系企圖維護社會特權，貶抑非正統，並在繼承上獨尊男性，上述情感便隨之出現。這些既定不變的規則迫使人們進入屈從關係，恨意因而滋生。

在社會經濟的層面上，在極端環境中的求生壓力、僵化的性別期待與社會流動的困難，都會引發無能或挫折感。舉例來說，無力還債的佃農、渴望向上流動的商人、自私的婆婆欺負媳婦，這些情形都會引發人們心情（*ma-eum*）裡的無助感。壓抑此一難解的憤怒被稱之為「抑鬱」（*eogeul*），意即對某人或某事心存怨懟。這種「被迫壓制憤恨」經常造成身心症，如同本書第一章中詳細探討的「火病」（*hwabyeong*）。

七、作為情緒庇護所的民俗文化

對於朝鮮時期的平民而言，面對階級與性別壓迫所造成的難言憤恨，處理方法之一便是透過具有宣洩功能的戲劇（或雷迪所

---

56 Clifford Geertz, *The Interpretation of Cultures*, 93.

謂的情緒庇護所）昇華自己的恨。[57]能達到此目的的包括板索里
（*pansori*）、農樂（*nongak*）、偶戲（*inhyeong-guk*）、民謠
（*minyo*）、民俗繪畫、白話小說、野談（*yadam*）、廣場劇場
（*madang* theater），以及面具舞蹈（*talchum*）等演出與藝術表
達。如同巴赫汀（Mikhail Bakhtin）所謂的「嘉年華」或顛倒世
界，所有的規則、禁忌、良莠美醜、與行為約束都被暫時懸置，
受壓迫群體得以透過表演來互動與表達自我，透過鬧劇與喜劇，
平民得以嘲諷收賄的兩班（*yangban*）階級，並自在地表達對社
會常規的藐視，這些是統治階層在其他時候不會容許的事情。[58]

　　所謂板索里，傳統上由廣大（*gwangdae*）吟唱、由鼓手
（*gosu*）伴奏，若整部曲子由十二個集錦（*madang*）組成，表演
將持續數天之久。這種表演讓人想到巫師的吟唱，其口語敘事真
實描寫平民日常遭遇的問題，經常嘲諷儒家思想與社會禁忌。此
種音樂形式諷刺、機智與幽默，取材自民間文化與小調，兼具深
度與多變性，風靡平民與上層階級。如金興圭（Kim Heung-gyu）
所言，板索里也使用了「觸碰靈魂與表達生活黑暗面的悲劇性語
言」。[59]

　　援用板索里此一悠久的口語傳統，貧窮文人在傳統白話小說
與野談的發展上扮演重要角色，這些文類「對人物角色與社會處
境的描寫更加真實」，並取笑舊秩序與嚴格的社會地位制度。許

---

57 William Reddy, *Navigation of Feeling*, 129.

58 Mikhail Bakhtin, *Rabelais and His World*, 1-27; Gyeong-uk Jeon, *Hanguk Gamyeongeuk: Geu Yeoksawa Wonri* [Korean Mask Drama: History and Structural Principles], 1-48.

59 Kim Hunggyu, "Pansori," 288.

筠（Heo Gyun, 1569-1618）的《洪吉童傳》（*The Tale of Hong Giltong*）被視為當時最受歡迎的白話小說,「試圖透過以虛構的方式呈現歷史人物來處理當代社會的矛盾。」[60]根據 Peter Lee 與金興圭的研究,許筠不認同儒家道德觀,及儒家對人類本能和情緒的輕視,這使他將焦點放在「負面的人物典型上,如不滿現狀者、異議者、罪犯與造反者」。批評者認為該作品傷風敗俗,因為「描述那些無法完全被抑制的熱情、幻想與夢想,扭曲真實世界的樣貌」。《洪吉童傳》又牽涉「人與亡者、鬼怪交通的無稽幻想」。再者,這類白話小說因赤裸描繪「人類本能行為,特別是性與情慾,有傷風俗」而被禁。換言之,該書「創造出當權者無法約束的世界,對何謂真實提出非官方觀點」。[61]

　　如同許筠的白話小說,韓國面具舞融合世俗與神聖,同時取材於地方儀式與薩滿傳統,戴面具的主角包含來自不同社會階層的男女角色,如同:兩班、醉發里（*chwibari*,老光棍或浪蕩子）、妓女（*bune*,通常指妾或妓生）、新娘（*gaksi*）、書生（*seonbi*）、僧（*jung*）、傻瓜（*imae*）、僕人（*choraeng-i*）、老婦（*miyalhalmi*）、屠夫（*baekjeong*）等。這些舞蹈抒發對壓迫階級與社會制度的憤怒怨懟,以及對階級歧視、貧窮、惡婆婆與其他社會不公下的受難族群表達同情。此種沒有劇本、四處走唱的戲班,成員多數來自低下社會階級（包含朝鮮早期因新興儒家政權壓抑佛教而加入此團體的僧侶）,在村莊間穿梭,尋找觀眾。在樂團的伴奏下,這些戴著面具的舞者以鬥嘴或帶有明顯性意味的

60　Kim Hunggyu, and Peter Lee, "Choson Fiction in Korea," 267, 275.

61　Kim Hunggyu, and Peter Lee, "Choson Fiction in Korea," 274.

演出取悅觀眾。表演有著相似的故事情節，例如老和尚與老光棍、姘婦與老寡婦、學者與僕人之間的鬥嘴，並常以被壓迫者勝過壓迫者作為結局，既戲劇化又帶有宣洩效果。[62]

這些戲劇採用「戲謔、毫不掩飾的粗話與俏皮話」，反映平民的日常生活。演員「情緒高昂」，他們在「社會規範與日常欲望間的拉扯」可博取觀眾的同情或引發嫌惡。對許多觀眾而言，這些故事是他們暫時脫離生活、稍稍喘息的出口，也是他們自身感覺的表達，為最生動的二手經驗。[63]如金興圭所注意到，此類戲劇的主題環繞著對「統治階級的嘲諷，這種寫實手法宣揚世俗生活的價值，批判空洞的理想，也是對父權社會壓迫的控訴」，表達出「大眾對朝鮮時代晚期儒家秩序逐漸瓦解時層出不窮亂象的觀感」。[64]

由於這些公開表演的顛覆性質，日本殖民政府在1911年頒布禁令，打壓深夜的表演，只准面具舞與其他表演團體在特定節日演出，甚至要求出具地方政府的正式核准。[65]此外，由於欠缺得以傳播與生存的社會基礎，這些走唱式的表演隊伍逐漸消失，難以與現代形式的娛樂（如電影與電台）競爭，許多表演者因無法再吸引觀眾，轉而往新娛樂工業中求發展，或消失在人群之中。

62　Kim Hunggyu, "Folk Drama," 304-6.

63　Kim Hunggyu, "Folk Drama," 307-8.

64　Kim Hunggyu, "Folk Drama," 312.「朴僉知」（Pak Chomji [Cheomji]）這類偶戲也透過帶有性意味的嘲諷手法來批判具道德或宗教權威的偶戲表演。

65　Gyeong-uk Jeon, *Hanguk Gamyeongeuk: Geu Yeoksawa Wonri* [*Korean Mask Drama: History and Structural Principles.*] 1-48.

八、日本殖民與現代性：情緒政體的改變

　　伴隨著日本殖民，朝鮮半島也經歷了現代化、快速的工業化和都市化，這些變化為韓國人的心靈帶來前所未有的深刻影響。京城人口從1914年的246, 251人變為1944年的988, 537人，成長四倍之多。舉凡視覺上的壯觀建築（現代大樓、工廠、醫院、大眾交通系統、銀行、百貨公司與咖啡館）、新形態的人（「人群」、消費者、城市上班族）、運輸與移動（購物、散步、凝視，與商品的流動），與新感覺（壓力與焦慮）等，這些日常空間（*ilsang ui gonggan*）促成新的「都市感知」，也接著改變人看待自己與他人的方式。然而，這些現代發展顯然也有其黑暗面，包括局限人們的情緒生活，衍生新的社會與行為病態。這個現代化過程帶來新的理性與規範架構，促生一個截然不同的情緒政體，透過這個獨特的現代方式，人們賦予傳統社會中的情緒形態與情感規則新的定義，個人主義與個人認同開始削弱原來深植於家庭與集體（uri）中的情感連結。

情感作為「症狀」：主觀健康與情緒的行銷

　　當城鄉遷移達到前所未有的規模，殖民政府擔憂傳染病在都會中心造成大流行，透過防治宣導，及動用大批警力，試圖抑制疾病傳播。[66] 源自科霍（Robert Koch）、史諾（John Snow）、巴斯

66 舉例而言，朝鮮總督府在1915年9月舉辦「京城工技展」（Gyeongseong gongjin hoe），超過450,000人參觀。其中一個陳列室為韓國民眾展示肉眼無法看見的微生物，以及顯微鏡、可攜式診療器與其他能準確偵測肺結核、淋病、痢疾、黑鼠疫、霍亂，與肺癌等疾病病菌的醫療用具，以此展現現代醫

德（Louis Pasteur）與其他人的研究所發展細菌致病論與微生物病原的發現，在19世紀晚期為「微生物成為人類與動物疾病的病原」，「提出有力的實驗證明」。Nancy Tomes指出細菌學這個新領域「導致疾病傳染與防治的知識爆炸」，讓大眾不僅意識到細菌作為病因，也理解疾病如何傳播。[67]

　　在1920年代前，伴隨當時殖民政府審查放寬，以及白話印刷品的興起，對於肺結核這類都市災難與包括神經衰弱在內的神經疾病的恐懼，被連結到所謂的退化、遺傳性瘋狂與社會病態，並開始被大量討論。對情緒問題與瘋狂的擔憂為藥商帶來極大商機，促銷「健腦丸」（Kennōgan）此種精神用藥的廣告，幾乎每天出現在報章雜誌上，宣稱能為神經緊繃到極點的人「重建心智」。[68] 也是到1920年代時，神經衰弱已經成為都市人最常用來表達精神困擾的說法。在朴泰遠（Bak Tae-won）1934年的著名小說《小說家仇甫氏的一日》（*Soseolga gubossi ui iril*）中，厭世（*taedium vitae*）成為主角仇甫從東京返回京城後的敘事基底，他的精神官能症干擾並削減他從 *kultur*（德文的「文化」，含括的不只是文明，還有科技）所得到的些許快樂，他的精神官能症行為源自於在殖民社會中作為一個被奪去男性氣概的韓國男性所感到的深刻挫折。

　　到了1920年代，社會污名就不再局限於身體異常，還包括

學的進步與文明。參見Choe Gyu-jin, *Geundaereul Boneun Chang 20* [*Twenty Windows on Modernity*], 118.

67　Nancy Tomes, "Epidemic Entertainments: Disease and Popular culture in Early-Twentieth Century America," 629.

68　*Joseon ilbo*, May 18, 1934.

「意志脆弱、跋扈、矯情、思想叛逆頑固、不誠實等性格缺陷，這些狀況源自於外界所知的例如精神失序、坐牢、成癮、酗酒、同性戀、失業、企圖自殺與激進政治行為」，舉凡任何損壞家庭名聲的事情。[69] 報章雜誌援引警方報告藉以呈現情緒與精神「異常者」數目的增加，並特別強調那些同時對自身與他人造成威脅者，如縱火犯、賭鬼、偷竊癖、流浪漢、暴露狂，上述強迫性舉止被視為自戀式自我享樂或情緒失序的結果。這些人的失序行為常造成公共空間中的犯罪、暴力或自殺行為，像是社稷公園（Sajik Park）、獎忠壇公園（Jangchungdan parks）與漢江步橋（Han River Foot Bridge），已成為熱門自殺地點。

　　在精神醫學這個新興領域，「心理醫師」（mind doctors）將一套關於心理衛生的新語言介紹給社會大眾，這套語言把憤怒與傷心等情緒連結到神經疾患。就像他們的社會學與犯罪學的同儕，精神科醫師透過資料收集得到統計數字，藉以達成他們在公共衛生上的目標，也就是「死亡率與罹病率、拘留與改造的效益、風險壓低與受益的極大化」。[70] 這些積極行動背後隱藏的是，擴大罪犯行為的涵蓋範圍與拘禁「不正常的人」的企圖，並藉社會與生物決定論來解釋，特別是心理衛生問題上的遺傳基因，與壓力生活事件、失序、貧窮等特殊因素。[71]

　　儘管殖民政府與醫學（如精神醫學）試圖界定何謂正常，由於民眾面臨現代性帶來的諸多挑戰，此時探索此種轉變中的韓國

69　Erving Goffman, *Stigma: Notes on the Management of Spoiled Identity*, 3.

70　Richard C. Keller, *Colonial Madness: Psychiatry in French North Africa*, 55.

71　Richard C. Keller, *Colonial Madness: Psychiatry in French North Africa*, 55.

人的「心理」狀態相當困難。現代社會帶來新的情緒政體，容許
更大的個體性，對當時韓國民眾深具吸引力，但此種現代性卻又
與日本殖民緊密交織。同時，如同以下將呈現的，面對傳統情緒
政體與其情感規則的消失，韓國民眾渴求情緒的真實性與穩定
性。

九、短篇小說中的情緒

　　若要定義與探索殖民時期韓國矛盾的情緒政體，現代小說是
個途徑。儘管李光洙急切呼籲韓國文學應「真實面對人類情
緒」，但值得注意的是，作者們經常把傳統韓國文化「不允許」
的情緒呈現為異常或瘋狂的，例如外顯的暴怒（相反於內斂的
恨），或任何違背「情感規則」的表現。他們開始使用精神醫學
語言（如「心理抑鬱」）或精神病患的描述來傳達某些情緒。可
以說，一如同時代的歐洲作家，他們只不過用瘋狂的比喻來描繪
現代性帶來的不安。[72]再者，如同李光洙指出，儒家道德觀造成
韓國民眾無法隨性的表達「思想與情緒」，那麼，韓國作者使用
「精神疾病」為主題，可能也來自某種根深柢固的習性，即避免
與那些有問題的情緒正面交鋒。然而，殖民主義的弦外之音值得
更細膩的詮釋。也許某些作者試圖將主角們描繪為精神不穩定，

72　參見Liah Greenfeld, *Mind, Modernity, Madness: The Impact of Culture on Human
Experience*; Louis A. Sass, *Madness and Modernism: Insanity in the Light of
Modern Art, Literature, and Thought*; Vieda Skultans, *English Madness: Ideas on
Insanity, 1580-1890*; Allen Thiher, *Revels in Madness: Insanity in Medicine and
Literature*.

來化解其行為或情緒中的威脅性，為潛在劇本提供完美偽裝，讓
「瘋狂」的角色得以向權力者說真話，批判韓國社會，也批判日
本殖民政權。[73]如同上文所提到的Nicole Eustace的觀察，「每種
情緒表達都構成社會交流與政治協商」。[74]在韓國的小說與電影
中，現代社會存在三種最容易陷入精神不穩定的社會典型：殖民
時期的知識分子、貧困者與女人。

（一）殖民時期知識分子、流離失所與瘋狂

在韓國小說中，殖民時期知識分子是特別容易陷入瘋狂的一
群人，這牽涉他們流離失所的集體經驗，不論是赴日求學與返
鄉。根據Ellie Choi，「『內地』（naichi，母國）與『外地』
（gaichi，殖民邊陲）之間在文化與經濟上呈現巨大差距，返鄉如
同在時間上逆向旅行。」[75]不論字面意義或隱喻，殖民時期知識分
子不斷往返，就許多面向而言，他們因而在認同上占據一個間隙
位置，難以界定。很多像李光洙之類的韓國作者赴日求學，關注
知識分子的內心世界，與世隔離、孤寂、邊緣化與失落，都表現
在精神不穩定與自殺企圖上。許多學者發現，小說中的殖民時期
知識分子的內心世界往往與現實世界中的作者的狀況十分類似。

流離失所作為殖民時期知識分子的重要養成經驗，這在李

---

73 James C. Scott, *Domination and the Arts of Resistance: Hidden Transcripts*.

74 Robert A. Schneider, ed., "AHR Conversation: The Historical Study of Emotions," 1490.

75 Ellie Choi, "Introduction to 'Form Tokyo to Seoul' (Tonggyong eso Kyongsong kkaji, 1917) and 'Record of Travels in the Diamond Mounts' (Kymgangsan yugi, 1922)," 330.

光洙的短篇故事〈愛？〉（"Ai ka", 1909）得到最犀利的描繪。
李光洙十七歲時，將這篇故事發表在明治學院的校刊《白金學
報》上。該文描寫一位韓國學生對日本同學的同性愛慕，但在學
期末遭到無情拒絕，愛慕之情被殘酷碾碎。[76]這位孤單的主角文
吉（Mun-gil）是東京一所中學裡早熟的留學生（*yuhaksaeng*），
在學校運動比賽時遇見一位名為三佐夫（Misao）的英俊學長
（*sempai*），自此產生情愫，文吉一直感到深深的孤單，並常因
而暴烈痛哭，如今被「喜悅」取代了，「胸中充滿無限希望」。[77]
這故事探索文吉如何從充滿希望轉為失望，平凡無奇卻相當觸動
人心的一刻：當學期結束，文吉即將返鄉，出發前一天，他到宿
舍拜訪三佐夫，文吉期待著熱情接待，不料被拒絕。三佐夫明
明就在屋子裡，卻連出來打聲招呼都不願意。文吉「潛伏的疲
倦與沮喪」發展成「震驚與沮喪的生理表現」，他變得倦怠與憂
鬱。一位曾經健談的年輕人，如今沉默寡言，不願再與他人發
展任何關係，如同安娜・卡列妮娜，文吉認為自己除臥軌自殺
外別無選擇。[78]雖然〈愛？〉未被視為李最好的作品（如《無情》
〔*Mujeong*〕），透過酷兒主體性的運用，李光洙得以批判霸權秩

---

76 Eve Kosofsky Sedgwick 傾向使用「男性同性愛慕」（*male homosocial desire*），
　　而非另一同源詞「同性性慾」（*homoeroticism*）。如 Jason Edwards 指出，「如
　　同『同性性慾』，『男性同性愛慕』這個用語包含並強調慾望的概念，但不直
　　接指向與男性具有伴侶關係的身分認同。」參見 Jason Edwards, *Eve Kosofsky
　　Sedgwick*, 37; Eve Kosofsky Sedgwick, *Between Men: English Literature and Male
　　Homosocial Desire*; Eve Kosofsky Sedgwick, *Epistemology of the Closet*.

77 Yi Kwang-su, "Maybe Love (Ai ka, 1909)," 321-27.

78 John Whittier Treat, "Introduction to Yi Kwang-su's 'Maybe Love' (Ai ka, 1909),"
　　315-20; Yi Kwang-su, "Maybe Love," 321-27.

序，並揭露帝國欲望的極限。文吉渴求愛與被接納之所以與傳統情緒政體牴觸，不只因為這是兩個男子之間的愛，也是殖民者與被殖民者間不可能的感情，迫使主角以自殺收場。這篇故事也將文吉的真切情感對比三佐夫的無情（無法感受愛與熱情）。對李光洙這位崇尚情感與情緒為文明真諦的作者而言，對三佐夫的描繪也是對殖民主的嚴厲批判。

現代韓國文學的另一重要主題是殖民時期的知識分子因無法適應社會而感到疏離，最後導致瘋狂。這也是廉想涉（Yeom Sang-seop）短篇小說〈標本室裡的青蛙〉（"Pyobonsil ui cheonggaeguri", 1921）的主題，這篇小說出現在文學期刊《開闢》（Gaebyeok）上。如同李光洙，廉想涉（1897-1963）也曾赴日求學，在日本讀完高中後，被東京慶應大學錄取。然而，他只讀了一學期就休學，在1920年7月與友人黃昔禹（Hwang Seok-u）創辦文學刊物《廢墟》（Pyeheo）。根據金順喜（Soonsik Kim）的說法，〈標本室裡的青蛙〉就是透過文學自然主義與心理學來「描寫作者自日返國後的心理狀態」。[79]這篇故事檢視兩位與殖民社會格格不入的年輕韓國男性知識分子的生活，包括敘事者「我」與金昌億（Kim Chang-ok）。敘事者生活動盪，常有倦怠之感，藉菸酒消愁。恐懼與焦慮使他幾乎癱瘓，痛恨出門。即便一點瑣事都引發不安，甚至恐慌。每當看到針抑或「雞糞般」的小東西總讓他聯想起夢魘般的往事：他的中學老師在實驗室中將青蛙仍在跳動的器官逐一挑出，那隻青蛙無助地被釘住四肢，動

---

79 Soonsik Kim, *Colonial and Postcolonial Discourse in the Novels of Yom Sangsop, Chinua Achebe, and Salman Rushdie*, 36.

彈不得。主角藉著遁世掙脫束縛與干擾,隱居使他與世隔絕,但也避免他人接近他,使他能消極的忽視他人,或積極地將他們趕出他的社會。

廉想涉筆下的敘事者患有神經疾病,跟他長期失眠、沮喪和自殺念頭都脫離不了關係。友人H知道敘事者的狀況並認為他需要改變環境,儘管主角一開始並不願意,還是把他拖離隱居生活,一同前往平壤。敘事者最後決定陪H去南浦鎮,並在那遇見Y與A。在當地他第一次聽說金昌億這位狂人(*gwangin*),故事真正的主角。金昌億曾是鎮上知名神童,雖然來自鎮上的富商家庭,他父親將所有積蓄揮霍在女人與酒精上,金只好輟學。他聰穎過人本有大好前景,但卻成為自己無法控制的環境的受害者:母親過世後,他成為當地學校裡卑微的教員。在第一任妻子悲劇離世後,金再婚,卻因罪遭警察扣留無法享受新生活。最後雖被無罪釋放,四個月後返家時,金卻發現第二任妻子已離家且淪落風塵。金萬念俱灰,不願踏出家門,最後發瘋(*balgwang*)。金昌億遁世離群與故事敘事者的經歷驚人地相似;後者聽說金積極推銷他的理想主義,四處宣導世界和平,企圖結合托爾斯泰主義與威爾遜主義,以拯救世界。他並成立東西親睦會(East-West Friendship Society),不但擔任主席,也是唯一的會員。他在離紅燈區僅三里處建有一棟三層樓高的西式房子。

敘事者返家兩個月後,收到Y的信,說金昌億把房子燒了,不知去向。故事結尾處,主角心情憂鬱(*u-ulhan simjeong*),在家鄉閒晃,回想自己最近在平壤的經歷。他在平壤見到一位看來不安的長髮男子,遊蕩於大同河(Daedong River)邊,雖然似乎沒人知道金昌億的下落,但敘事者認為他見到的那位神祕男子

可能是他。敘事者猜測金已去到平壤（他第二任妻子的娘家），無以維生，睡在草堆上，並在福通門（Botong Gate）外乞討。[80] 前途大好的男子淪落得一文不名，在這個無法容納他偉大理想的世界裡，神智被剖成碎片，如同標本室裡的青蛙一般。

　　廉想涉的作品在象徵意義與隱喻上都很豐富，不論在文學或寓意上，〈標本室裡的青蛙〉都可有多種詮釋。某些評論認為殖民時期知識分子的幻滅來自理想與真實世界間的斷裂，因為這個世界「欠缺付諸實現這些理想的條件」。[81] 廉想涉並未指出〈標本室裡的青蛙〉的敘事者為何因失能性倦怠與情緒疲乏所苦，但我們可以根據作者真實生活，猜測敘事者的抑鬱症可能來自1919年三一運動的失敗。許多韓國男性知識分子在這段期間徹底幻滅與無力。相較於敘事者沮喪憂鬱的原因不明，金昌億的狀況就明確許多，就像敘事者與朋友們對其心理狀態的剖析，諸多證據都指出金的瘋狂是社會造成的，家庭問題使之惡化，這是日本殖民統治下，許多感到失能、被閹割的男性知識分子都面臨的「狀況」。

　　就其核心而言，金昌億代表一種新的「狂人」，他的症狀與其他時代中的狂人明顯不同。罹患「精神異狀」（*jeongsin isang*）的主角開始普遍出現在包括白信愛、玄鎮健、朴泰遠、李光洙、李泰俊與李箱等眾多作家的作品中。這些主角以特殊的症狀標示苦惱與障礙，創造心理衛生與疾病的特有論述，這些問題不再因超自然力量或惡靈而起，而是具體的狀況所造成。就金昌億的例

80　Yeom Sang-seop, *Pyobonsil Ui Cheong Gaeguri.*

81　Uchang Kim, "Extravagance and Authenticity: Romantic Love and the Self in Early Modern Korean Literature," 81.

子而言，知識分子理想與殖民現實間的斷裂逼他發狂，這展現在他的縱火、怪異演說與無意識遊蕩上，讓我們再次看到現代／殖民社會的期待，與傳統情緒政體間的相互撞擊，精神疾病成為男性知識分子實現欲望的唯一出路，無視前途與社會成規。

殖民時期知識分子的流離失所不僅帶來瘋狂，也造成他的「童稚化」。李箱（Yi Sang, 1910-1937）是一位專業建築師，有才情的藝術家、詩人與小說家，其作品〈翅膀〉（"Nalgae"）讓我們一窺與作者命運極其相近的男性知識分子的生活。主角離群索居導致他的無能，因情緒疏離所苦，試圖逃離「挫敗與否定」的日常世界。如同廉想涉作品裡的敘事者，這主角過著「充滿焦慮、疑心與倦怠，既沒錢也沒野心的生活」，這可以被解讀為日治時知識分子面臨的社會經濟矛盾。在這裡，「翅膀」代表「自我解放」與解脫。[82]

文本裡的文字如同主角受閹割的意識一樣令人費解，是「對於他需要壓抑的概念與渴求，一種躲躲藏藏的表達，無法公開溝通的破碎語言」。[83]主角過著「沉默消極」的生活，不知自己的妻子就在隔壁賣淫。他大部分時間隱居、與世隔離，這位「天才」已被童稚化，與「標本」無異。根據Henry Em的詮釋，這代表這個有意識的主體「無法被他者（他的妻子）看見或認可，這位妻子能感受到的，只有丈夫被閹割的軀殼」。[84]

廉想涉故事的主角害怕離開房間，李箱小說〈翅膀〉的敘事

---

82 Peter Lee, "Introduction to Yi Sang's 'Wings,'" 49.

83 Henry M. Em, "Yi Sang's 'Wings' Read as an Anti-colonial Allegory," 105.

84 Henry M. Em, "Yi Sang's 'Wings' Read as an Anti-colonial Allegory," 107.

者也很類似，在一次都市探險中完全迷失方向，失魂落魄遊蕩兩小時之久。在往京城車站的路上，主角數度差點被車撞到，最後正午時分出現在三越百貨頂樓。在透露實情的段落裡，主角語道自己的膽怯與怠惰：「我和妻子是一對注定步調不一的瘸子。不用費心解釋我倆的行為。不需要合理化。不論我們拖著何種真理或誤解，能在這世上繼續跛行，不就夠了嗎？」[85]對李箱來說，以瘸子為譬喻不只點出主角與妻子的困境，還包括被殖民的韓國人的集體處境：日本統治下認同深受現代性與殖民政權影響，「地位被貶為孩童」，且「被迫出賣自己苟延殘喘」。[86]一如廉想涉作品中的金昌億，李箱故事裡的主角身陷兩種差異極大的情緒政體，情緒被隔絕、閹割，無法在殖民現代性這個新領域中找到方向。

（二）恥辱、瘋狂與經濟困境中的情緒巡航

在現代韓國作家筆下，因無法適應殖民經濟體系而陷入社經逆境的人，特別容易精神不穩定，或罹患精神疾病。玄鎮健的短篇故事〈私立精神病院院長〉（1926），敘述經濟困境如何讓一個男人身陷恥辱與異化情緒，最後步入瘋狂。故事從返鄉的敘事者（第一人稱的「我」）的心理開始。殖民現代性明顯可見地造成他與家鄉的疏離。相鄰而建的茅草屋，曾被他視為家鄉的田園風光，但如今不再讓他感動。比起這些景象，「秋天落下的楊樹葉」還更吸引他的目光，這傳達了他對周遭環境的疏離感，對他

85　Yi Sang, "Nalgae" [Wings], 83.

86　Henry M. Em, "Yi Sang's 'Wings' Read as an Anti-colonial Allegory," 109.

這個都市人而言，此處如今只顯得淒涼、沒落。[87]主角與年邁父親及年輕繼母之間缺乏親子間的溫情（*jeong*），他覺得自己是個客人，給這對生活困頓夫婦帶來負擔。敘事者找理由與童年友人L會面，其他同班同學也聚到他家附近。當L與朋友圈（*gurakbu*）的其他夥伴「無條件地」歡迎他，邊擁抱他邊敘舊，聊起首爾發生的事、他的寫作、思想及朋友間的近況，忐忑不安很快被友情（*ujeong*）所取代。

　　然而，故事的焦點不在敘事者，而在他的朋友W身上。W努力在殖民韓國艱苦無情的環境求生。談話間，友人L透露朋友W過去一年的不順利。根據L回溯，W一連串的不幸始於被T銀行解雇，這家銀行之前付他25韓圜的薪資，夠他養活妻子與三個小孩，工作的勞累與壓力，加上與貧困妻家（*cheoga sari*）同住的恥辱，促使W帶著一家人遷入某棟房子的破舊邊間，更加深他作為唯一養家者的負擔（*budam*）。如此艱困的經濟條件使W必須透過朋友P接下一份不尋常的工作。P出身富貴，卻因精神疾病而喪失行為能力。

　　在接下來的酒聚裡，一位也認識W的友人S告訴敘事者，P以10韓圜外加一袋米為月薪，聘用W擔任私人看顧。玄鎮健接著描述當天晚上的一連串事件，包括W接連出現在幾場酒聚中，讓讀者一窺韓國人的心理、規範人際互動的情感規則，以及「交情」（"doing emotions"）所能達到的目的。在喝完一攤後，S鼓勵W傾訴他對「私立精神病院院長」這份工作的「心情」。W

---

87 Hyeon Jin-geon Jungdanpyeonseon, "Sarip jeongsin byeongwonjang" [The Director of the Private Mental Hospital], 193.

料想透過傾訴（*hasoyeon*）可獲得朋友同情，便卸下心防述說照顧P面對的掙扎，因為P比想像的還要嚴重。他告訴大家，P有嚴重的社會偏執，他的虛弱（*heoyak*）逐漸惡化為精神病（*jeongsin byeong*）。由於P經常暴怒，家人無法陪伴他，但若對P置之不理或將之拘禁（*gamgeum*），家人又有罪惡感，最後決定聘用W日夜照顧P。因為急於對朋友陳述心情，W決定讓大家聽聽某日P這個瘋子（*michin nom*）「發狂」（*balgwang*）所發生的驚悚情節。P在W不知情的情況下，將門反鎖，並以水果刀攻擊，還好最後因為發癲（*jiral*）耗盡精力，最後失去意識，昏倒在他面前。W的傾訴確實博得敘事者些許同情，但當晚卻失了分寸（*nunchi*）喝過頭。如下所述，他情緒失控大怒甚至施暴傷害了朋友圈的「情」與「體面」（*chemyeon*）。

　　由於保持體面同時牽涉對自我的正面評價與他人的社會讚許，W總是為捍衛自身操守倍感壓力。岌岌可危的生活與卑微的社會地位，讓此種壓力加劇。當主角先遇到L，而W不在場時，兩人無顧忌地談論W的財務與個人問題。正是透過這些談話，敘事者意識到原來W一直都以愉快神情（「前台」）來掩飾自己遇到的麻煩。為免丟臉，W在被銀行解雇後甚至設法借錢，讓家人搬入一個邊間，以離開妻子娘家。

　　在另一個場景裡，友人S在某次酒聚時取笑W，稱他為私立精神病院院長，並挖苦說他是否「剛下班」。[88]即便是寒暄，地位高者較地位低下者可獲取更多面子，就像S藉由嘲弄W來維持權

---

88 Hyeon Jin-geon Jungdanpyeonseon, "Sarip jeongsin byeongwonjang" [The Director of the Private Mental Hospital], 199.

威。同時，個人必須揣測優位者可能有的反應，並依此回應以顧及雙方臉面。這意味需要有一系列的「前台」，從正式拘謹的言行，到炫耀自誇，以捍衛自己的顏面與能力，或掩飾自身實際上的低下地位。為避免被朋友看輕，或誤解自己的能力與私人問題，W面對嘲弄時只是一笑帶過，未露出任何不悅。敘事者觀察到W儘管神色憔悴，但總面帶笑容，這便是用以掩飾財務與個人窘境的「前台」。透過拿捏人際關係，並持續自我觀察與計算，W始終能夠保住面子。

「面子」與「察言觀色」之間的矛盾出現在這群人在河東館（Haedonggwan）的最後狂歡。河東館是K最喜歡的餐廳。作為常客，他招搖地叫來三名妓生為大夥斟酒。儘管氣氛歡樂，敘事者描述自己因為聽了W的傾訴，心情很複雜。因為知道W酒量不佳，敘事者特別注意到W當晚喝多了。當人們逐一散去，喝醉的W請服務生給他報紙，開始將吃剩的點心全部打包，準備帶回家。不顧W其實是想讓小孩吃到年糕與藥食（*yaksik*），K告訴W他有失分寸的舉止讓他丟臉（*changpi*），作為餐廳常客，他要W停止。

W看來並不感到內疚，告訴K他只是帶走自己付了錢的東西。然而，當其中一位妓生嘲笑說「私立精神病院院長要在家裡辦宴席」，「面子」與「察言觀色」等防禦機制再也無法承受更多的羞辱，W起身賞了她一巴掌。[89] K試圖拉住W，但因為稍早自己也丟了臉，他轉而攻擊W。W立刻反擊，兩人扭打，直到

89 Hyeon Jin-geon Jungdanpyeonseon, "Sarip jeongsin byeongwonjang" [The Director of the Private Mental Hospital], 202.

敘事者與 L 和 S 兩位朋友將二人拉開。送走 K 後，三人試著讓 W
重拾顏面並安撫他，敘事者把打包食物交給 W 時，對孩子的事
隻字不提。但 W 因羞辱與挫敗把食物丟到地上，將臉埋進其中
大喊女兒的名字：「福月！妳沒吃到沒關係。妳沒吃到年糕也不
會死。」[90] 狂怒之際 W 臉色蒼白、口吐白沫問友人自己是否該殺
了孩子。隔天，S 告訴敘事者，W 不只打了妻子，還將三個孩子
綁在樑上，作勢要將之燒死。敘事者不知如何幫忙便返回京城。
五個月後，他收到 S 的信，W 發狂用刀殺死友人 P。

　　這故事裡「情」與「我群性」的情緒政體，「面子」和「察
言觀色」的情感規則，再也無法約束 W，使其遵循群體，W 終
究陷入瘋狂。再者，現代生活的無情嚴苛，加上日本殖民下急遽
惡化的經濟，以及對 W 作為家長的期待，促使主角精神崩潰，
在朋友間顏面盡失。

（三）女性以及作為解放的瘋狂

　　在韓國文學中，另一種特別容易罹患精神疾病的人是女性，
特別是年輕妻子與被拋棄者。玄鎮健的短篇小說〈火〉（"Bul,"
1925）探索發狂作為解放這個概念。[91] 主角順意（Suni）是一位十
五歲的新娘，遭丈夫「夜夜摧殘」。由於狠心婆婆讓她負擔繁重
家務勞動，順意太過疲倦，連遭受攻擊時都無法醒來。「她的臀
部抽痛與刺痛，當鐵棒將她的內臟推開、戳向胸口，她的嘴巴張

---

90 Hyeon Jin-geon Jungdanpyeonseon, "Sarip jeongsin byeongwonjang" [The
　　Director of the Private Mental Hospital], 203.

91 Hyeon Jin-geon, "Bul" [Fire], 173-83.

大、身體抽搐。照理說，這麼大的痛苦應會弄醒她，但她的日常
勞動（頭頂水缸回家、打穀、踩踏水車、送餐到田裡給農工）已
讓她虛脫，怎麼努力，也無法醒來。」[92]

順意一開始把恨意深藏心中，無異議地服從，對婆婆唯命是
從，如同「等待長官下令的士兵」（3）。一位電影研究者曾說，
「恨是被動的，渴望報復，卻從不出擊。恨深繫心中，暗懷期
待，但從不外顯。恨變成人氣息與血液中的一部分，帶有悲歡，
甚至責備命運的意味。」[93]

順意的恨逐漸轉化為必須發洩的憤怒。這個轉化的第一個跡
象發生在溪邊，順意見到小魚們「無憂無慮地浮在水面」（4），
感到一陣陣的妒意，當她試著撈起牠們放在手心卻頻頻失敗，嫉
妒轉為憤怒。順意最後捉到一隻停在手掌上的魚，她讓魚在手上
跳著直到無力。「順意覺得好玩，很快地，這可憐疲倦的小東西
在手裡一動也不動；順意就殘忍地將牠丟到地上。」（4）因為被
自己所做的事情嚇到了，順意趕緊汲水回家。然而，她覺得「死
魚的鬼魂在她面前徘徊」（5），並感覺「有人從後面拉她頭髮」
（5）。碰到鬼一事可能來自違反恨的情感規則所引發的罪惡感，
殺魚預示之後因憤怒引發更激烈的行為。

順意在提湯與飯去給農場幫工的路上，遇見她殺死的那隻小
魚，「小魚變成巨大的石斑，擋住去路」（6），她的恨意轉變為
報復意圖，籠罩著她，順意因此昏倒，打破婆婆的瓷碗。當她在

92　Hyon Chin-gon（Hyeon Jin-geon）, "Fire," 8-9. 本故事的後續引用來自此譯本，
　　並在內文中以括弧表示。

93　Ahn Byung sup, "Humor in Korean Cinema," 90-98.

每晚遭受攻擊的房間（也就是「敵人的房間」）醒來（6），丈夫已不再是她正上方的一張臉，而是她的仇人。儘管丈夫因關心面露「柔和、憐惜」，但也無法阻止她的恨意轉為恐懼與憤怒：「喘不過氣的順意就像被老鷹擎住的小雞，無法對其仁慈表現感到感激。」（8）

如同 Charlotte Perkins Gilman 的小說《黃壁紙》中的主角，順意把那個房間視為她所有苦難的來源。「若不是有這個房間，他找不到地方折磨她。有什麼方法可以除掉這該死的房間？」（8）她把對丈夫的憤怒投射到房間上。

順意發狂時被描繪為「怪異的」。當她正要去檢查鍋子裡的飯，「腦袋裡浮起奇怪的念頭……自己怎麼從來沒這樣想過，這不是很奇怪嗎？」（8）她的肢體表現證實了心中的瘋狂，「她微笑著」（9）。一如英國文學中被監禁在閣樓裡的瘋女人，順意放火燒房子。她的恨不再被動，也完成她的復仇。「順意就站在鄰居的樹籬外，從沒有如此容光煥發。心中充滿快意，隨著愉悅之情踩起拍子。」（9）由於被逼到極限，順意陷入瘋狂，瘋狂成為她「弱者的武器」，有能力報復。她不再將憤怒與恨意內化，透過瘋狂得到解放。

這故事距離新聞與警察報告的真實事件不遠；韓國女人確實涉入不少暴力犯罪。這些報告指出，有些女人無力處理委屈，便透過縱火或謀殺逃離再也無法承受的環境。我們很難透過這些公開紀錄推斷她們忍了多久才決定終結受虐關係，然而法庭紀錄有時得以揭露這些女人的情緒狀態與犯罪動機。

在「無情母親」的案例中，律師在法庭審訊的開場陳述呈現出情感規則與情緒流露。在1928年4月25日，《東亞日報》

（*Donga ilbo*）報導「金宣慶」（Kim Seon-gyeong）案在春川區檢察廳的預審。金宣慶是位三十二歲的女性，她拋家棄子與男人同居，後來被判謀殺親生兒子。根據法庭判決，金毫無對子女應有的母親之情。同時，只顧自己的面子而不顧丈夫名聲，被視為「不忠」。新聞報導試圖找出她暴行背後的原因。一年之前政府因竊盜罪拘禁她的丈夫朴奉達（Pak Bong-dal），留下金宣慶獨自照顧兩個兒子和一個女兒。承受不了生活困苦（*saenghwalgo*），也氣惱夫家未伸出援手，她便拋棄子女，與家住華城郡的李英碩（Yi Yeong-seok）私奔。

　　金宣慶的私奔並非故事的結局。根據報告，三個小孩在3月3日找到母親。最年長的基南（Gi-nam）請求母親回到他們身邊，而未考慮到母親的顏面。金宣慶非但不歡迎小孩，據說還無情的將基南與弟妹趕出她的新家。由於被母親的惡言相向嚇到，並對她的無情感到怨恨，基南覺得必須回到母親的新家求取同情。如同九歲男孩自然而然會做的（*cheol eomneun*），他抱住母親的腿。金宣慶並未感到內疚，為在她新丈夫前顧全顏面，她把基南拖到村子外十里處，並勸他帶弟弟妹妹離開。[94] 據稱因為無法勸退基南，金用石頭打他，基南立刻喪命。根據地方檢察官本橋（Motohashi）的說法，金宣慶可能擔心新丈夫不快，因此對前段關係所生的子女用情感到衝突。然而，這間接證據並不重要，因為她謀殺親生兒子。因此，與其審視「引發同情」（*bulssang han ma-eum*）的證據，本橋認為必須更審慎地將之視為一樁謀殺與恐怖罪行進行調查，甚至應將焦點集中在行為本身

---

94 一里（*ri*）等於五百公尺。

而非動機，提出基南可能並非死於一開始的重擊，金宣慶有可能
之後將他拖進池中淹死。

　　如同這樁謀殺案呈現的，「情」的情緒政體與「面子」和
「察言觀色」的感情規則對韓國心靈與社會關係而言十分重要，
日本檢察官唯有先理解這些概念，方能起訴金宣慶。如同霍克希
德的觀察，「如果我們相信情感不是時而發生的對生理系統的讓
位，而是必須透過特定內在感知給予關照，並以特定方式管理並
界定其情境的某種事物的話，那麼很明顯的，情感極易受到改造
技術的左右。」[95]如同上文所示，在深刻的意義上，個人唯有相對
於「我群」方能存在，並藉由「情」來與之緊密相連，因為這是
任何一種人際關係的關鍵，對維護一個縱向社會（vertical
society）也相當重要。這意味清楚自己的社會地位與位置，不斷
內省與自我審視（面子與察言觀色）。

十、日本殖民統治下的集體情緒苦難

　　如上所述，恨的感覺可以說是情的另一面。羅雲奎（Na Un-
gyu, 1902-1937）的默片《阿里郎》（*Arirang*）或許是20世紀初
重構此種「集體」憤恨的最熱門電影。這部片由朝鮮映畫製作所
在1926年出品，由當年僅二十五歲的羅雲奎編劇與導演。這部
應是當時最受矚目的電影，由默片辯士透過英鎮（Yeong-jin，也
由羅飾演）這位罹患精神疾病的主角的經歷述說著恨，激發觀眾

95　Arlie R. Hochschild, *The Managed Heart: Commercialization of Human Feeling*, 27.

的心情（*simjeong*）。[96]

　　受到日本新派劇（*shimpa*）與當時熱門洋片的影響，劇情環繞著主角崔英鎮展開。他在京城研讀哲學時罹患精神病。儘管羅雲奎在與《三千里》（*Samcheolli*）雜誌對談中聲稱，就他的劇本設定，崔英鎮是因為學業而發瘋，但觀眾與評論家認為，主角因涉入1919年的三一運動而被日本警方囚禁刑求，正反映出羅自己參與該運動的經驗。[97]在影片中，崔因無法繼續學業返鄉由父親照顧。其父原是位中產階級農夫，但為資助兒子在京城求學，積欠地主大筆債務淪為佃農。之後崔父與摯愛妹妹英嬉難以維生，不斷受到吳基鎬這個替地主收租的走狗（*mareum*）騷擾。吳基鎬不但與日本警察合作，還提議幫英鎮的父親付清債務以換取英嬉：吳他垂涎英嬉已久，想娶她為妻。此時英嬉與尹賢求兩人剛成為男女朋友：正在放暑假的大學生尹賢求是英鎮的好友。賢求與英嬉的關係受吳基鎬阻撓，後者因被英嬉拒絕十分惱怒，企圖在秋收節侵犯英嬉。影片高潮是賢求試著與暴怒的基鎬搏鬥。英鎮在最後一幕出現，混戰中他突然恢復神智，卻用鐮刀砍死基鎬。故事的結局為日本警察將英鎮逮捕入獄。[98]

　　羅雲奎的《阿里郎》之所以能躲過政府審查，恐怕是因為出品的1926年剛好遇上李完用與純宗過世。前者是頭號韓奸，1910年簽訂日韓合併條約；後者則為朝鮮末代君主。此外，該年6月10日京城也發生學生示威，使這部電影變得應景，觀眾得

96　Kim Jong-won and Jeong Jung-heon, *Uri Yeonghwa 100-nyeon*［100 years of Korean Film］, 112-21.

97　Jo Hae-mun, *Na Un-gyu*, 160.

98　Jo Hae-mun, *Na Un-gyu*, 147-71.

以在戲院集體抒發心情。根據《朝鮮日報》的評論，羅雲奎激起觀者的數種情緒，不論是英鎮突如其來的發狂，崔父抵押所有田產供兒子求學卻眼睜睜看他空手返鄉的憤恨，或是吳基鎬的不擇手段，觀眾皆能藉由自身無助、悲傷、困窘、渴望復仇等情緒，與電影產生共鳴。[99] 儘管最後一幕在某種程度看似透過英鎮殺死基鎬完成復仇，讓觀眾心理得到宣洩，但這故事仍是悲劇收場。在如此不幸的情況下，主角得以恢復神智，但他的行為難以翻轉，因為他被以繩索綑綁（或許喻示糾結的恨意），並被警方帶走。這一幕含括韓國民眾共有的悲歡情感，讓觀眾飲泣，並大聲唱起「阿里郎」這首民俗歌曲，來展現集體心情。[100]

　　韓國歷史學家近來才開始著手研究情緒的歷史。目前已有主要是心理學與教牧研究領域的若干研究試圖找出幾種韓國原生的核心情緒，例如「情」與「恨」。本文旨在描繪韓國民眾遊走於多重且時常衝突的情緒政體間所遭遇的困難；他們時常無力面對殖民現代性所帶來的經濟、政治、社會與文化劇變，而這些變化卻又深刻影響他們看待自我與人際關係的方式。當時的作家透過陷入瘋狂此一主題回應情緒苦難：有些人將瘋狂視為解放，其他則認為瘋狂阻礙了韓國的進步。

99　*Joseon ilbo*, October 1, 1926.

100　*Joseon ilbo*, October 1, 1926.

徵引書目

Ahn, Byung-sup. "Humor in Korean Cinema." *East-West Film Journal* 2:1 (December 1989): 90-98.

Bakhtin, Mikhail. *Rabelais and His World*. Translated by Helene Iwolsky. Bloomington: Indiana University Press, 1984.

Choe, Gyu-jin. *Geundaereul Boneun Chang 20* [Twenty Windows on Modernity.] Seoul: Seohaemunjip, 2007.

Choe, Sang-jin and Gi-beom Kim. *Munhwa Simnihak Gangugin Un Simini Bunseok* [Cultural Psychology: Analyzing the Psychological State of Koreans.] Seoul: Jisiksaneopsa, 2011.

Choi, Ellie. "Introduction to 'From Tokyo to Seoul' (Tonggyong eso Kyongsong kkaji, 1917) and 'Record of Travels in the Diamond Mounts' (Kymgangsan yugi, 1922)." *Azaelea: Journal of Korean Literature and Culture* 4(2011): 329-336.

Choi, Sang-Chin and Gyuseong Han. "Shimcheong Psychology: A Case of an Emotional State for Cultural Psychology." *International Journal for Dialogical Science* 3:1(Fall 2008): 205-24.

Choi, Yoon Joon. *Dialogue and Antithesis: A Philosophical Study on the Significance of Herman Dooyeweerd's Transcendental Critique*. Philadelphia: Hermit Kingdom Press, 2006.

Chung, Christopher K. and Samson Cho. "Conceptualization of *Jeong* and Dynamics of *Hwabyung*." *Psychiatry Investigation* 3:1(February 2006): 46-54.

Chung, Edward Y. J. *The Neo-Confucianism of Yi T'oegye and Yi Yulgok: A Reappraisal of the "Four-Seven" Thesis and Its Practical Implications for Self-Cultivation*. Albany: State University of New York Press, 1995.

Clough, Patricia Ticineto and Jean Halley, eds. *The Affective Turn: Theorizing the Social*. Durham, NC: Duke University Press, 2007.

Cumings, Bruce. *Korea's Place in the Sun*. New York: W.W. Norton, 1997.

Deuchler, Martina. "The Tradition: Women during the Yi Dynasty." In *Virtues in Conflict: Tradition and the Korean Woman Today*, edited by Sandra Mattielli. 1-48. Seoul: Royal Asiatic Society, Korea Branch, 1977.

Doi, Takeo. *The Anatomy of Dependence*. Tokyo: Kondansha, 1973.

Doi, Takeo. *The Anatomy of Self*. Tokyo: Kondansha, 1985.

Edwards, Jason. *Eve Kosofsky Sedgwick*. New York: Routledge, 2009.

Ekman, Paul. *Emotion in the Human Face: Guide-Lines for Research and Integration of Findings*. Oxford: Pergamon Press, 1972.

Ekman, Paul and Richard J. Davidson, eds. *The Nature of Emotion: Fundamental Questions*. London: Oxford University Press, 1994.

Em, Henry M. "Yi Sang's 'Wings' Read as an Anti-colonial Allegory." *Muae: A Journal of Transcultural Production* 1(1995): 104-111.

Evans, Dylan. *Emotions: A Very Short Introduction*. Oxford: Oxford University Press, 2001.

Flam, Helen. "Emotions' Map: A Research Agenda." In *Emotions and Social Movements*, edited by Helen Flam and Debra King, 19-40. London: Routledge, 2005.

Geertz, Clifford. *The Interpretation of Cultures*. London: Fontana Press, 1973.

Goffman, Erving. *Stigma: Notes on the Management of Spoiled Identity*. New York: Prentice-Hall, 1963.

Goffman, Erving. "On Face-Work: An Analysis of Ritual Elements in Social Interaction." In *Language, Culture and Society: A Book of Readings,* edited by Ben G. Blount, 224-249. Cambridge: Winthrop, 1974.

Goffman, Erving. *The Presentation of Self in Everyday Life*. New York: Pelican Books, 1990.

Greenfeld, Liah. *Mind, Modernity, Madness: The Impact of Culture on Human Experience*. Cambridge, MA: Harvard University Press, 2013.

Hochschild, Arlie Russell. "The Sociology of Emotion as a Way of Seeing." In *Emotions in Social Life: Critical Themes and Contemporary Issues*, edited by Gillian Bendelow and Simon Johnson Williams, 3-15. London/New

York: Routledge, 1998.

Hochschild, Arlie Russell. *The Managed Heart: Commercialization of Human Feeling*. Berkeley: University of California Press, 2003.

Hunggyu, Kim. "Pansori." In *A History of Korean Literature*, edited by Peter Lee, 288-303. Cambridge: Cambridge University Press, 2003.

Hunggyu, Kim. "Folk Drama." In *A History of Korean Literature*, edited by Peter Lee, 303-315. Cambridge: Cambridge University Press, 2003.

Hunggyu, Kim and Peter Lee. "Choson Fiction in Korea." In *A History of Korea Literature*, edited by Peter H. Lee, 273-287. Cambridge: Cambridge University Press, 2003.

Hyeon, Jin-geon. "Unsu Joeun Nal." *Hanguk Munhak Jeonjip*. Seoul: Munhakgwa jiseongsa, 2010.

Hyeon, Jin-geon. "Bul" [Fire]. In *Unsu Joeun Nal*, Hanguk munhak jeonjip 34, 173-83. Seoul: Munhakgwa jiseongsa, 2010.

Hyeon, Jin-geon Jungdanpyeonseon. "Sarip jeongsin byeongwonjang" [The Director of the Private Mental Hospital.] In *Unsu Jeoun Nal*, Hanguk munhak jeonjip 193. Seoul: Munhakgwa jiseongsa, 2010.

Hyon, Chin-gon (Hyeon Jin-geon). "Fire." in *Flowers of Fire: Twentieth Century Stories*, edited by Peter Lee, 3-9. Honolulu: University of Hawaii Press, 1974.

Isen, Alice M. and Gregory Andrade Diamond. "Affect and Automaticity." In *Unintended Thoughts: Limits of Awareness, Intention, and Control*, edited by James S. Uleman and John A. Bargh, 124-49. New York: Guilford Press, 1989.

Jeon, Gyeong-uk, *Hanguk Gamyeongeuk: Geu Yeoksawa Wonri* [Korean Mask Drama: History and Structural Principles.] Seoul: Yeolhwadong, 1998.

Jo, Hae-mun. *Na Un-gyu.* Seoul: Hangilsa, 1997.

Joseon ilbo, October 1, 1926.

Joseon ilbo, May 18, 1934.

Kalton, Michael C. and Oak Sook C. Kim et al. *The Four-Seven Debate: An*

Annotated Translation of the Most Famous Controversy in Korean Neo-Confucian Thought. Albany: State University of New York Press, 1994.

Keller, Richard C. *Colonial Madness: Psychiatry in French North Africa.* Chicago: University of Chicago Press, 2007.

Kim, Jong-won and Jeong Jung-heon. *Uri Yeonghwa 100-nyeon* [100 years of Korean Film.] Seoul: Hyeonamsa, 2000.

Kim, Soonsik. *Colonial and Postcolonial Discourse in the Novels of Yom Sangsop, Chinua Achebe, and Salman Rushdie.* New York: Peter Lang, 2004.

Kim, Seong-gyu, *Jeong Iran Mueosinga* [What is This *Jeong?*] Seoul: Chekbose, 2013.

Kim, Uchang. "Extravagance and Authenticity: Romantic Love and the Self in Early Modern Korean Literature." *Korea Journal* 39:4(Winter 1999): 61-90.

Lean, Eugenia. *Public Passions: The Trial of Shi Jianqiao and the Rise of Popular Sympathy in Republican China.* Berkeley: University of California Press, 2007.

Lee, Peter H. ed. *Modern Korean Literature: An Anthology.* Honolulu: University of Hawaii Press, 1990.

Lie, John. *Han Unbound: The Political Economy of South Korea.* Stanford, CA: Stanford University Press, 2000.

Lutz, Catherine and Geoffrey M. White. "The Anthropology of Emotions." *Annual Review of Anthropology* 15(1986): 405-436.

Lutz, Catherine A. and Lila Abu-Lughod, eds. *Language and the Politics of Emotions.* Cambridge: Cambridge University Press, 1990.

Matsumoto, David. *Unmasking Japan: Myths and Realities about the Emotions of the Japanese.* Stanford, CA: Stanford University Press, 1996.

Perry, Elizabeth J. "Moving the Masses: Emotional Work in the Chinese Revolution." *Mobilization: An International Journal* 7:2(2002): 111-28

Plamper, Jan. "The History of Emotions: An Interview with William Reddy, Barbara Rosenwein, and Peter Stearns." *History and Theory* 49:2(May 2010): 237-265.

Reddy, William M. *The Navigation of Feeling*. Cambridge: Cambridge University Press, 2010.

Rosaldo, Michelle Z. "Toward an Anthropology of Self and Feeling." In *Culture Theory: Essays on Mind, Self, and Emotions*, edited by Richard A. Shweder and Robert A. LeVine, 137-157. Cambridge: Cambridge University Press, 1984.

Rosenwein, Barbara. Review of *The Navigation of Feeling* by William M. Reddy. *American Historical Review* 107:4（October 2002）: 1181-1182.

Sang, Yi. "Nalgae" [Wings.] Translated by Walter K. Lew and Youngji Ryu. In *Modern Korean Fiction: An Anthology*, edited by Bruce Fulton and Youngmin Kwon, 65-84. New York: Columbia University Press, 2005.

Sass, Louis A. *Madness and Modernism: Insanity in the Light of Modern Art, Literature, and Thought*. Cambridge, MA: Harvard University Press, 1994.

Schneider, Robert A. ed. "AHR Conversation: The Historical Study of Emotions." *American Historical Review* 117:5（2012）: 1487-1531.

Scott, James C. *Domination and the Arts of Resistance: Hidden Transcripts*. New Haven, CT: Yale University Press, 1992.

Sedgwick, Eve Kosofsky. *Between Men: English Literature and Male Homosocial Desire*. New York: Columbia University Press, 1985.

Sedwick, Eve Kosofsky. *Epistemology of the Closet*. Berkeley: University of California Press, 1990.

Shin, Michael D. "Interior Landscapes: Yi Kwangsu's 'The Heartless' and the Origins of Modern Literature." In *Colonial Modernity in Korea*, edited by Gi-wook Shin and Michael Robinson, 248-287. Cambridge, MA: Harvard Asia Center, 1999.

Skultans, Vieda. *English Madness: Ideas on Insanity, 1580-1890*. London: Routledge and Kegan Paul, 1979.

Skultans, Vieda. "The Appropriation of Suffering: Psychiatric Practice in the Post-Soviet Clinic." *Theory, Culture and Society* 24:3（2007）: 27-48.

Stearns, Peter N. and Carol Z. Stearns. "Emotionology: Clarifying the History of

Emotions and Emotional Standards." *American Historical Review* 90:4
（1985）: 813-836.

Steinberg, Mark D. and Valeria Sobol. *Interpreting Emotions in Russia and Eastern Europe*. DeKalb: Northern Illinois University Press, 2011.

Stets, Jan E. and Jonathan H. Turner. "The Sociology of Emotions." In *Handbook of Emotions,* edited by Michael Lewis, Jeannette M. Haviland-Jones, and Lisa Feldman Barrett, 3rd ed., 32-46. London: Guilford Press, 2008.

Thiher, Allen. *Revels in Madness: Insanity in Medicine and Literature*. Ann Arbor: University of Michigan Press, 1999.

Tomes, Nancy. "Epidemic Entertainments: Disease and Popular culture in Early-Twentieth Century America." *American Literary History* 14:4（Winter 2002）: 625-652.

Treat, John Whittier. "Introduction to Yi Kwang-su's 'Maybe Love' (Ai ka, 1909)." *Azalea: Journal of Korean Literature and Culture* 4:1（2011）: 315-320.

Tu, Wei-ming. "Probing the 'Three-Bonds' and the 'Five-Relationships' in Confucian Humanism." In *Confucianism and the Family*, edited by Walter H. Slote and George A. DeVos, 121-136. New York: SUNY Press, 1998.

Yeom, Sang-seop. *Pyobonsil Ui Cheong Gaeguri*［The Green Frog in the Specimen Room.］Seoul: Sodam chulpansa, 1995.

Yi, Kwang-su［Yi Gwang-su］, "What Is Literature?" Translated by Jooyeon Rhee. *Azalea: Journal of Korean Literature and Culture* 4:1（2011）: 293-313.

Yi, Kwang-su［Yi Gwang-su］. "The Value of Literature." Translated by Jooyeon Rhee. *Azalea: Journal of Korean Literature and Culture* 4:1（2011）: 287-291.

Yi, Kwang-su. "Maybe Love (Ai ka, 1909)." Translated by John Whittier Treat. *Azalea: Journal of Korean Literature and Culture* 4:1（2011）: 321-27.

全球理論，在地實作

日本精神醫學中的休克療法，1920-1945[*]

鈴木晃仁（Akihito Suzuki）著

張邦彥 譯

Published with the permission of Cambridge Scholars Publishing.

[*] 本文譯自 Akihito Suzuki, "Global Theory, Local Practice: Shock Therapies in Japanese Psychiatry, 1920-1945." In *Transnational Psychiatries: Social and Cultural Histories of Psychiatry in Comparative Perspective, c. 1800-2000*, edited by Waltraud Ernst and Thomas Mueller, 116-141. Newcastle upon Tyne: Cambridge Scholars, 2010.

一、前言

如同醫學史的其他分支，精神醫學史過去往往採取輝格史觀：它訴說著名醫師們如何在了解精神疾病以及治療瘋狂上，做出偉大貢獻的故事。然而，精神醫學史有一個與眾不同的特點：關於誰是英雄？誰是壞人？精神醫學史家們的看法，有著徹底的歧異。[1] 抱持不同信念的歷史學家，對於精神醫學如何發展成目前的狀態，說出完全不同、甚至截然相反的故事。這種分歧肇生於精神醫學史經常倡議特定形態的精神醫學或精神醫學實作，同時對「對立」的精神醫學學派提出熱切或甚至憤怒的批評。Daniel Hack Tuke 的《不列顛諸島瘋狂史的諸篇章》（*Chapters in the History of the Insane in the British Isles*），為這類型的歷史書寫，提供了一個相當維多利亞式的典範：它稱揚療養院施行的人道道德療法與去約束實作，批評使用機械性約束，認為這是過去野蠻殘虐作法的遺緒。Gregory Zilboorg 的《醫學心理學史》（*History of Medical Psychology*）則是讚揚作者認為在精神醫學史所存在的一個悠久心理學派傳統，此傳統對立於身體精神醫學，而可以說是佛洛伊德學派的原型。[2]

這種結合精神醫學史以及對特定精神醫學典範或特定治療的擁護，最近又再度出現於艾德華·肖特（Edward Shorter）的作

---

1 對精神醫學史中的不同面向和歷史書寫的簡要概述，其中可參考：Roy Porter, *Madness: A Brief History*.

2 Daniel Hack Tuke, *Chapters in the History of the Insane in the British Isles*; Gregory Zilboorg M.D., *A History of Medical Psychology*.

品中。[3]肖特的新輝格式精神醫學史，在鼓吹「正確」的精神醫學
與譴責錯誤的精神醫學上，展現出與 Tuke 和 Zilboorg 相同的熱
切。儘管肖特與其他學者已畫出新的分界，來區分誰是精神醫學
史中的聖徒和罪人，但在本質上他們還是玩著相同的遊戲：讚美
一種精神醫學並譴責其他種類。[4]如此，新輝格式精神醫學史贏得
了一些東西，其中之一就是精神醫學史的國際視野。他們熱切地
回應精神疾病診斷與統計手冊（DSMs）和跨國製藥公司所帶來
的精神醫學全球化，他們所書寫的精神醫學史周遊全球，勾勒概
略的圖像，超越社會史取向歷史學者加諸自身的國族界線。國際
或全球視角是精神醫學歷史書寫令人高興的新補充，但是正如
Richard Keller 在其近期關於北非法屬殖民地精神科醫師創新的
傑出描述所揭示的，我們必須要小心，不要落入中心與邊陲的簡
單二分框架。[5]

　　肖特等人的大量著作所展現的精神醫學史觀，與近數十年來
主流精神醫學史的公認見解有所衝突。後者希望避免一心一意地
擁護特定療法，並且能夠對精神醫學的在地脈絡更加敏感，連結
精神醫學實作與特定地區的政治、社會、文化因素。這在精神醫
學治療史中尤其明顯，這是目前歷史學者的新焦點，取代先前對
於療養院興起的關注。精神醫學治療史研究中，最為細緻複雜的

3　Edward Shorter, *A History of Psychiatry: From the Era of the Asylum to the Age of Prozac*; Edward Shorter and David Healy, *Shock Therapy: A History of Electroconvulsive Treatment in Mental Illness*.

4　這一類型的其他重要作品，包括 David Healy, *The Creation of Psychopharmacology*.

5　Richard C. Keller, "Taking Science to the Colonies: Psychiatric Innovation in France and North Africa," 17-40.

作品，當屬已過世的傑克‧普雷斯曼（Jack Pressman）所寫的
《最後手段》（*Last Resort*），此書將治療法歷史書寫的近期發
展，應用於惡名昭彰的精神手術療法。[6]如同查爾斯‧羅森堡
（Charles Rosenberg）、John Harley Warner等人所主張的，治療史
要求具備地域敏感度，因為即使在單一的醫學理論系統中，治療
實作亦會隨在地習俗而有廣泛差異。[7]羅森堡等人也指出，這些差
異通常肇因於醫師與病患之間，或是治療與照護的供需方之間的
互動模式。根據羅森堡深具開創性的看法，治療法「充當了醫師
與病患間定型化互動的關鍵環節」。尤有甚者，這樣的臨床相遇
是在社會情境中發生，此社會情境差異極大，而會深刻地影響治
療法的選擇。綜合了這些洞見，普雷斯曼的謹慎研究克服了對腦
葉切開術的簡單妖魔化，並顯示出依地區不同，腦葉切開術實作
的**意義**也會有巨大差異。藉著關注此治療在不同地域所衍生的不
同意義，普雷斯曼的作品論示了可以如何挖掘揭露神經精神醫學
作為一門全球科學（其發明者獲得諾貝爾獎），與腦葉切開術的
在地實作之間，所存在的一個本質性張力。同樣地，Joel
Braslow和Andrew Scull的作品，也試圖闡明在特定地區採用精
神醫學治療的複雜脈絡。[8]這些作品為精神醫學治療的傳遞，提供

6　Jack Pressman, *The Last Resort: Psychosurgery and the Limits of Medicine*.

7　Charles Rosenberg, "The Therapeutic Revolution: Medicine, Meaning, and Social
　　Change in Nineteenth-Century America," 9-31; John Harley Warner, *The
　　Therapeutic Perspective: Medical Practice, Knowledge, and Identity in America*.

8　Joel Braslow, *Mental Ills and Bodily Cures: Psychiatric Treatment in the First Half
　　of the Twentieth Century*; Andrew T. Scull, *Madhouse: A Tragic Tale of
　　Megalomania and Modern Medicine*.

了細緻且複雜許多的描繪，也顯示肖特等人「周遊全球」的取徑過於簡化和膚淺。

　　本章試圖檢視二戰之前精神醫學療法傳遞至日本的國際與在地面向。在1920和1930年代，日本精神醫學深受起源於歐洲各國的新療法的影響。瘧疾發熱療法、戊四氮（卡地阿挫，cardiazol）療法、胰島素痙攣療法和電痙攣療法（ECT）在歐洲國家各自被發明後的短短幾年甚至幾個月之內，[9]就都被引進日本。粗略檢視當時的學術期刊和教科書，似乎顯示日本精神醫學與它在歐洲或美國的同儕具有高度的共同性，同是國際學術社群的成員。另一方面，戰間時期日本精神醫學實作的景況，卻在一些特點上，徹底地有別於歐洲、北美和歐洲殖民地。[10]首先，它的一個特點，在於只有少數病人被監禁在醫院裡。在1919年時，在日本5,500萬人口中，約有3,000名病人被監禁在醫院裡，但同年在英格蘭與威爾斯3,800萬人口中，卻有約100,000人受到監禁。[11]其次，在住院病人中，壓倒性多數是收容在私人擁有的精神病院。在1940年時，日本有7家公立精神病院，而私立精神病院的數量則為160家，有二十倍之多。私人醫院照顧超過80%的住院病人。

9　[譯註]原作在不同地方分別使用insulin convulsive therapy, insulin coma therapy, insulin shock therapy等詞，譯文忠於原著分別譯為胰島素痙攣療法、胰島素昏迷療法與胰島素休克療法，但應皆指同一療法。

10　以下關於日本精神醫學措施的資料取自《衛生局年報》（*Eiseikyoku Nenpō*），由內務省衛生局發行的年刊。現代日本精神醫學監禁歷史的概論，可參考 Akihito Suzuki, "Family, the State and the Insane in Japan 1900-1945," 193-225.

11　參考Suzuki收錄於Porter and Wright, eds., *Psychiatric Confinement in International Perspective*.

第三,在私人醫院的住院病人中,大約有一半,其費用是依照
1919年頒布的精神病院法由公費資助。這意味著在私人醫院中
有截然不同的兩群病人:公費資助的病人與私人付費的病人。第
四,公立醫院的預算低,它們因此面臨長期的經費短缺。即使是
作為東京大學教學醫院的松沢(澤)病院,也必須接受私人付費
病患來補助預算,約占其住院病患的十分之一。

　　這些日本精神醫療的結構特質,深刻影響了日本精神病院對
新療法的使用。經由在特定機構環境中施行,這些療法獲得特別
的意義。精神醫療的形態影響病人的特性以及醫病關係的特徵,
這些又會影響病人與醫師對治療的期待。換句話說,此脈絡會產
出嶄新且歧異的意義,它們有別於那些在歐洲精神醫療機構產出
的意義。

　　我用來檢視「在地」脈絡的資料取自王子腦病院(Oji Brain
Hospital,以下簡稱OBH),它是東京經營最為成功的私立精神
病院之一。[12] OBH是當時日本精神醫學的縮影。它創建於1900年
前後,大約三十年後,OBH從原本往往欠缺任何醫療作為的監
護機構,轉型成精神醫學新療法和創新發展的中心。這個快速發
展背後的人物是小峰茂之(1883-1942),醫院的院長、經營者暨
擁有者。小峰在一所不起眼的私立醫學校習醫,但他其後在
1919-1920年間留學美國費城威斯塔研究所(Wistar Institute)。
在威斯塔期間,他跟隨Henry Donaldson以動物實驗,進行中樞
神經系統的神經生理學與生化分析研究。藉此研究,他完成了他

---

12 關於王子腦病院與小峰茂之的簡介,可參考Suzuki收錄於Porter and Wright,
　　eds., *Psychiatric Confinement in International Perspective*.

於1923年提交給東北帝國大學的醫學博士論文。威斯塔研究所同時也提供一個他可以參照的模範。小峰隨後於1925年前後在醫院裡設立了小峰研究所，進行動物與人體實驗。[13]科學與實驗的導向為OBH引進新療法提供了一個重要背景。小峰也迅速引進佛洛伊德學派精神醫學，醫院中至少有兩名醫師曾接受精神分析訓練。[14]在這個先進的機構中，經由國際學術網絡引入的休克療法，取得了特殊的在地意義，也回過頭來影響了醫院的性質。

二、學術情境下的國際主義和新療法

　　對全世界的精神科醫師來說，戰間期是段令人振奮的時期。[15]不論在精神醫學學科的內部或外部，精神分析的理論挑戰，激起對於人類深層心靈的探索。新形態的精神醫學實作，例如家庭照護和自願入院，成為熱門的療養院替代方案或輔助方案。[16]同時期的創新還包括各種新療法，它們也被迅速且廣泛地採用。在1920和1930年代，針對過去認為無法治癒的精神疾病，新療法

---

13 參考：Miyake Kōichi, "Jo," 1-2.

14 其中一人為小峰繁三郎，是小峰茂之的兒子，曾於東北帝國大學研讀精神醫學，該大學在丸井清泰擔任教授期間是日本精神分析的重要據點。關於佛洛伊德學說在日本的早期歷史，參考：Geoffrey H. Blowers, Serena Yang Hsueh Chi, "Freud's Deshi: The Coming of Psychoanalysis to Japan," 115-126.

15 Edward Shorter, *A History of Psychiatry: From the Era of the Asylum to the Age of Prozac*, 145-238.

16 關於日本的家庭和精神醫療社區照護的歷史，參考收錄於本書（*Transnational Psychiatries: Social and Cultural Histories of Psychiatry in Comparative Perspective, c. 1800-2000*）中的Akira Hashimoto之作品。

相繼被提出、試驗並顯示出療效。於一戰終期的1918-1919年，維也納的朱利葉斯‧瓦格納‧堯雷格（Julius Wagner von Jauregg）率先開始倡議使用瘧疾發熱療法來治療廣泛麻痺性精神異常（general paralysis of the insane, GPI），這讓他贏得1927年的諾貝爾獎。1934年，另一名維也納醫師曼弗雷德‧薩克爾（Manfred Sakel）開始倡導以胰島素休克療法治療精神分裂症的療效。同一年，布達佩斯的拉迪斯拉‧梅杜納（Ladislas von Meduna of Budapest）觀察到精神分裂症患者在接受樟腦注射引發痙攣後出現非常明顯的改善。1938年，羅馬的切列提（Cerletti）和比尼（Bini）藉由電流在精神分裂症患者身上引發痙攣，發現療效顯著。如艾德華‧肖特等人的研究所呈現，這些創新療法相互關聯，彼此之間有著建設性的互動。[17]

當精神分析在日本精神醫學界只取得有限進展，而療養院照護諸替代方案的影響力甚至更形微弱，其他新療法則是迅速地被引入。扮演關鍵角色的是久保喜代二，當時日本殖民統治下朝鮮京城帝國大學的精神醫學教授。久保是精神科醫師中率先於1926年使用瘧疾發熱療法治療廣泛麻痺性精神異常的其中一人。[18] 1926年時，久保也在精神分裂症患者身上試驗由克雷西（Klaesi）

---

17 Kubo Kiyoji, "Zomunifen Jizoku Masui ni Tsuiteno Keiken" ("Experiment on Continued Sleep Therapy through Somnifen"), 937-939; Kubo Kiyoji, "Zomunifen Jizoku Masui ni Tsuiteno Keiken" ("On Continued Sleep through Somnifen"), 444-448.

18 在1922年，比久保的試驗還早四年，九州帝國大學內科學教授武谷廣，即已進行瘧疾發熱療法的實驗。Kyūshū Daigaku lgakubu Hyakunenshi, *One Hundred Years of the Faculty of Medicine of Kyūshū University*, 326.

在1920年提倡的延長睡眠療法。[19] 久保更是快速地試驗胰島素昏
迷療法（insulin coma therapy, ICT）。他在1934年10月薩克爾發
表其實驗結果僅僅十一個月後，就開始了他的實驗。在這個例子
中，日本與德國學院精神科醫師間的個人聯繫起到重要作用。曼
弗雷德・薩克爾的朋友，來自維也納的Hofstaetter醫師到大學附
設醫院造訪久保，並致贈他一本薩克爾的專書《精神分裂症的新
治療方法》（*Neue Behandlungsmethode der Schizophrenie*）。後來
久保自己與薩克爾通信，並受到其鼓勵來進行他自己的研究。[20]
到了1937年，久保的大學附設醫院已常規地施行ICT和戊四氮
痙攣療法，後者針對憂鬱與呆僵狀態（stupor）。[21]

　　另一個引進新療法的重鎮是九州帝國大學精神科。最遲在
1938年，九州帝國大學精神科醫師已經對ECT進行系統性的實
驗，而且也已經就戊四氮痙攣療法研究一段時間。[22] 九州帝國大
學附設醫院兩名精神科醫師，受到梅杜納戊四氮痙攣療法的啟

19　Kubo Kiyoji, "Zomunifen Jizoku Masui ni Tsuiteno Keiken" ("Experiment on Continued Sleep Therapy through Somnifen"), 937-9; Kubo Kiyoji, "Zomunifen Jizoku Masui ni Tsuiteno Keiken" ("On Continued Sleep through Somnifen"), 444-448.

20　Kubo Kiyoji, "Seishin Bumishō ni Okeru Inshurin-shokku Ryohō no Seiseki ni tsuite" ("On the Results of Insulin Shock Therapy for Schizophrenia"), 553-557.

21　Kubo Kiyoji, "Seishin Bunrisho ni Okeru Sakel Shiki Inshurin Shokku Ryōhō no Keiken," 10.

22　Kyūshū Daigaku lgakubu Hyakunenshi, "One Hundred Years of the Faculty of Medicine of Kyūshū University," 334; lchinose Kunihiro, "Jūraigata Denkikeiren Ryōhō: Sono Rekishi to Kyōkun" ("Traditional ECT: Its History and Lessons"), 1165-1171.

發，很可能在未受到切列提和比尼影響的情況下，獨立「發現」了ECT。與切列提和比尼類似，這些日本醫師也是在尋找可以引發治療性痙攣更容易的方法。[23]

從朝鮮到九州，新療法在全日本的大學附設醫院迅速地被採用。一篇在1939年出版的論文指出，到1938年底為止，戊四氮痙攣療法已經在十所大學附設醫院和三家私立醫院施行於528名病人身上，而ICT則在十二所大學附設醫院和五所精神病院施行於941名病患身上。[24]在這些機構中，東京大學精神科附設醫院／松澤病院（它同時是東京大學的教學醫院及東京的一所公立療養院）為255名患者施行了ICT。大阪帝國大學附設醫院實驗122例。OBH則實驗了100個案例，是日本施行ICT第三多的地方。[25]

如此，日本精神醫學在1920和1930年代緊密地跟隨歐洲新療法的發展，特別是德國模式。比較不同版本的精神醫學教科書，可以發現它們的作者迅速地將這些新療法加入修訂版本。[26]事實上，日本還比英國早幾個月試驗胰島素休克療法。[27]這些20世紀初期的新療法通行全球，只花了短短幾年便擴展到位處精神

---

23 Yasukawachi Gorō and Mukōgasa Kōji. "Seishin Bunrishō no Dengeki Keiren Ryōhō ni Tsuite" ("On Electro-convulsive Therapy of Schizophrenia"), 1437-1440.

24 Hayashi Susumu and Akimoto Haruo, "Seishin Bunretsubyō no Yogo oyobi Chiryō"("Prognosis and Cure of Schizophrenia"), 705-742.

25 同上。

26 Shimada Mitsuzō and Sugita Naoki 的 *Saishin Seishin Byōgaku*（《最新精神疾病教科書》）在1922-1932年間修改了四次，而Miyake Koichi寫的 *Seishin Byōgaku Teiyō*（《精神疾病簡要手冊》）則於1931年發行初版，1943年已改版至第七版。

27 F. E. James, "Insulin Treatment in Psychiatry," 221-235.

醫學智識邊陲的東亞。[28]

　　日本精神科醫師在採納新療法上展現的靈敏性，可以從他們的機構精神（ethos）來解釋。如上述，這些療法的實驗地點是大學附設的精神科醫院。大學的精神科附設醫院是一種源自19世紀末德國，新形態精神醫學事業與教育的據點。如同Eric Engstrom所揭示，德國精神醫學在19世紀末告別了以往以在鄉村機構照顧瘋人為中心、並以父權控制為理想的事業，而轉型為一門致力在都市的學術與科學中心從事研究的學院專科。[29]其他歐洲和美洲國家也效法德國，脫離先前以療養院為主的精神醫學模式，並將精神疾病研究整合入主流的科學醫學。到了20世紀的頭十年，全世界許多國家和殖民地都已將精神醫學整合進學院醫學之中。

　　學院精神醫學在日本快速且平順地建立，這部分是因為早從1868年明治維新以來，日本大學的醫學院便已採取德國模式。[30]另一個原因可能是以大學為基地的精神醫學，並不須面對比自己更早發展之療養院這樣的強勁對手。當時，日本鄉村的精神疾病照護是由病人家屬以及宗教或民俗治療者提供。很少具備醫療資格、專精於瘋人照護的對手。第一個精神醫學部於1886年創立於（東京）帝國大學，有一段時間它是這個國家唯一一所精神醫

28　Edward Shorter and David Healy, *Shock Therapy: A History of Electroconvulsive Treatment in Mental Illness*, 49-82.

29　Eric J. Engstrom, *Clinical Psychiatry in Imperial Germany: A History of Psychiatric Practice*.

30　關於現代科學與醫學引入日本的標準說法，參考：James R. Bartholomew, *The Formation of Science in Japan*.

學學院機構。1906年，帝國議會頒布命令，規定每所醫學校都必須提供精神醫學教育，這促使各所大學和醫學校設立精神醫學部門。[31]這些大學附設醫院有著充足的病人與良好的實驗室研究設備，並且有大批充當研究助理的資淺醫師。研究的科學精神與對增添「新事物」的熱切心態，提供引介新療法進入日本的理想動力。

　　這些我們討論的新療法具備一個共同點。它們都憑藉一個特定身體現象的效應——瘧疾療法的發燒，以及戊四氮療法、ICT和ECT的痙攣。既然已掌握治療關鍵的生理現象，醫師現在的任務就是要找出更安全、更方便的方法去誘發此現象。瘧疾療法和休克療法的成功，以及尚存的缺點，激勵全世界的研究型精神科醫師專注於發燒和痙攣的生理機轉，以尋求改良這些療法。透過這麼做，他們得以懸置疾病隱晦不明的心理過程。1920和1930年代的新療法，讓精神科醫師看到了改變這個學科，使操弄身體生理過程成為其主軸的可能性，這是自克洛德・貝爾納（Claude Bernard）以來實驗醫學的目標。就瘧疾療法而言，很明顯地，有療效的因素是發燒而非瘧原蟲，而人們便嘗試諸多能夠引起發燒的物質，以期能找到比瘧原蟲更容易使用的治療。對學院精神科醫師來說，尋找一種替代或「新」的致熱物質是新的研究目標，這比去尋找關鍵的治療現象要容易得多了。醫師們因而嘗試結核菌素、傷寒疫苗和各種蛋白質，包括牛奶與酵素。為了尋找胰島素或戊四氮的替代物，一大堆引發昏迷或痙攣的其他方

31 Yasuo Okada, Nihon Seisinka Iryoshi, *History of Psychiatry in Japan*, 186-187. 如同Okada的其他著作，這本書是描述日本精神醫學史的最佳著作。

法也被拿來做試驗。事實上，梅杜納在找到戊四氮之前，還曾試驗過樟腦和四氮五甲烷（metrazol）。切列提和比尼起初則將ECT視為引發痙攣的另一種方法。1920和1930年代的療法創新引發了追求改良的激烈競爭。

　　日本的學院精神科醫師很快地就加入這場競爭。其中一位研究者是長崎醫科大學精神科教授高瀨清。高瀨以對罹患GPI和脊髓癆（tabes dorsalis）的病人肌肉注射硫磺以誘發發燒而聞名。他在1928年開始進行硫磺發熱療法的實驗，並在1930年和1931年於日本神經學會會議上發表論文。一篇長達180頁含括74個案例的長篇論文於1934年刊登在日本《神經學雜誌》。[32] 論文的徹底與詳細令人印象深刻，還附有大量表格呈現病人的體溫測量數值與血液中的白血球數目。在論文中，高瀨主張硫磺發熱療法至少跟瓦格納‧堯雷格的瘧疾療法同等有效：在60位病人中，它治癒和緩解了40位。據高瀨的說法，它的決定性好處是它易於使用，因為它不涉及活體瘧原蟲。唯一的缺點是抽痛的副作用，但可以透過止痛劑輕易治療。在整篇文章中，作者反覆地提到他是現代世界第一個使用硫磺發熱療法治療精神疾病的人。高瀨甚至宣稱注射硫磺引發的發燒對早期精神分裂症和躁鬱症的躁期都有療效。這篇論文的內容顯示，高瀨對於在科學界建立名聲無疑有著強烈企圖——可以說他的研究數據實際上不足以支持他的宣稱。儘管高瀨的論文並未帶來他所想望的名聲，它卻顯示出當時

32　Takase Kiyoshi, "Iō Ryōhō no Ippannteki Ōyō Tokuni Mahiseichihō Oyobi Sekizuirō no Ōyō ni Tsuite" ("On the General Application of Sulphor Therapy, particularly to GPI and Tabes Dorsalis"), 555-737.

日本學院精神科醫師正認真地參與國際競賽，競相尋求療法創新，來作為引發相同生理過程的替代方法。

　　從高瀨論文可以清楚看到，在日本精神科醫師的發熱和休克療法風潮中，實驗醫學乃是關鍵。新療法讓精神科醫師有操作實驗醫學的機會，測量病人的生物學指標並將結果關聯到症狀的改變。這讓精神醫學得以符合主流醫學。實驗醫學和新療法連結的最佳例子，就是九州帝國大學附設醫院精神科所進行的一系列研究，其在深具領袖魅力的教授下田光造的帶領下，正在建立一個以代謝實驗醫學為基礎的明確精神醫學研究綱領。在下田手下工作的一名年輕醫師高良武久，便對雅各‧克雷西的延長昏迷療法進行實驗，並從1929年開始陸續發表成果。[33]到1930年代初，附設醫院已設置有生化實驗室，其設備被廣泛應用來對延長昏迷病人的血液、尿液進行精密化學分析。最後他們發現在昏迷狀態下血糖數值顯著降低，並猜測降低的血糖數值可能跟治療功效有關。[34]他們針對憂鬱症病人進行的延長昏迷實驗開啟了對老年憂鬱症的創新研究。實驗結果寫成超過150頁的長篇論文發表於1934年，結合了對延長睡眠效應之臨床表現的詳盡觀察與生化分析。[35]同樣地，自從1920年代初期胰島素被製造出來以後，胰

---

33 Takara Takehisa, "Sōutsubyō no Tonza Ryōhō ni Tsuite" ("On the Stopping Therapy of Manic-depressive Disease"), 60-71.

34 Omura Shigeto and Okumura Nikichi, "Jizoku Suimin Ryōhō no Seikagakuteki Kenkyū" ("Biochemical Study of Prolonged Narcosis Therapy"), 2009-2029; Yamamoto Tetsujirō, "Jizoku Suimin Ryōhōchū ni Okeru Ketsuekizō no Henka ni Tsukite" ("On the Changes of the Blood during Prolonged Narcosis Therapy"), 2172-2191.

35 Naka Shūzō et al, "Shorōsei Utsuyūshō no Kenkyū" ("A Study of Early Senile Depression"), 859-968.

島素休克療法就被嫁接到人們對這個賀爾蒙的興奮之情上。胰島
素已知能導致痙攣，如同癲癇，而醫師們透過對兔子和貓的實
驗，熟悉如何掌控胰島素導致的痙攣。人們也使用其他物質在貓
身上進行類似的實驗。[36]胰島素休克療法的問世，提供一個理想
的機會去觀察人類低血糖的機轉，由於讓人處於胰島素休克狀態
下具有明顯危險性，此現象在過去一直難以從事觀察。京都帝國
大學的精神科醫師廣瀨正年曾出版兩篇論文，其主要內容為胰島
素休克療法引發低血糖狀態下，紅血球沉降速率和血糖數值的測
量結果。[37]儘管這些論文發表在精神醫學期刊，但它們卻更偏向
是受引發低血糖狀態的生理機轉研究，而非精神疾病研究。在某
些特定案例，接受ICT的病人充當了生理學實驗的白老鼠。

　　需要補充說明的是，一些日本精神科醫師曾對新療法帶來的
興奮之情發出警語。當時仍有許多醫師視精神分裂症為內生性且
無法治癒，而許多患者的明顯改善，讓精神醫學家必須重新思考
此疾病的本質。由於缺乏令人信服的解釋說明為何休克療法明顯
有效，更使精神科醫師必須重新思考精神分裂症的理論。其中當
時最好且最細緻的研究，當屬林暲和秋元波留夫這兩位來自東京
大學精神科附設醫院和松澤病院的醫師，對接受休克療法病人所

---

36 Tani Nozomi, "Inshurin-Keiren no Jikkenteki Kenkyū, Tokuni Sono
　　Byōrisoshikigakuteki Shaken ni Tusuite"（"An Experimental Study of Insulin-
　　induced Convulsion and its Pathological Histology"）, 51-74.

37 Hirose Masatoshi, "Inshurin Shokku-ji ni Okeru Kettōchi Sokutei"（"Measurements
　　of Blood-Sugar Level under Insulin Shock"）, 323-329; Hirose Masatoshi,
　　"Inshurin Shokku Ryōhōchū ni Okeru Sekkekyū-chinkō Hannō"（"Erythrocyte
　　Sedimentation under ICT"）, 330-337.

做的流行病學追蹤研究。[38]這篇思慮周詳的論文主張，儘管ICT
帶來令人印象深刻的治癒與緩解率（出院時占48%，一年後占
40%），但該療法卻沒有根本地改變治癒、緩解和復發的流行病
學模式。他們的結論認為，療法並無法改變精神分裂症的「固
有」病程。從林暲和秋元的觀點看來，ICT值得更密切關注，並
不只是因為它明顯有效，更因為它可以幫助精神科醫師掌握精神
分裂症病程的性質。倘若要脈絡化地理解此由日本最富聲望的精
神醫學機構所提出的警語，我們就必須要考慮當時日本學院精神
醫學的階層結構。東京帝國大學精神科是無可爭議的智識中心，
幾乎所有其他大學的精神醫學教授都畢業於此。[39]新療法則是在
邊陲地區新成立的大學被更快速與熱切地採用——例如殖民地朝
鮮的京城帝國大學與日本主島西南端的九州帝國大學。這些新學
術機構追求讓新療法成為自己實質可見的特點，而東京享負盛名
的精神科醫師們則較為慎重保留。將日本精神醫學整合入國際社
群，讓學院精神醫學的階層結構至少發生了一些變動。

三、日本胰島素昏迷療法的經濟學

　　普世主義是日本學院精神醫學的特徵。在此領域工作的精神
科醫師們相信他們歸屬於一個科學精神醫學的國際社群。但在這
個與歐洲學院精神科醫師共持相同精神的學院精神醫學領域之
外，還存在著精神醫學實作的廣袤領域，它的結構與西方國家極

---

38 Hayashi Susumu and Akimoto Haruo, "Seishin Bunretsubyō no Yogo Oyobi
　 Chiryō" ("Prognosis and Therapy of Schizophrenia"), 705-42.

39 Yasuo Okada, Nihon Seisinka Iryoshi. *History of Psychiatry in Japan*, 168-169.

為不同。如同之前所說，日本照護瘋人的機構系統，其特徵為公立療養院顯著欠缺發展以及相對茁壯的私立機構。此精神醫學實作的結構影響了1930年代日本對新療法的使用模式。

　　首先，精神醫學家相當坦然地承認他們所面對的限制，包括施行休克療法的可行地點與能夠接受治療的病患範圍。這在ICT尤其明顯。它的使用因為其成本而受到限制，包括治療中病人需要額外照護的負擔，以及反覆誘發昏迷所需藥物的費用。這在奧田三郎和高橋角次郎——任職於東京帝國大學／松澤病院的兩名醫師——一篇討論ICT的論文中有清楚的陳述。[40]他們寫道，ICT無法被廣泛使用有兩個原因。第一，接受ICT的病人處於胰島素昏迷的瀕死狀態之下，需要密切監控，這種照護對醫院人員是巨大的負擔。因此，此治療唯有在高醫病比的機構中才是可行的。這排除了絕大多數登記有案的精神病院施行ICT的可能性。第二，胰島素曾是（且至今仍是）一種昂貴的藥物，而ICT必須反覆使用極大的劑量，治療的花費非常高昂。職是之故，他們只能在自己負擔藥物費用的自費病患身上試行ICT。值得一提的是，即使是日本地位最高的精神科醫院也無法負擔窮人的治療。奧田和高橋懷疑普通精神科醫院有辦法克服這種雙重困難：密集照護和高昂費用。[41]一名醫師曾計算過一個胰島素休克治療療程僅藥

40　Okuda Saburō and Takahashi Kakujirō, "Seishin Bunretsubyō ni Sekōseru Inshurin Shokku Ryōhō" ("Insulin Shock Therapy for Schizophrenia"), 849-73.

41　平壤帝國大學的精神醫學教授久保喜代二也曾有過類似的觀察。參考：Kubo Kiyoji, "Seishin Bunrishō ni okeru Zakeru-shiki Kettō Shokku Ryōhō no Jissai" ("A Practical Guide for Sakel-Style Hypoglycemic Shock Therapy for Schizophrenia"), 9-11.

物花費至少就需70日圓，約莫是普通勞動階級家庭一個月的工資所得。[42] 施行ICT的高昂成本在世界其他地方也有記載。加州州立醫院在1939-1941年間引進胰島素休克療法，卻在1942年10月終止。主要原因是其對護理人員所造成的負擔。[43] 即使是當時世界上最富有的國家，ICT對公立醫院而言都仍是過重的負擔。奧田和高橋對於ICT在日本的有限可得性的預測是有道理的。

在OBH進行的ICT與其他休克療法實作證實了新療法的限制。表1顯示在1935-1945年間在OBH接受休克療法的病患人數，統整自一份共1,536名病患的樣本，約占此時期全部住院人數的三分之一。其中，264名病患接受胰島素休克療法、ECT、戊四氮療法之任一者，或併用以上療法。除了一人以外，所有人都是私人付費病患。唯一一位在1939-1940年住院期間接受ECT的公費病患，由於是退役軍人，從軍方得到一些補助。[44] OBH的紀錄決定性地證實了，在1930年代到1940年代初期的日本，休克療法（特別是ICT）只施行在自費病患身上，公費病患並未受益於新進展。

這並不表示ICT和休克療法專屬於有錢人。仍有相當數量的小康病患也接受了治療。在1939-1944年的全盛時期，大約四分

---

42 Hirahata Tomijirō, "Seishin-bunrishō ni taisuru <Inshurin Shokku> Ryōho no Jisshi no Shishin oyobi Jikaseiseki ni tsuite" ("A Guide for the Practice of Insulin Shock Therapy for Schizophrenia and its Effects"), 5-11.

43 Joel Braslow, *Mental Ills and Bodily Cures: Psychiatric Treatment in the First Half of the Twentieth Century*, 98, 201.

44 病歷紀錄：I.F.，在三十歲時入院，從1939年5月20日到1940年5月24日共住了一年。

之一的住院病人接受至少一種的休克療法，而1940年更有約三分之一的病患接受休克療法。這個數目約占該年OBH自費病患的40-50%。據此，一些所記載職業（諸如「工匠」或「女僕」）看似非高所得者，也接受了包含ICT在內的休克療法。[45] 休克療法在OBH的自費部門取得顯著進展，不僅及於富人，亦及於經濟小康的病患。

表1

	Sample No.	ICT only	ECT only	ICT & ECT	All Shock Therapies	% of those receiving shocks
1935	126					
1936	106		2		2	
1937*	123					
1938*	137	3	4		7	
1939	172	25	10	8	47	27.3
1940	192	16	32	17	65	33.9
1941	206	15	16	14	45	21.8
1942	182	8	5	11	24	13.2
1943	152	22	7	6	35	23.0
1944	117	5	19	12	36	30.8
1945	23	2	1		3	13.0
	1536	96	96	68	264	17.2

註：1937年也有一些病人接受休克療法，而1938年實際接受休克療法的病人人數或許也更多。這有可能是因為個案紀錄簿被拿去做深入研究，也許是被金原種光（Kanehara Tanemitsu）拿去準備寫作論文。

---

45 病歷紀錄：S.S.（男），1941年5月6日到1941年8月13日；K.H.（男），1941年6月26日到1941年10月10日；O.Y.（女），1940年4月1日到1940年6月20日。

　　新療法接受者呈現出來的偏差影響了療法施行的方式。一名
OBH醫師金原種光（Kanehara Tanemitsu）就其所進行的ICT試
驗於1938年發表了一篇論文，其中表達了兩個關切：盡可能降
低費用，以及避免致命性意外發生。[46]既然治療效果來自休克本
身，而非胰島素，那麼以盡可能少量的胰島素達成休克，從經濟
學的角度來看相當合理。論文顯示，OBH的醫師利用許多方法
試圖提升經濟效益。其中一種方法是在復甦病患時減少其糖類攝
取，另一種是在注射前給予病患硫酸銅。其中一個特別有趣的微
調是他們將胰島素注射分為兩階段。金原種光解釋，這種作法減
少引發昏迷所需之胰島素總量而降低成本。它也降低了造成過深
昏迷導致致命意外的風險，這是日本與其他國家精神科醫師最大
的擔憂之一。ICT在日本早期階段的特徵為謹慎大於激情，有大
量案例足以支持這樣的謹慎態度。在京城帝國大學附設醫院，在
開始使用療法的數月之內便發生一起死亡案例，也數度發生病人
在鬼門關前徘徊一回的情況。[47]在松澤病院，有致命可能的過長
昏迷，在前100例ICT案例中就出現了10次，參與治療的醫師直
言他們對此情況「驚慌失措」。[48]有鑑於這些經驗，日本醫師通常
為安全起見而選擇較不英雄式的ICT版本。薩克爾的原始治療流
程是一天昏迷三次，日本醫師很快發現他們傾向一天一次。每次

46　Kanehara Tanemitsu金原種光, "Inshurin Shokku Ryōhō Sekōjō no Ichi Chūi"
（"One Caution in Insulin Shock Therapy"）, 716-18.

47　Kubo Kiyoji, "Seishin Bumishō ni Okeru Inshurin-shokku Ryohō no Seiseki ni
tsuite"（"On the Results of Insulin Shock Therapy for Schizophrenia"）.

48　Okuda Saburō and Takahashi Kakujirō, "Seishin Bunretsubyō ni Sekōseru Inshurin
Shokku Ryōhō"（"Insulin Shock Therapy for Schiznia"）.

昏迷只持續30-60分鐘，遠短於薩克爾的數小時。尤有甚者，一篇論文呼籲人們必須極度謹慎地使用ICT，並主張ICT應被視為最後手段，僅使用在正在惡化且如持續睡眠療法等其他證實有效的療法都失敗了的病人身上。[49]醫師對如何避免治療中致命意外發生的顧慮，必然是這些將胰島素處方「弱化」之調整的一個重要原因，特別是這些醫師處理的是自費病患，而非那些可以被當作白老鼠來處置的貧窮公費病患。另一方面，若沒有成功引發昏迷，則會浪費昂貴藥物，這也需要被避免。金原種光寫道，當投予大量昂貴藥物卻沒有引發休克，他為這些花費大量金錢在每次注射上的家庭感到難過。作為消費者，他們有權利要求花費在藥物上的金錢得到應有的價值。[50]施行ICT的日本精神科醫師們因此必須走在一條狹窄的道路上，一側是對避免危險深度昏迷的顧慮，另一側是確保昏迷而不致浪費胰島素的壓力。換句話說，他們必須同時保證安全性和治療的經濟性。金原種光的兩階段分次注射對這兩個顧慮都帶來幫助。

在這個經濟考量的背景中，有一個當時藥物價格快速膨脹的更廣脈絡。1937年日軍侵犯中國並與西方國家關係不斷惡化，導致嚴重的經濟危機和原物料進口價格攀升。[51]醫藥遭逢嚴重打擊，藥價在1937年7月至1938年2月的半年間大幅上漲。1938年的一項調查顯示，78種調查藥物中，有64種價格上漲，其中

49　Okuda Saburō and Takahashi Kakujirō, "Seishin Bunretsubyō ni Sekōseru Inshurin Shokku Ryōhō" ("Insulin Shock Therapy for Schizophrenia").

50　Kanehara Tanemitsu 金原種光, "Inshurin Shokku Ryōhō Sekōjō no Ichi Chūi."

51　Marius Berthus Jansen, *The Making of Modern Japan*, 607.

12種漲幅超過二倍。[52]為了穩定藥價，政府採用一系列醫療與藥物政策。尋找進口藥物的替代品是其一，鼓勵國內自行製造學名藥是其二。OBH的病例紀錄本顯示醫師使用國產胰島素，諸如友田製藥的"Inzerin"或武田製藥的"Minigurin"。[53]在1941年，清水食品會社——一家生產加工魚產的公司，成功從鮪魚和鱈魚的捨棄脾臟中萃取出胰島素，此產品被使用在精神病院中，縱使這種便宜替代品的不可靠惡名昭彰。[54]這些製造低價胰島素的努力想當然爾在某個程度上降低了治療的價格。由於二戰戰前和戰時的國家健康政策，以及為保衛國民健康而進行的醫藥工業動員，無疑地擴大了接受治療的病患範圍。

四、休克療法的在地景觀

　　為了能更貼近檢視新療法是如何施行的，我們必須選擇一些病患審視他們的治療經驗。表2呈現的是30名病患所接受的治療類型，他們隨機揀選自1940年間的出院病患。除了基本資料，例如病人的性別、年齡和診斷外，表格也呈現住院的長短與結

---

52 Komine Shigeyuki, *Waga Kuni ni okeru Iryō Hōshū oyobi Iyakuhin Tōsei*（*Payment for Medicine and the Control of Drugs in our Country*）.

53 關於"Inzerin"和"Minigurin"的資訊，參考Komine Shigeyuki, *Waga Kuni ni okeru Iryō Hōshū oyobi Iyakuhin Tōsei*, 125.

54 關於清水食品（後來成為清水製藥）從魚類製造胰島素的資訊，參考Shimizu Seiyaku, *Gojūnenshi*（*Fifty Years of Shimizu Pharmaceutical*）。進口胰島素之國產替代品的不可靠性，在一場精神醫學家的圓桌會議上已有評論。參考Anonymous. "Zadankai Senchū Sengo no Seishinbyōin no Ayumi"（"A Roundtable on Psychiatric Hospitals during and after the War"）, 688-703, 784-95.

表2　1940年自OBH出院之自費與公費病患接受的治療介入

編號	性別	診斷	年齡	住院長度(天)	入院至初次治療(天)	瘧疾療法	胰島素(天)	ECT(天)	戊四氮(天)	其他藥物(天)	結果	註
自費病患												
1	男	DP	27	62	3		22			55	R	
2	男	GPI	41	37	3	○				14	U	
3	男		53	49	2					40	C	胰島素失敗
4	男	GPI	28	43	4	○				32	U	
5	男	GPI	46	30	1	○				13	U	
6	男	DP	25	91	2		21	4		76	R	
7	女	Dep	36	11	-					11	R	
8	男	GPI	39	87						79		胰島素失敗
9	男	DP	23	128	3		32	21	9	64	R	
10	女	(GPI)	22	128	-	○				52	-	
11	男	DP	35	51	3			2		51	U	胰島素失敗
12	男	Manic	65	7	-					6	D	
13	男	GPI	37	32	1	○				14	R	
14	女		29	11	-					1	-	
15	男	GPI	43	10	-					10	U	
16	女	DP	27	55	1			25		52	R	
17	女	DP	20	61	1			25			U	
18	男	Dem	27	60	4			17		19	-	
19	女	DP	24	101	2			26		95	R	
20	男	DP	27	21	3			5			U	
21	男		42	49	-					49	R	
22	女	DP	27	65	3			18		57	R	
23	男	Dem	27	64	3		1	1		18	-	胰島素失敗
24	女	DP	43	35	1		19	5		15	R	
25	男	Kat	17	129	2		39	3		129	R	
26	男	DP	27	119	4		59	10		14	R	
27	男	Alc	34	9	-						C	
				1545	46		193 (12.5%)	162 (10.5%)	9	966 (62.5%)		
公費病患												
28	女	GPI	58	447	-	○				1	D	
29	男	GPI	35	78	-	○				13	D	
30	男	DP	66	602	-	○				31	D	
				1127			0	0	0	45 (3.9%)		

診斷：DP＝早發性癡呆，Dep＝憂鬱症，Dem＝癡呆，Kat＝緊張病，Alc＝酒精成癮
結果：C＝治癒，R＝緩解，U＝無法治癒，D＝死亡

果、病人接受胰島素昏迷和接受ECT的天數,以及接受其他藥物(大部分是鎮靜藥物)治療的天數。首先,自費病患與公費病患之間的對比相當鮮明。當ICT、ECT、戊四氮療法與鎮靜藥物毫不吝惜地給予自費病患時,三名公費病患完全沒有接受休克療法並只使用了少量鎮靜藥物。一般而言,他們接受的藥物治療並非針對精神症狀,而是腹瀉之類的身體病痛。第30號病人住院602天,但他僅有31天使用藥物,其中的三分之二是在他過世前的19天。總計公費病患使用藥物的天數只占了他們住院天數的3.9%,反觀自費病患使用藥物(不含休克療法)的天數卻占住院天數的63.0%。既然市場中介了OBH裡休克療法的使用,那麼休克療法的益處也就局限在那些能夠參與市場的人,亦即那些付得起治療費用的人。公費病患幾乎完全被排除在這個新發展之外。最刺眼的不平等發生在二戰行將終結之際,此時完全崩潰的經濟造成日本精神病院嚴重的糧食短缺,結果是精神病院中的病人集體死於嚴重營養不良。1944年初,OBH住有109名公費病患,其中51名(46.8%)在這年當中死亡。相對地,在醫院的自費端,病人依舊接受著需花費普通勞工一個月所得的胰島素休克療法。儘管我並非主張**因為**自費病患的胰島素療法,公費病患才會餓死;但這個刺眼的不平等卻揭露了內在於日本精神醫學措施結構中的根本問題。它也顯示,在那裡施行的休克療法不外乎就是昂貴商品。

必須一提的是,相對於休克療法,瘧疾療法同時施行在自費和公費病患身上。瘧疾療法使用上的民主性無疑是因為瘧原蟲能夠自我繁殖,就原料成本而言基本上是免費的。事實上,一些OBH的病患可能被用來作為繁殖瘧原蟲的人體培養器。第30號病

人被診斷為早發性癡呆（dementia praecox），卻接受了瘧疾發熱「治療」，他很有可能就是其中一個培養器。瘧疾發熱療法和療法的經濟學面向之間的對照，影響了它在單一機構內的傳遞範圍。儘管瘧疾發熱療法和休克療法皆被歡頌為戰間時期精神醫學的突破，但在更大的脈絡下，它們的使用卻依循著相當不同的路徑。

　　其次，OBH自費病患如何常規地接受新療法的情形，令人印象深刻。9名診斷為GPI的病人中有8名接受瘧疾療法。21名其他診斷（主要是早發性癡呆）的病人中，有14名接受了胰島素療法或ECT其中一種，6名併用了此二種療法。此外，有三位病人接受了胰島素注射但未引發昏迷。此外，必須注意從入院到首次使用瘧疾療法、胰島素昏迷或ECT的時間一般很短。通常入院三天內就會接受這些治療，這意味著住院的目的正就是要進行這些治療。在發現ICT和ECT的短短幾年內，東京的一所私立精神病院便開始提供新式治療，不只是作為常規治療，更是住院的最終目的。縱然沒有決定性的證據，但很有可能1937年突然且持續增加的新入院病患人數，便是因為病人至OBH尋求新療法（參考表1）。類似現象在九州帝國大學附設醫院精神科也觀察得到，入院人數的增加與休克療法的引入是同步的。[55]

　　休克療法默默地轉變了精神病院住院的性質。所有跡象表明，對自費病患而言，OBH過去是一個短期監禁或轉換環境的機構。醫師似乎對病患的出院與否沒有什麼控制權，且病歷紀錄

55　1930年代，每年的入院病患人數約為2,500人。到了1940年代已超過4,000人，並在1942年達4,819人。參考Kyūshū Daigaku lgakubu Hyakunenshi, "One Hundred Years of the Faculty of Medicine of Kyūshū University."

通常也欠缺從入院到出院的清楚情節交代。它們通常很突兀地就結束了。當疾病的急性期症狀有些許緩解，病人就會突然地從醫院被帶走。當病人的病情不見起色，家屬也會帶他們離開，去到另一家醫院或回到家中嘗試不同種療養方法。但自從休克療法引入後，事情改變了。治療的療程提供了住院的明確結構。表2列舉的病患沒有任何一人在胰島素療法療程中間離院，也只有極少數的病患在接受完固定次數的電休克療法前離院。此外，從入院到開始休克療法的時間極短，這意味著病人和客戶在申請入院時早已下定決心接受休克療法。我們可以合理假定他們進入OBH很明確地是以接受休克療法為目的。

　　一些自費病患，特別是那些來自負擔得起昂貴治療富裕家庭的病患，遭到多種休克療法的連番轟炸。以第8號病人為例，這個23歲的東京帝國大學學生，被診斷為早發性癡呆。在入院的第二天即注射了戊四氮。這個休克療法持續了18天共9次注射。五天之後，又開始接受胰島素療法，並持續45天共32次昏迷。當胰島素療法進到尾聲，他接續接受ECT並重複了21回。最後一次接受休克療法是1月17日。五天之後出院，出院時的狀況紀錄為「緩解」。他的整個住院過程，基本上就是不斷地接受三種休克療法。

　　我們可以很輕易地譴責這般的醫療，認為其是無差別濫用、近乎野蠻的治療，或是醫院的搶錢作為。這樣的立論或許有其部分真實性，但我們不應該忽略正在OBH發生的一個更重要的轉型。在精神病院住院意味著接受某種治療。OBH於是成為一家**醫院**，病人前來接受醫療並在結束後離開。至少對自費病患而言，它不再像是一家監禁機構。這無疑是日本與其他國家的許多

醫院精神科醫師所長期嚮往的。休克療法讓全世界精神科醫師明顯感到滿意——許多人讚頌它們帶來重大變革。哈佛醫學院的精神科醫師Harry C. Solomon說過一段話：「我們在看待這些治療途徑時，無法不意識到一個精神醫學的新時代已然開啟。」[56]休克療法終於為精神醫學帶來科學與醫學的憑證，這在過去由於精神醫學與監禁和拘禁的連結曾被嚴重削弱。日本欠缺對精神病院實行監禁／入院的法律規範，也是另一個OBH朝醫學治療型醫院轉型的重要背景。值得注意的是，精神病院的「醫療化」之所以可能，來自於機構與醫療市場的連接。這場轉型要發生，勢必是病人要對療法有所需求。精神醫學的醫療化並非僅由醫師或療法來達成，更需病人以客戶身分的參與。[57]更確切地說，從1900年前後開始促進日本機構精神醫學發展的醫療市場經濟結構，為通過休克療法達成醫院轉型提供了背景。

　　一個休克療法的有趣使用案例，顯示客戶參與了休克療法意義的創造。一名二十歲的富商之女M.T.病患，曾在OBH住院兩次，一次在1941年住了一個月，另一次在1942年住了三個月。[58]在家，她的姊姊與兩個兄弟是父母的驕傲，在頂尖學校擁有傑出表現：兩個兄弟分別就讀東京大學和第一高等學校，而姊姊則畢業於御茶水女子大學，日本最好的女子大學，也是她母親的母校。身為妹妹，她不像她的家庭成員：她在女子高校的表現

56 Lucie Jessner and V. Gerard Ryan, *Shock Treatment in Psychiatry: A Manual*, xv.

57 對一般治療的相似觀點，參考John Harley Warner, *The Therapeutic Perspective: Medical Practice, Knowledge, and Identity in America, 1820-1885*.

58 M.T.（女），住院時間1941年8月14日至1941年9月14日，以及1942年6月8日至1942年9月25日。

差勁並在不起眼的女子大學完成學業。她對她差勁的學業表現感
到非常不快樂。她尤其對姊姊心存芥蒂，姊姊是家中的驕傲，也
是無數媒妁之言屬意的對象。她的挫折感與在家中的低下感和疏
離感與日俱增，直到1941年8月初她變得非常激昂和躁動。她半
夜醒來並滔滔不絕地與她姊姊說話、打開窗戶，固執地在不交代
去向的狀況下外出。當姊姊問她為何表現得如此，她回答：「因
為你們都看不起我。」幾天後，她再度變得激昂且對著姊姊吼
叫：「為什麼那麼多男人想要娶妳？我也想要結婚！」儘管沒有
典型需要住院的嚴重精神症狀的跡象，她仍然被送到OBH，得
到「躁動與躁狂」（agitated and manic）的診斷。病歷中的一切
顯示她呈現出來的是相對輕微的病症，假如真的有病症的話。然
而，她在入院隔天便開始接受胰島素休克療法，並在一個月內進
入22次深度昏迷，且在這期間幾乎每天接受鎮靜藥物。她在
「緩解」的狀態下出院，卻又於翌年再度入院。她第二度於OBH
住院時一樣沒有嚴重精神疾病徵象，但理由甚至更異乎尋常。這
次，她的姊姊即將結婚，她的家人將她監禁在醫院當作預防措
施，以免她干擾這個快樂的家族大事。在家人的報告或醫師的描
述裡，幾乎沒有任何嚴重精神疾病的表現，更遑論是精神分裂
症。然而，入院隔天就開始給予ICT和鎮靜藥物。她於住院期間
反覆地接受胰島素注射並引發26次昏迷。最令人詫異的是，縱
使沒有任何GPI或梅毒的徵兆，她仍被施予瘧疾療法。

　　這個案例可能是最明目張膽的案例之一，訴說家屬如何濫用
精神醫學監禁以達到規訓搗亂家庭成員的目的，以及醫師和家屬
之間的共謀。但為何是休克療法？為何是胰島素？最合理的解釋
可能是，ICT被當成一個託辭去粉飾那幾無偽裝、強制的規訓：

它讓監禁看起來像是治療。在病人兩次住院期間對她施行ICT，便是源自於家屬和醫師利益的匯合。前者希望規訓女兒使其行止合宜，或者將她暫時移離可能造成麻煩的場合；後者則希望幫助家屬並賺取利潤。ICT替這樣的利益匯合套上一個「像樣」的掩飾。有位學院精神科醫師曾建議ICT應該被當作治療嚴重精神疾病患者的最後手段，這算是對其建議最明顯的背離。

　　這個例子無疑是極端的（但卻非唯一的）。但它仍反映出二戰戰前，OBH和或許其他日本精神病院採用精神醫學療法的一個重要面向。儘管學術機構是基於它的科學吸引力而採用，但它在精神醫學實作此一更廣泛領域的擴展，卻是由醫療市場中醫師與客戶的匯合利益所中介。在OBH，是客戶的需求驅使採用ICT和其他休克療法，醫師則對此需求做出回應，這在前述金原種光的顧慮中清楚可見。許多病人──或更確切地說，許多家屬──期待醫院提供新且有效的療法。即使住院最終無法完全治癒，也不會影響需求。真正的目標是去「改善」病人，讓他們在相對短的時間內回歸家庭。一位精神分裂症的權威專家在1938年時寫道，「ICT的目標是要去改變疾病表現的概況，以有助於出院後的家庭照護。」[59]這正是許多家庭對於精神病院的期待。

五、結論

　　以上描述顯示，我們必須在兩個層次上概念化戰間時期新式

---

59 Okuda Saburō, "Seishin Bunretsubyō ni Sekōseru Inshurin Shokku Ryōhō" ("Insulin Shock Treatment on Schizophrenia"), 839-873.

精神醫學療法的傳遞：一方面是學院精神醫學，另一方面是提供給多數人民的精神醫療措施。自從1920和1930年代日本精神醫學配備了學術研究設施以來，作為一種科學的急切要務，諸如瘧疾發熱療法和休克療法等新療法被迅速地引入與研究。不同大學之間的競爭創造了創新研究的有利情境，而新療法的生理學取向也符合許多學院精神科醫師的科學取向。相較於照護瘋人公共措施的不足，日本學院精神醫學可以說是過度發展。強勢的日本學院精神醫學使新療法在戰間時期迅速地引入。

另一方面，公共措施的缺乏與相對強勢的私人部門對休克療法（特別是ICT）的傳播具有決定性的影響。由於ICT必須使用大量的昂貴藥物，治療過程必須持續監測病患也會需要大量的人事成本，給予公費病患如此奢侈的療法幾乎是難以想像的。即使是設備精良的學院附設醫院也只會治療付得起費用的病人。因此，在日本只有來自相對富裕家庭的自費病患才能接受ICT，儘管接受ICT病人的社會範圍要比我們根據價格所設想的要來得更廣一些。相對地，瘧疾發熱療法則會使用在公費病患身上，主要是因為它不使用任何昂貴藥劑，且接受治療的病人可以說就是原料的人體培養器。能夠受益於治療的病人範圍得以擴大，也許是因為國家政策鼓勵國產胰島素的製造，以為正面臨全面戰爭的國家供應低價藥物。將ICT和其他休克療法整合入精神醫學私人部門的醫療市場，讓療法產生了在地意義；而療法也成為醫師和家屬客戶彼此串通合作的中介。

艾德華‧肖特是以專業內部的競爭與不同精神醫學「學派」之間的爭辯，來架構他對20世紀早期身體治療（somatic treatments）於全球傳播的描述。這當然是療法傳遞的一個重要

面向，但如此僅聚焦在學院附設醫院菁英精神科醫師，卻可能忽視精神醫學社會史豐碩的歷史書寫發展。它同時也忽視了更廣泛的脈絡，在其中醫師、病人（或客戶）、精神醫療和醫療政策，以及醫療市場彼此互動。縱使新療法的吸引力以及學院精神科醫師想要使用或改良它們的欲望是全球性的，塑造療法在地意義的卻是各個國家的社會領域。廣泛地說，我想提出以下結論：一個新精神醫學療法從一個國家傳遞到另一個國家有三個面向；它們分別是學院醫學、精神醫學實作的社會結構，以及此療法的經濟學。

徵引書目

Anonymous. "Zadankai Senchū Sengo no Seishinbyōin no Ayumi" ("A Roundtable on Psychiatric Hospitals during and after the War"). *Seishin Igaku* 14(1972): 688-703, 784-795.

Bartholomew, James R. *The Formation of Science in Japan*. New Haven: Yale University Press, 1989.

Blowers, Geoffrey H., and Serena Yang Hsueh Chi. "Freud's Deshi: The Coming of Psychoanalysis to Japan," *Journal of the History of the Behavioral Sciences* 33(1997): 115-126.

Braslow, Joel. *Mental Ills and Bodily Cures: Psychiatric Treatment in the First Half of the Twentieth Century*. Berkeley: University of California Press, 1997.

Engstrom, Eric J. *Clinical Psychiatry in Imperial Germany: A History of Psychiatric Practice*, Ithaca. New York: Cornell University Press, 2003.

Gorō, Yasukawachi and Mukōgasa Kōji. "Seishin Bunrishō no Dengeki Keiren Ryōhō ni Tsuite" ("On Electro-convulsive Therapy of Schizophrenia"). *Fukuoka Igaku Zasshi* (Fukuoka Medical Journal) 32(1939): 1437-1440.

Healy, David. *The Creation of Psychopharmacology*. Cambridge, Mass.: Harvard University Press, 2002.

James, F. E. "Insulin Treatment in Psychiatry." *History of Psychiatry* 3(1992): 221-235.

Jansen, Marius Berthus. *The Making of Modern Japan*. Cambridge, Mass.: The Belknap Press of Harvard University Press, 2000.

Jessner, Lucie, and V. Gerard Ryan. *Shock Treatment in Psychiatry: A Manual*, introduction by H. C. Solomon. London: Heinemann, 1943, p. xv.

Keller, Richard C. "Taking Science to the Colonies: Psychiatric Innovation in France and North Africa." In *Psychiatry and Empire*, edited by Sloan. Mahone and Megan Vaughan, 17-40. Basingstoke: Macmillan, 2007.

Kiyoji, Kubo. "Zomunifen Jizoku Masui ni Tsuiteno Keiken" ("On Continued

Sleep through Somnifen"). *Shinkeigaku Zasshi* (Japanese Joumal of Neurology) 27(1926): 444-448.

Kiyoji, Kubo. "Zomunifen Jizoku Masui ni Tsuiteno Keiken" ("Experiment on Continued Sleep Therapy through Somnifen"), *Chosen lgakkai Zasshi* (Journal of Chosen Medical Society) 69(1926): 937-939.

Kiyoji, Kubo. "Seishin Bumishō ni Okeru Inshurin-shokku Ryohō no Seiseki ni tsuite" ("On the Results of Insulin Shock Therapy for Schizophrenia"). *Seishin Shinkeigaku Zasshi* (Japanese Journal of Neurology and Psychiatry) 41(1937): 553-557.

Kiyoji, Kubo. "Seishin Bunrisho ni Okeru Sakel Shiki Inshurin Shokku Ryōhō no Keiken." *Rinshō Geppō* (Monthly Report of Clinical Medicine) 316(1937): 10.

Kiyoji, Kubo. "Seishin Bunrishō ni okeru Zakeru-shiki Kettō Shokku Ryohō no Jissai" ("A Practical Guide for Sakel-Style Hypoglycemic Shock Therapy for Schizophrenia"). *Rinshō Geppō* (Monthly Report of Clinical Medicine) 320 (1937): 9-11.

Kiyoshi, Takase. "Iō Ryōhō no Ippannteki Ōyō Tokuni Mahiseichihō Oyobi Sekizuirō no Ōyō ni Tsuite" ("On the General Application of Sulphor Therapy, particularly to GPI and Tabes Dorsalis"). *Shinkeigaku Zasshi* (Japanese Journal of Neurology) 37(1934): 555-737.

Kōichi, Miyake. "Jo" (Preface). *Komine Kenkyūjo Kiyō* (Bulletin of Komine Research Institute) 1(1930): 1-2.

Kunihiro, lchinose. "Jūraigata Denkikeiren Ryōhō: Sono Rekishi to Kyōkun" ("Traditional ECT: Its History and Lessons"). *Seishin lgaku* (Psvchiatry) 47(2005): 1165-1171.

Kyūshū Daigaku lgakubu Hyakunenshi. *One Hundred Years of the Faculty of Medicine of Kyūshū University.* Fukuoka: Faculty of Medicine, Kyūshū University, 2004.

Masatoshi, Hirose. "lnshurin Shokku-ji ni Okeru Kettōchi Sokutei" ("Measurements of Blood-Sugar Level under Insulin Shock"). *Seishin*

Shinkeigaku Zasshi (Japanese Journal of Neurology and Psychiatry) 43(1939): 323-329.

Masatoshi, Hirose. "Inshurin Shokku Ryōhōchū ni Okeru Sekkekyū-chinkō Hannō" ("Erythrocyte Sedimentation under ICT"). *Seishin Shinkeigaku Zasshi* (Japanese Journal of Neurology and Psychiatry) 43(1939): 330-337.

Nozomi, Tani. "Inshurin-Keiren no Jikkenteki Kenkyū, Tokuni Sono Byōrisoshikigakuteki Shaken ni Tusuite" ("An Experimental Study of Insulin-induced Convulsion and its Pathological Histology"). *Seishin Shinkeigaku Zasshi* (Japanese Journal of Neurology and Psychiatry) 39(1935): 51-74.

Okada, Yasuo. *Nihon Seisinka Iryoshi* (History of Psychiatry in Japan). Tokyo: Igaku Shoin, 2002.

Porter, Roy. *Madness: A Brief History*. Oxford: Oxford University Press, 2002.

Pressman, Jack D. *The Last Resort: Psychosurgery and the Limits of Medicine*. Cambridge: Cambridge University Press, 1998.

Rosenberg, Charles E. "The Therapeutic Revolution: Medicine, Meaning, and Social Change in Nineteenth-Century America," in Charles. E. Rosenberg, *Explaining Epidemics and Other Studies in the History of Medicine*. Cambridge: Cambridge University Press, 1992.

Saburō, Okuda, and Takahashi Kakujirō. "Seishin Bunretsubyō ni Sekōseru Inshurin Shokku Ryōhō" ("Insulin Shock Therapy for Schizophrenia"). *Seishin Shinkeigaku Zasshi* (Japanese Journal of Neurology and Psychiatry) 42(1938): 849-873.

Scull, Andrew T. *Madhouse: A Tragic Tale of Megalomania and Modern Medicine*. New Haven: Yale University Press, 2007.

Shigeyuki, Komine. *Waga Kuni ni okeru Iryō Hōshū oyobi Iyakuhin Tōsei* (Payment for Medicine and the Control of Drugs in our Country). Tokyo: Private Publication, 1939.

Shigeto, Omura, and Okumura Nikichi. "Jizoku Suimin Ryōhō no Seikagakuteki

Kenkyū" ("Biochemical Study of Prolonged Narcosis Therapy"). *Fukuokalkadaigaku Zasshi* (Journal of Fukuoka Medical School) 26(1933): 2009-2029.

Shimizu Seiyaku Gojyūnenshi (Fifty Years of Shimizu Pharmaceutical). Shimizu: Shimizu Pharmaceutical, 1991.

Shorter, Edward. *A History of Psychiatry: From the Era of the Asylum to the Age of Prozac*. New York: John Wiley and Sons, 1997.

Shorter, Edward, and David Healy. *Shock Therapy: A History of Electroconvulsive Treatment in Mental Illness*. New Brunswick, NJ: Rutgers University Press, 2007.

Shūzō, Naka et al. "Shorōsei Utsuyūshō no Kenkyū" ("A Study of Early Senile Depression"). *Fukuoka Ikadaigaku Zasshi* (Journal of Fukuoka Medical School) 28(1935): 859-968.

Susumu, Hayashi, and Akimoto Haruo. "Seishin Bunretsubyō no Yogo Oyobi Chiryō" ("Prognosis and Therapy of Schizophrenia"). *Seishin Shinkeigaku Zasshi* (Japanese Journal of Psycho-Neurology) 42(1939): 705-742.

Suzuki, Akihito. "Family, the State and the Insane in Japan 1900-1945." In *Psychiatric Confinement in International Perspective*, edited by Roy Porter, and David Wright. Cambridge: Cambridge University Press, 2003.

Takehisa, Takara. "Sōutsubyō no Tonza Ryōhō ni Tsuite" ("On the Stopping Therapy of Manic-depressive Disease"). *Fukuoka Ikadaigaku Zasshi* (Journal of Fukuoka Medical School) 22(1929): 60-71.

Tanemitsu, Kanehara. "Inshurin Shokku Ryōhō Sekōjō no Ichi Chūi" ("One Caution in Insulin Shock Therapy"). *Jikken Ihō* (A Journal of Experimental Medicine) 281(1938): 716-718.

Tetsujirō, Yamamoto. "Jizoku Suimin Ryōhōchū ni Okeru Ketsuekizō no Henka ni Tsukite" ("On the Changes of the Blood during Prolonged Narcosis Therapy"). *Fukuoka Ikadaigaku Zasshi* (Journal of Fukuoka Medical School) 26(1933): 2172-2191.

Tomijirō, Hirahata, "Seishin-bunrishō ni taisuru 'Inshurin Shokku' Ryōho no

Jisshi no Shishin oyobi Jikaseiseki ni tsuite" ("A Guide for the Practice of Insulin Shock Therapy for Schizophrenia and its Effects"). *Rinshō Geppō* (Monthly Report of Clinical Medicine) 322(1938): 5-11.

Tuke, Daniel Hack. *Chapters in the History of the Insane in the British Isles.* London: Kegan Paul, Trench & Co.G, 1882.

Warner, J. Harley. *The Therapeutic Perspective: Medical Practice, Knowledge, and Identity in America, 1820-1885.* Cambridge. Mass.: Harvard University Press, 1986.

Zilboorg, Gregory. *A History of Medical Psychology.* New York: W. W. Norton & Co.1941.

日本「隱形」的戰爭創傷

醫學、社會與軍陣精神傷患 *

中村江里（Eri Nakamura）著

陳令杰 譯

* 本文譯自 Eri Nakamura, "'Invisible' War Trauma in Japan: Medicine, Society and Military Psychiatric Casualties." *Historia Scientiarum* 25:2（2016）: 140-160.

一、前言

在20世紀的歷史中，人類經歷無數大規模的暴力與災難事變。心理創傷因此成為一個關鍵概念，以理解強烈恐怖經驗可能在身體與心理上造成的變化。醫學上關於創傷的辯論可以回溯至19世紀晚期的西歐。[1]兩個現代性特徵形塑了這些激烈爭辯：其一，一系列被稱為精神科學（psy-sciences）的新學門出現，例如心理學、精神醫學以及神經學；其二，科技在現代生活各個層面的快速進展，這暴露出人類身心的脆弱，並使其面對新的危險。其中一個典型例子是鐵路意外造成的「鐵路脊髓震盪症」（railway spine）。[2]創傷概念帶給我們一個重要的視角，由此理解這些史無前例的現代性面向。

另一個引發創傷討論的重要發展，是以大規模毀滅性武器與大量死亡為特點的現代與後現代戰爭。20世紀戰事不斷，促成了大量關於心理創傷影響的醫學研究。此外，在人文與社會科學（包括歷史學）中，創傷現已是理解現代戰爭與社會的重要概念。1970年代以來，許多歷史研究者從創傷視角重新探索許多戰爭：美國南北戰爭被視為創傷史上最早的重大事件，第一次世界大戰驚彈症（shell shock）的士兵，納粹大屠殺的倖存者，越

---

1 Paul Lerner and Mark S. Micale, *Traumatic Pasts: History, Psychiatry and Trauma in the Modern Age, 1870-1930*, 6-7.

2 關於19世紀英國鐵路意外與「鐵路脊髓震盪症」，見Ralph Harrington, "On the Tracks of Trauma: Railway Spine Reconsidered," 209-223. 現代日本鐵路意外與創傷神經症，見佐藤雅浩，《精神疾患言説の歴史社会学──「心の病」はなぜ流行するのか》，頁273-317。

戰退伍軍人,以及創傷後壓力症候群(PTSD)診斷等等。[3]然而,至今主要的創傷歷史研究惟限於西方國家。

　　焦點轉回日本。自然災害,尤其是1995年阪神—淡路大地震,已使創傷概念與創傷後壓力症候群診斷得到官方認可。研究此一毀滅性地震的精神科醫師中井久夫與他的同僚,陸續將Judith Lewis Herman、Alan Young以及Abram Kardiner等人的重要創傷研究翻譯為日文。[4]此外,2011年3月東日本大地震重創日本東北地區的傷痛仍記憶猶新,許多人流離失所,失去了親友、工作與家園。在東北大地震後,許多人重新回顧了中井久夫關於阪神—淡路大地震的專著。[5]

　　如我們所見,在創傷概念何時及為何被社會廣泛接受上,西方國家與日本之間存在著差異。我們或許可回想日本現代社會在這些毀滅性大地震之前,曾多次面對與引發大規模暴力事件。其中最先注意到的,就是日本現代史中有許多與外國的戰爭。在某些時候,於大規模暴力之後,注意力會聚焦在飽受驚嚇的人們身

3　關於美國南北戰爭與創傷,見Eric J. Dean, *Shook over Hell: Post-traumatic Stress, Vietnam, and the Civil War*. 關於第一次世界大戰與驚彈症,見Peter Jeremy Leese, *Shell Shock: Traumatic Neurosis and the British Soldiers of the First World War*; Paul Lerner, *Hysterical Men: War, Psychiatry, and the Politics of Trauma in Germany, 1890-1930*. 關於納粹大屠殺與創傷,見Cathy Caruth, ed., *Trauma: Explorations in Memory*. 關於20世紀軍陣精神醫學的綜述,見Ben Shephard, *A War of Nerves: Soldiers and Psychiatrists 1914-1994*.

4　Judith Lewis Herman, *Trauma and Recovery*; Allan Young, *The Harmony of Illusions: Inventing Post-Traumatic Stress Disorder*; Abram Kardiner, *War Stress and Neurotic Illness*.

5　中井久夫,《災害がほんとうに襲った時——阪神淡路大震災50日間の記録》。

上。[6]日俄戰爭（1904-1905）是第一次世界大戰之前，具有部分總體戰特徵的戰事。關於該戰事的官方軍陣醫學史，描述了一些與戰爭經驗相關的精神疾病案例。日俄戰爭發生時，正值日本精神科學建立的時期，日本精神醫學的創立者與領導者吳秀三，曾受日本帝國陸軍委託為病患診察。當日本在經歷太平洋戰爭這場從1931年持續到1945年的持久總體戰時，建立了專門診治精神疾病與神經症的軍醫機構，並指派許多前景看好的精神科醫師在這些機構服務。然而，隨著1945年日本戰敗，日軍及其醫療體系快速瓦解，日本軍隊中的精神傷患卻被遺忘了。他們去哪裡了呢？

必須注意的是，戰爭相關創傷在日本社會開始被看見，已是病患首次經歷這些事變以及在醫學上被醫師觀察到的數十年之後。[7]創傷現象實際發生與社會認可這些病例之間，有著一段相當大的時間落差。本文嘗試解釋創傷在現代日本社會隱形的其中一個成因。其部分原因源自日本戰後歷史中的戰爭記憶，但本文並不討論這部分。取而代之，本文將回溯在對抗同盟國（Allies）的總體戰期間的戰爭神經症，以及這段期間的日本軍陣精神醫學實作。

本文前半部將透過日本陸軍的檔案與統計，綜述軍陣精神醫學的體系與精神病患的運輸。這個機制有助於我們理解戰時日本

6　關於日俄戰爭，見大江志乃夫，《日露戦争の軍事史的研究》。關於日俄戰爭時期的軍陣醫學，見日本陸軍省，《明治三十七八年戰役陸軍衛生史》。

7　清水寛是日本帝國陸軍軍人智力與精神障礙的先驅研究者，其研究主要基於國府臺陸軍病院的診療病歷，見清水寛編，《日本帝国陸軍と精神障害兵士》。聚焦於戰爭神經症的討論，見中村江里，〈往還する〈戦時〉と〈現在〉──日本帝国陸軍における「戦争神経症」〉。

精神科醫師建立其想法的背景。後半部將接著分析戰時刊於醫官
期刊《軍醫團雜誌》的戰爭神經症研究。被所有專業領域軍醫官
廣泛閱讀的《軍醫團雜誌》，是由日本陸軍軍醫團發行，其前身
為《陸軍軍醫學會雜誌》與《軍醫學會雜誌》，自明治時期即開
始發行。我將聚焦於國府臺陸軍病院──治療戰爭神經症與精神
疾病的專門醫院──的兩位醫官。如後文將述，大多數供職於國
府臺陸軍病院的精神科醫生皆為菁英，並於戰後領導日本精神醫
學。在這些論證之後，我將為日本戰爭神經症為何曾長時間被社
會忽視的問題提出一個解答。處理太平洋戰爭的歷史與創傷議
題，不只是提供一個非西方國家之例，而可對於有關創傷後壓力
症候群概念的討論──究竟其是如Allan Young所言是社會與文
化建構的理論，或是如Paul Lerner與Mark Micale所提出是一個
單一、超越歷史的概念──做出貢獻。[8]

二、日本的軍陣精神醫學，1937-1945

　　首先，我們將從為什麼在軍隊中出現的精神疾病會成為一個
問題談起。主要原因在於，精神傷患被認為會削弱其同袍的道德
與控制力。在陸軍軍醫學校畢業典禮對大正天皇的畢業生頌辭
中，可看到精神疾病被視為像是一種「傳染病」，會對軍隊中的
團體生活帶來混亂。[9]

8　見 Allan Young, *The Harmony of Illusions*, 5; Paul Lerner and Mike Micale,
　　Traumatic Pasts, 25.

9　陸軍軍醫學校，《陸軍軍醫學校五十年史》，頁 253-254。陸軍軍醫學校有一
　　項傳統，即最優秀的畢業生須在天皇御前致頌辭。

　　依照戰前徵兵制度，所有男性滿二十歲時須接受徵兵檢查。他們會依健康狀況被分為五類，而若其身體或心理有「異常」，就無法通過檢查。[10]也就是說，入伍後罹患精神疾病的軍士，先前曾通過徵兵檢查的篩檢。日本陸軍軍醫官円山広俊稱他們為「精神中間狀態」或「變質者」，因為他們雖然在入伍前生活毫無問題，卻在戰場上罹患精神疾病。[11]円山認為他們具有危險性，因為他們並無精神異常（non compos mentis）而不需被監禁，以致他們得以加入軍隊卻又會造成麻煩。[12]

　　在太平洋戰爭期間，軍人動員比起戰前的規模更大，軍方預計「精神中間狀態」的潛在人數將增加，因此預做準備。[13] 1937年秋，陸軍省醫務局長小泉清彥計畫為精神疾病與神經症設置陸軍醫院。他考察了第一次世界大戰時期的德國軍醫體系，認為有重建日本軍醫體系的必要，使其足以應付總體戰。[14]於是，位於千葉縣的國府臺陸軍病院於1938年1月12日成為治療戰爭神經症與精神疾病的專門醫院。[15]

　　與針對此問題籌建醫療體系的準備相牴觸，特別是在戰爭初期，戰爭神經症被隱藏起來不讓人民看見，因為軍事領導階層認

10　小沢真人，《男たちはこうして戰場へ送られた》，頁28-36。

11　円山広俊，〈変質者（中間狀態）ニ就テ〉，頁116-124。

12　円山広俊，〈変質者（中間狀態）ニ就テ〉，頁116-124。

13　1945年日本投降時，陸軍與海軍兵力共716萬人，而十七至四十歲的日本籍男性人口則約1,740萬人。換言之，有超過40%的適齡者被動員入伍。見大江志乃夫，《徵兵制》，頁143。

14　諏訪敬三郎，〈日華事變，第二次大戰時代の概況〉，頁1。

15　〈陸支密大日記　第4号〉，1938，国立公文書館アジア歴史資料センター藏（以下簡稱JACAR），檔號C04120172200。

為這會讓人民士氣低落與腐化。[16]即使陸軍省醫務局和國府臺陸軍病院的人員，也否認戰爭神經症的存在。1937年10月26日陸軍省醫務局醫務課長鎌田調在國會貴族院的演講中提到：

> 不同於第一次世界大戰時期的西方軍隊，〔太平洋〕戰爭爆發至今，日本尚無被稱為戰爭神經症的神經症疾病。我對於身為皇軍的一分子感到驕傲，因為這個事實顯示出日本帝國的人民有著特別高昂的士氣。[17]

回到軍陣精神醫學體系。送回本國的病患們，原則上會被收治於三個主要軍醫院——小倉衛戍病院、廣島衛戍病院與大阪衛戍病院——的其中一所。但若是精神病患，則會被送到國府臺陸軍病院。[18]在1944年8月，國府臺陸軍病院病床數為1,272張，而到戰爭結束前，約收治10,500名病患。[19]當空襲加劇而運送至國府臺愈趨困難，又建立了一所為疏散而設的分院，以及兩所軍事精神病院，但此時已是戰爭的最後階段。[20]因此，在整個戰爭時期，國府臺陸軍病院是治療精神疾病與神經症的中心。

---

16 軍方對於戰爭神經症的觀點，見陸軍省，《滿洲事變陸軍衛生史》，頁639。

17 《昭和十一から十六年醫事課長講演綴り》。

18 諏訪敬三郎，〈軍陣精神神経科〉。

19 關於國府臺陸軍病院病床數，見陸上自衛隊衛生学校修親会編，《陸軍衛生制度史（昭和篇）》。國府臺陸軍病院病患人數，見諏訪敬三郎，〈今次戰爭に於ける精神疾患の概況〉。

20 關於青柳分院、京都第二陸軍病院以及竹田陸軍病院，見諏訪敬三郎，〈日華事変〉，頁52-54、72-79。

　　表 1 所呈現的是按疾病範疇分類的病患人數。相似於承平時期的精神病院，占最多數者是精神分裂症。不過，重點是病患人數第二多的範疇，即歇斯底里症，其是「戰爭神經症」診斷的一種。最後一任國府臺陸軍病院長同時也是戰後首任改制國立國府臺病院長諏訪敬三郎，於 1948 年總結戰時精神醫學時，以帶著驚訝的口氣提到了「相當高」比率的歇斯底里症。[21] 而國府臺陸軍病院軍醫人員致力研究的主題，也是戰爭神經症。我將在以下章節探討他們如何闡釋戰爭神經症。

　　另一項日本軍陣精神醫學的重要發展，是為包括精神疾病在內的慢性疾病，設立了長期照護的機構，以應付戰事延長的任何可能。[22] 1938 年傷痍軍人保護對策審議會遞交的報告指出，「精神障礙的退伍軍人應該被施予不同於一般精神障礙患者的治療。」[23] 因此，「軍事保護院」──這是一個整合照護身心障礙退伍軍人與戰爭遺族的厚生省附屬單位──成立了二所精神疾病和一所頭部外傷的軍事療養院。[24] 由於其中一所精神療養院是在戰爭即將結束時才設立，我在此將只概述傷痍軍人武藏療養所。

　　傷痍軍人武藏療養所設立於 1940 年。軍事保護院醫療課長濱野規矩雄和東京帝國大學精神醫學教授內村祐之致力於為第一間國立精神病療養院作準備。[25] 根據傷痍軍人武藏療養所院長關

21　諏訪敬三郎，〈今次戰爭に於ける精神疾患の概況〉，頁 18。

22　軍隊最大的問題是肺結核，到戰爭結束時共設立了 37 所肺結核療養院。見国立療養所史研究会編，《国立療養所史‧精神編》，頁 5。

23　《傷痍軍人保護對策審議會答申》，頁 4。

24　国立療養所史研究会編，《国立療養所史‧精神編》，頁 5。

25　関根真一，《随筆 落葉かき》，頁 171-173。

根真一，該所收容的是經各軍醫院治療後免除兵役並需要更長恢復期的病患。[26]到戰爭結束前，收容了953名病患，大約是國府臺陸軍病院病患的十分之一。[27]

　　國府臺陸軍病院與傷痍軍人武藏療養所似乎有兩點不同。[28]首先，如表2所示，各類精神疾病所占的比率並不相同。與國府臺一樣，武藏療養所絕大多數病患是精神分裂症，但其比率高達79%，而國府臺只有41.9%。另一方面，在國府臺占第二多數的歇斯底里症，在武藏療養所卻是極少數。為何戰爭歇斯底里症被排除在以專治退伍軍人精神疾病的國家醫療之外？可能性之一是歇斯底里症病患不需要長時間的恢復期，因為他們所罹患的神經症比精神病「輕微」。此點仍有待比較精神分裂症與歇斯底里症病患免除兵役的比例，與住院時間的長短才能證明。另一個可能性則是軍陣精神醫學除了醫治病患之外，還關注如何控制他們。我們將於稍後論及後面這一點。

---

26 関根真一，《随筆　落葉かき》，頁190-191。

27 傷痍軍人武藏療養所病患人數，見国立療養所史研究会編，《国立療養所史・精神編》，頁10。

28 另一個重要差異是關於病患所屬之處。國府臺陸軍病院只服務陸軍，而84%的傷痍軍人武藏療養所病患是從國府臺轉院而來。所以儘管武藏療養所大多數病患屬陸軍，卻有8.1%來自各海軍醫院。儘管海軍精神醫學並不在本文討論範圍之內，但有必要進一步考慮海軍所採取的菁英主義。日本海軍未設置任何像國府臺一樣的精神病與神經症之專門醫院。前海軍醫官黑丸正四郎提到，在他的記憶中，海軍從未關心或思考心理傷患與他們的治療問題，因為海軍採取的是志願制度而不同於陸軍的徵兵制度。關於海軍的精神醫學與菁英主義，見黑丸正四郎，〈海軍の精神医療──黑丸正四郎先生に聞く〉，頁82-85。

　　第二個不同是在軍隊中的身分。國府臺陸軍病院的病患仍在
服役中，他們是否需回到其部隊或可免役取決於醫院治療的結
果。換言之，國府臺陸軍病院處於軍隊與常民生活的交界。這也
是我即將討論的，為何國府臺的病患與軍醫官之間衝突加劇的原
因。另一方面，傷痍軍人武藏療養所的病患已不再是服役中的軍
人，而更趨近於平民生活。關根真一表示，病患們住院時即換下
他們在軍醫院穿的白袍，改穿上有著軍事療養院標記的病袍，象
徵著「好一段時間以來，首度再次成為社會的一員」。[29]然而，由
前軍人組成的傷痍軍人武藏療養所同時也有「規訓社會」
（disciplinary society）的氛圍。關根真一也說，「傷痍軍人武藏療
養所有著井然有序與清爽的氣氛」，而「由於病患們傾向服從較
高階軍官的命令與醫生和護士的指導，在處理麻煩狀況時，指揮
官的命令常能取得意外的成功」。[30]

三、邊緣化的精神傷患：創傷的地緣政治

　　讓我們將前文所論之國府臺陸軍病院的中心性，擴展至較廣
的社會與文化脈絡。重要的是，當時軍陣精神醫學運作的基礎機
制乃是將病患從邊陲送往中央。把我們的目光轉向國府臺陸軍病
院與日本本土以外，我們應當理解在周邊的前線，存在著被邊緣
化的精神傷患。忽視此事實將錯過圍繞著戰爭神經症的權力互動
（power dynamics）。關於這個論點，值得參考精神醫科醫師與醫

29　関根真一，《隨筆 落葉かき》，頁195。
30　国立療養所史研究会編，《国立療養所史・精神編》，頁12。

療人類學者宮地尚子論及創傷時所提出的「環狀島模式」（the toroidal island model）。「環狀島」的形狀，像是有個內海的甜甜圈，此新比喻已在創傷地理政治學的討論中取得重要成果。如宮地敏銳地指出：「通常認為受到較嚴重創傷的人有權利與能力發聲。然而那些身處創傷核心無法存活的人，並無法為此假設提供證言。」[31]這意味著，那些被送回家鄉、由國府臺陸軍病院收容、並且被記載在臨床病歷上的病患，是所有傷患當中的「特例」。必須注意，關於那些被留置在戰場的軍陣精神病患，以及那些在空襲、地面戰以及日軍戰爭罪行下勉強存活下來或死去的平民，我們只能聽到深沉的靜默，他們大多數在戰時並未獲得治療。[32]

此處討論的重點是國府臺陸軍病院收治的病患占所有精神傷患的比率。在討論之前，我們必須注意，沒有留下任何統計數據可供我們綜觀戰傷、生病以及受傷的日本陸軍與海軍官兵。因為戰爭結束時，日軍下令所有公家機關焚毀戰爭動員的官方檔案。[33]今天我們可獲得的唯一統計數據，是戰後日本陸軍軍醫學校呈交給美國戰略轟炸調查團（United States Strategic Bombing Survey, USSBS）的資料。[34]表3所示為1942-1945年間按疾病分類

31 Miyaji Naoko, "A New Metaphor for Speaking of Trauma: The Toroidal Island Model," 137-151.

32 關於平民戰爭創傷，過去幾年關於沖繩的地面戰與創傷已有許多研究。見沖繩戰トラウマ研究会，《戰から67年目にみる沖繩戰体験者の精神保健》；蟻塚亮二，《沖繩戰と心の傷：トラウマ診療の現場から》；北村毅編著，《沖繩における精神保健福祉のあゆみ：沖繩県精神保健福祉協会創立55周年記念誌》。

33 久保亨、瀨畑源，《国家と秘密：隠される公文書》，頁30-38。

34 USSBS要求日本陸軍軍醫學校製作除戰傷以外的傷病人數與比率圖表，列出

的日本陸軍官兵人數與比例，以及他們在何處罹患該疾病。此外，表4則是同時期從戰場送回日本本土的人數與比例，並同樣按照疾病分類。

　　儘管這些統計表並未涵蓋整著太平洋戰爭時期，也未清楚說明究竟如何統計這些人數，但它們仍指出了一些重點，可幫助我們了解國府臺陸軍病院的病患並不一定代表所有戰時精神傷患。值得注意的是，並非所有被送回日本本土的精神疾病與神經症患者都送到國府臺陸軍病院。根據表4，1942-1945年被送回日本本土的精神疾病與神經症患者總數是15,719人，而1937-1945年國府臺陸軍病院收容的病患總數則是10,453人。日本本土軍陣精神醫學體系中，除了體系核心的國府臺陸軍病院與傷痍軍人武藏療養所外，還有許多周邊醫院。1944年8月31日，日本本土共有103所軍醫院以及65所分院，有些精神疾病與神經症患者，是由他們所屬軍隊駐地附近的一般軍醫院所收容。例如，位在新潟縣的新發田陸軍病院在1936-1947年間接受了4,341名被歸類為「非因執行公務受傷或罹患疾病」的病患，其中158名病患被診斷為罹患精神疾病或神經症。大多數的精神疾病與神經症患者來自於醫院附近的駐軍，但有61名病患是從前線或「爭議地區」送來的。[35]

　　更值得注意的是，所有精神傷患中只有一部分的人被送回日本本土。如兩張圖表所示，237,300名罹患精神疾病的人員中只

　　其疾病名稱，並分析這些疾病對戰鬥與戰役的影響程度。見陸上自衛隊衛生學校編，《大東亞戰爭陸軍衛生史》，第1冊。

35 新發田陸軍病院的資料是依新潟縣陽光法案揭露，必須隱匿其中可辨識出個人的資訊（如名字、住址等）。

有3,866名，以及428,913名神經症患者中只有11,853名被送回日本。如此低的後送比率，很可能是因為當時難以運送傷患回國。從太平洋戰場上後送尤其困難，因為運送距離比從中國戰場長，而且醫療船從太平洋戰場駛回有較高被攻擊以致沉船的風險。[36]輸送病患困難度的不同，反映在國府臺陸軍病院病患初次出現症狀時所在地區的分布偏誤。44.2%的多數患者從中國送回日本，相較之下，只有7.6%是從東南亞與太平洋戰區送回。[37]此差異遠高於日本陸軍在此兩個戰場上部署人力的差異。[38]相比之下，第一次世界大戰時戰爭神經症病患的後送比率，似乎還高於太平洋戰爭時日軍精神傷患的後送比率。根據高林陽展關於英國陸軍戰爭神經症的研究，1917年7月至12月戰爭神經症患者後送回國的比率是29.6%，而所有傷患與病患的後送比率則是46.4%。[39]相較於第一次世界大戰，日本從華北到南太平洋有著更長的戰線。由於從前線至日本本土之間的距離非常長，病患要經過一段長時間之後才能進到精神醫療體系。

　　後送回國本身由此成為一種「特權」，並且對於日軍當局與士兵有著特殊的含意。有些士兵希望被後送回國而企圖自殘，當

36 深緑会，《第七師団衛生部員の回想》，頁99。

37 詳細資料見浅井利勇編，《うずもれた大戦の犠牲者：国府台陸軍病院・精神科の貴重な病歴分析と資料》，頁107。

38 戰爭結束時，日本陸軍軍力約有569萬多名，其中105萬名部署在中國，82萬名部署在太平洋。進一步的細節，見新潟県民生部援護課編，《新潟県終戦処理の記録》，頁1。

39 高林陽展，〈戦争神経症と戦争責任——第1次世界大戦期及び戦間期英国を事例として〉，頁55-56。

局對於這些違反軍隊紀律的「戰場偷懶者」保持警戒。[40]另一方面，比起「傷」患，「病」患的犧牲比較無法被看見，他們之中某些人羞愧被後送回國，而從醫療船跳水自盡，或在戰地與基地醫院自縊。早尾虎雄，一位曾赴中國前線，後服務於國府臺陸軍病院的軍醫人員，在他呈報日軍當局的戰場報告中，引了一個士兵的自述：

> 我現在想到第一線加入戰鬥，但我被送到越來越後方去。你們將要送我回去內地，因為你們懷疑我可能會是叛國賊。我絕對從未想要回去。我寧可選擇死亡而不是回去。若我回到內地，我將立即被新聞報導出來。我的父母與兄弟將無法在我們的家鄉繼續生活下去，因為我的家族出了個叛國賊。結果會是我們每個人都無法生活下去……請停止送我回去內地，讓我留在這裡直到你們發現我是清白的為止。[41]

現在讓我們近一步觀察表3、表4數字的差距，以考察在前線的精神疾病治療。儘管難以完全了解在日本軍醫體系周邊的精神醫療狀況，但仍可以指出三個重要特徵。第一，雖然許多傑出精神科醫師被指派在國府臺陸軍病院，並且引領了日本戰後的精神醫學，卻僅有少數精神醫學專家被派駐在前線。換句話說，表

---

40 〈重大なる軍紀違反事項報告提出の件〉，1941年10月31日，防衛省防衛研究所所藏，《陸支普大日記》，第26号；乙第三五〇〇部隊法務部，《処刑通報》，第8号，1943年4月，防衛省防衛研究所所藏。

41 早尾虎雄，〈戦場ニ於ケル特殊現象ト其対策戦場心理ノ研究各論（秘）〉，頁213-214。

3的精神病與神經症患者，大多數是在前線戰地醫院由非精神醫學專科的醫生診斷。

　　第二，一直到戰爭末期，陸軍中的診斷才被標準化。直到1945年6月，一本名為《戰地診療方針》（出動地ニ於ケル診療方針）的小冊子，才完成修訂並在陸軍廣為流通。[42]國府臺陸軍病院的軍醫官淺井利勇回憶，戰爭初期許多診斷未標準化的原因之一，就在於未能編纂醫療決策標準。[43]淺井之所以強調診斷標準化的重要性，是因為他以身為精神醫學專家而站在「標準」的一邊。國府臺陸軍病院軍醫官的任務之一，就是將前線軍醫人員的診斷「常態化」，並且定奪病患能否除役及能否得到撫卹金。當他們對前線軍醫人員的意見有所懷疑，他們會謹慎觀察病患，並且更改診斷與撫卹的判定。

　　此外，在戰地的精神醫學受到軍隊士氣與紀律管控更多的影響，並取決於戰爭局勢的變化。讓我們看看美國陸軍情報部（G-2）當時的心理學報告書。美國陸軍情報部詢問日本戰俘有關日軍精神傷患的情形，並進行後續追蹤調查。其中，1944年7月22日所做的A-153報告書注意到，大多數戰俘否認曾聽聞過任何精神傷患，而目睹過精神傷患的人，大多數都是已「士氣低落」的戰俘。[44]之所以大多數軍人未曾見過精神傷患的原因，在於呈現精神疾病或神經症症狀的人，多會立即被送至醫院而與其

42　日本陸軍，《出動地ニ於ケル診療方針》。

43　淺井利勇編，《うずもれた大戰の犧牲者》，頁111。

44　G-2, Japanese Morale Report from Captured Personnel and Material Branch A-153, 22 July, 1944, p. 1, box 1307, entry 31, RG112, NARA. 以下同一出處之報告書簡稱G-2 Report A-XXX。

所屬部隊隔離。即使難以將這些病患送至戰地或基地醫院，他們也會被看管與隔離。G-2 報告書摘要記錄了一位日本步兵四十五連隊士官的證言：

> 1943 年 10 月，在科隆班加拉島（Kolombangara），三名驚彈症士兵與部隊其他人一起撤離。這些病患的眼神渙散，失去對語言的控制。他們必須受到看管，這位戰俘被警告不准跟他們說話。[45]

此外，一位日軍第六師團的士兵指出，1943 年 11 月由於布干維爾島（Bougainville Island）缺糧，造成許多士兵「精神異常」。這些士兵被關在作為「隔離房」用的防空壕內。[46]在太平洋戰場，這些精神傷患被施予休息、注射與電擊等醫療。[47]然而，如下面引文所示，到了戰爭末期，許多部隊已無法給予戰爭傷病患者治療：

> 在他 120 人的部隊中，未負傷士兵中的十分之一在該島嶼被激烈砲擊期間無法離開防空壕。戰俘 1162-A 因此認為這些人已患輕度精神疾病，因為他們無能力執行命令。他們吃的很少，而且只要有一點敵軍攻擊的跡象，他們就會立即逃入避難所中。然而，這些人並沒有得到任何治療。……關島戰

45　G-2 Report A-153, p. 4.

46　G-2 Report A-166, September 27, 1944, p. 1, box 1317, entry 31, RG 112, NARA.

47　G-2 Report A-166, p. 1; G-2 Report A-182, January 23, 1945, pp. 1-2, box 1308, entry 31, RG 112, NARA.

役期間，1162-D注意到一位因海、空轟炸所致的精神傷患，拒絕離開避難所或做任何工作。他被其他同袍忽視，並且未受任何治療，因為「戰鬥已到了最終階段」。[48]

如同許多研究已指出的，日本陸軍無視士兵的生命與健康，對戰事「無用」或造成「妨礙」的戰爭傷病患者遭到遺棄或殺害。[49]守屋正，一位戰後服務於美軍醫院負責治療日本戰俘的前軍醫官，引用一位護士親眼所見，寫道：「〔所有〕在山中發瘋的士兵全被射殺，因為他們可能被敵軍發現。」[50]

四、渴望生病的病理

如前文所述，大多數國府臺陸軍病院的軍醫官對於戰場上的情況所知非常有限。然而，他們對於從戰場回到日本本土，如何影響病患之多變病情非常有興趣。現在，讓我們轉而探討精神科醫師如何闡釋與理論化戰爭神經症，再將觀察擴展至戰前日本精神醫學的內在結構，其使得戰爭神經症被隱形了起來。

為了探討這個問題，我將主要聚焦於櫻井圖南男與笠松章的研究。他們兩位皆曾任國府臺陸軍病院軍醫官，也各在戰時出版了一本關於戰爭神經症的著作。學術上，派任國府臺陸軍病院的軍醫官有著多種背景，例如克雷佩林（Emile Kraepelin）學派、病

---

48 G-2 Report A-182, p. 1.
49 關於罹病或受傷軍士的「安樂死」，見吉田裕，〈アジア・太平洋戦争の戦場と兵士〉，頁73；林博史，《沖縄戦強制された「集団自決」》，頁138-139。
50 守屋正，《比島捕虜病院の記録》，頁37。

前人格類型學（typology of premorbid personality）、精神分析等。
如後文將提及，學術背景的差異，有時會造成對於戰爭神經症見
解的分歧。然而，本文將著重他們在學派差異下所共享的邏輯。

在仔細檢視櫻井圖南男的著作之前，為有助討論，讓我們先
看看一位軍醫官梛野巖在戰爭初期討論戰爭神經症的短文。在
1937年11月21日北海道醫學會主辦的講座中，梛野建議將德文
的 "Kriegsneurose"（即英文的 "war neurosis"）翻譯為「戦時神経
症」，而非「戦争神経症」。梛野巖提出這個名稱，是因為神經
症患者有時在後方單位或返鄉途中病情會加劇。[51]國府臺陸軍醫
院的軍醫官採用「戦時神経症」，是因為他們考量到日本陸軍擔
憂「戦争神経症」可能讓人們有錯誤的印象，認為進行中的戰爭
會導致神經症。[52]此外，翻譯為「戦時神経症」，意味著一旦戰爭
結束此病就會消失。梛野定義「戦時神経症」為「功能性的神經
症」，是發生在戰時而可治癒的疾病，且無法發現器質性的變
化。根據梛野，「戦時神経症」不是一種診斷，而是用以指稱戰
爭時期發生的「功能性神經症」的一般詞語，其精確診斷則是歇
斯底里症與神經衰弱。[53]更特定的說，梛野警告多數「戦時神経
症」其實是歇斯底里症，而其正造成免服兵役與退伍撫卹金的問
題。[54]梛野將「戦時神経症」歸因於一種先天或後天的傾向，以
及患者「想要回家的欲望」。[55]因此，治療「戦時神経症」的目標

---

51 梛野巖，〈戰時神經症〉，頁1。
52 斎藤茂太，〈国府台の人々〉，頁57。
53 梛野巖，〈戰時神經症〉，頁4。
54 梛野巖，〈戰時神經症〉，頁5-7。
55 梛野巖，〈戰時神經症〉，頁7-8。

便是摧毀這樣的欲望。治療應該盡可能靠近前線，而且對於治療而言重要的是病患的「良心」和「驕傲」，以及「上級軍官的尊嚴」。[56]如我們將在下文看到的，梛野對於戰爭神經症的解釋，包括他對戰力的擔憂，以及對戰爭神經症成因與治療的看法等，與國府臺陸軍病院軍醫官有著一些共同點。

第一個將戰爭神經症有系統地理論化的是櫻井圖南男，他的一系列文章於1941-1942年間發表於為軍醫發行的《軍醫團雜誌》中。[57]這些文章分為三個部分。第一部分是綱要，第二部分為戰爭神經症的發作機制及其分類，第三部分則為治療。他的精細著作被廣泛流布於其他單位的軍醫官中，顯示出日本陸軍軍醫團與衛生部認知到普及戰爭神經症專業知識的必要性。櫻井本人也強調，不只是精神科醫師，其他不同部門的軍醫人員也有必要深化他們對於戰爭神經症的理解，而不要因為漠不關心與缺乏了解而使病況變糟。[58]

櫻井理論的核心關懷是戰爭神經症發病的機制。根據櫻井的看法，大多數戰爭神經症病患懷有某種目的。[59]也就是說，若他

---

56 梛野巖，〈戰時神經症〉，頁9-10。

57 櫻井圖南男出生於1907年，畢業於九州帝國大學醫科。他在1937年被借調至國府臺陸軍病院，並於1941年歸建。此後他任職於九州帝國大學精神科，並兼任三井產業醫學研究所神經科主任。1945年他再度被借調，戰爭結束時任職竹田陸軍病院。戰後，他擔任過德島醫學專門學校、德島大學與九州大學教授。關於櫻井的生平，見桜井図南男，《人生遍路》；泉孝英編，《日本近現代医学人名事典1868-2011》，頁283。

58 桜井図南男，〈戦時神経症ノ精神病学的考察　第一篇　戦時神経症ノ概説〉，頁1653-1654。

59 桜井図南男，〈戦時神経症ノ精神病学的考察　第一篇　戦時神経症ノ概説〉，

們在固有傾向與環境因素外還帶有某種動機，某些情緒經驗就有
了深層的意義。如其想要生病的意志受到強列衝擊，在此經驗與
情緒消失後，神經症就會進入一個固著的階段。因此，治療的首
要考量就是要去除他們希望生病的原因。[60] 櫻井依固著的機制將
戰爭神經症區分為五種類型：慮病型、偏執型、功利型、顯露
型、逃避型。櫻井明白顯示出他對於偏執型與功利型病患的厭
惡，前者對於醫生與軍方人員抱持敵意，要求他們對其疾病與受
傷負責，後者則試圖以其疾病或傷勢，獲取如軍人撫卹或住院治
療等好處。他描述這些病患性格的特徵為「有著強烈退化傾
向」，「自私、不道德、充斥自利」，以及「非常狡猾與自我中
心」。[61] 為了摧毀病患的欲望，櫻井建議「懲罰性」的治療，如電
擊療法、戊四氮痙攣治療（cardiazol convulsion treatment）以及送
進精神病房等。[62] 總而言之，櫻井特別強調從患者的欲望與傾向
而非環境來解釋發病的機制。雖然椰野也提及病患的欲望，但櫻
井卻是著重於對撫卹金的欲望而不是回家的渴望。因此，似乎可
以合理假設撫卹金判定是實際醫療實作上最具爭議的問題之一。

笠松章將櫻井的理論擴展到病患的轉置以及他們多變的病情

頁1656-1657。

60 桜井図南男，〈戦時神経症ノ精神病学的考察 第二篇 戦時神経症ノ発生機
　　転ト分類（其ノ一）〉，頁36-38。

61 桜井図南男，〈戦時神経症ノ精神病学的考察 第二篇 戦時神経症ノ発生機
　　転ト分類（其ノ一）〉，頁46;〈戦時神経症ノ精神病学的考察 第二篇 戦時
　　神経症ノ発生機転ト分類（其ノ二）〉，頁216.

62 桜井図南男，〈戦時神経症ノ精神病学的考察 第三篇 戦時神経症ノ処理
　　（其ノ二）〉，頁976-977。

上。[63] 他的文章刊登於 1944 年《軍醫團雜誌》1 月與 5 月的專刊上。在戰爭的最後階段，戰爭神經症對於日本陸軍軍醫團與衛生部仍是重要課題，而且為了反滲透的目的，這些問題被視為絕對機密。笠松譴責一直以來無視櫻井的警告而對戰爭神經症缺乏興趣的非精神科醫官，這些醫官相信戰爭神經症是敗戰的反應，而日本陸軍中並沒有此一病症的存在。[64] 在此我們可以注意到，笠松努力將以上所述在戰爭初期對戰爭神經症極為簡化與不切實際的否定，轉變為可以適應當下長期戰事的論理邏輯。

　　笠松章的核心興趣，在於相應環境變化患者病情的改變，這些環境包括前線與後方或住院、日本帝國領地的醫院、醫療船、日本本土的醫院，以及從醫院出院等。[65] 就這一點而言，笠松比櫻井更關注環境。笠松將戰爭神經症描述為一種從前線驚嚇反應演變為近似詐病的歇斯底里症的連續體。[66] 必須指出的是，笠松在一些前線的病例上，否定了病患欲望的作用。例如，案例 2，一個二等兵在長征之後經歷了第一次的殊死戰。當晚，他想起白天的戰鬥，感到不安無法入眠，接著便失去了此後的記憶。清晨時，他的同袍發現他半裸身體、面色蒼白地站著，但在看了醫官

63　笠松章出生於 1910 年，1936 年畢業於東京帝國大學醫科。他在 1941 年調派國府臺陸軍病院，1942 年歸建。戰後，1956 年他成為東京大學附屬病院小石川分院第一任神經科主任，1957 年為東京大學醫學部教授。關於笠松章職業生涯，見泉孝英編，《日本近現代医学人名事典 1868-2011》，頁 165。

64　桜井図南男，〈戰時神経症ノ精神病学的考察　第一篇　戰時神経症ノ概説〉，頁 151-152。

65　笠松章，〈戦時神経症ノ発呈卜病像推移〉，頁 255。

66　笠松章，〈戦時神経症ノ発呈卜病像推移〉，頁 256。

之後，他很快就好轉了起來。[67]笠松歸類這種病例為短暫的自我
防衛反應，而每個人都有可能出現這樣的反應，包括盡責的軍
士。[68]雖然沒有明言，他顯然在此有意識到櫻井強調病患欲望的
神經症理論。在因為對其職責的責任感而罹病的案例上，笠松也
同樣否定病患欲望的作用。笠松視這類案例為一種「日本特
性」，而且認為這樣「值得敬佩」的案例，應該被視為是因公受
傷或罹病的病患。[69]然而，越是接近日本本土的病患，笠松就越
強調病患欲望與傾向的影響。例如案例10是一位二等兵，他遺
失了軍帽，怕在點名時被責備，而在廁所以刺刀自刎喉嚨。他被
同袍們發現而被送入醫院，接著被送回日本本土。儘管這個病患
在企圖自殺後失去記憶，但在醫療船上他能與其他人溝通。在日
本本土的軍醫院中，他呈現立行不能症（astasia-abasia）和假性
失智症（pseudodementia）。笠松結論這些症狀源自於病患的兩
個欲望：首先是被送回日本本土的欲望，其次是免服兵役與回家
的欲望。他也觀察到病患性格雖不明確，但其顯然有「自私」與
「愛現」等特質。笠松指出，此病患在國府臺陸軍病院被視為
「歇斯底里」並接受懲罰性治療之後，他的症狀便消失了。[70]笠松
從其研究總結，許多像案例10這樣的病患，他們的心因性身體
症狀無論在內地或外地的醫院裡都會惡化。他警告讀者：「身為
軍醫人員我們不能忽視這個問題。」[71]也就是說，笠松也強調戰爭

---

67 笠松章，〈戦時神経症ノ発呈ト病像推移〉，頁156-157。

68 笠松章，〈戦時神経症ノ発呈ト病像推移〉，頁157-158。

69 笠松章，〈戦時神経症ノ発呈ト病像推移〉，頁242-243。

70 笠松章，〈戦時神経症ノ発呈ト病像推移〉，頁247。

71 笠松章，〈戦時神経症ノ発呈ト病像推移〉，頁248-253。

神經症的問題，是在整體軍陣醫學脈絡中的重要課題。他的同事細越正一在其戰後完成的博士論文中，同樣描述醫院是「歇斯底里症的溫床」。[72] 透過他的分析，笠松倡議應防範「前線的歇斯底里症」因為「次發欲望」而轉變為「醫院的歇斯底里症」。[73]

從以上所論，我們可以指出櫻井與笠松兩人的共通點。首先，他們分析的焦點都是在於戰爭的執行。他們兩人的抱負皆是將戰爭神經症議題擴展到整個軍事醫學領域，並且提供一套超出醫學的架構來解釋戰爭神經症。櫻井聚焦在軍人撫卹金，笠松則關注區分日本軍士「值得敬佩」與「逃入疾病」的案例。我們或許可以說，笠松對於可應用在長期戰爭並且有效管理的制度更感興趣。此外，儘管笠松顯然比櫻井更加重視環境因素，不過他們最終皆將病患欲望視為病態，而且必須以懲罰手段加以根除。

五、結論

關於日本戰爭與創傷的歷史，國府臺陸軍病院在兩個意義上位居核心。其一，當然是它與傷痍軍人武藏療養所在太平洋戰爭時，同為日本內地軍陣精神醫學中心的事實。其二，則是被指派在那裡的專家，既形塑又阻礙了我們對於戰爭神經症的認識。

當我們將關注轉向此醫院外的精神傷患，國府臺陸軍病院的中心性與特殊性即變得清晰。如前文所述，被送到國府臺的病患只是全體中的極少數。他們得到一定數量的食物與醫藥，並有許

---

72 細越正一，〈戰爭ヒステリーの研究〉。

73 笠松章，〈戰時神経症ノ発呈ト病像推移〉，頁254-255。

多傑出精神科醫師從全國各地匯聚在此，其診斷與治療也相對系統化。另一方面，大多數精神傷患被留在前線，而必須活在死亡的邊緣。特別是戰爭的最後階段，由於日軍肆意擴大戰線以及同盟國在各地切斷日本的後勤補給路線，許多部隊的食物與醫療資源匱乏。結果，1937-1945年間的戰爭死亡總數約為230萬人，其中約有60%死於飢餓與營養不良造成的傳染性疾病。[74]此外，只有少數精神科醫師在前線，而且軍隊本身幾近崩潰，醫療系統就更不用提了。我們必須記得，雖然本文引用的精神疾病與神經症病患統計數據可能包括非精神科軍醫官錯誤診斷的精神病患，它也可能排除了無從得到診察的精神傷患。

　　在日軍的精神醫學體系中，國府臺陸軍病院的角色是進行戰爭神經症的研究，標準化外圍軍醫官所做的診斷與撫卹金判定，為軍隊把守最後一道關卡。我希望強調的重點是，國府臺陸軍病院的軍醫官分析戰爭神經症的發作機制是戰爭執行的一環，而且他們在實際創傷事件發生與出現反應的時間落差，找到空間將病患欲望整合入他們的解釋之中。櫻井圖南男特別著重想要獲得撫卹金的欲望，而選擇以「懲罰性」治療摧毀病患的欲望。我們或許可以說，除了醫療架構，國府臺陸軍病院的軍醫官更是在一個財務架構中詮釋戰爭神經症。雖然還缺乏關於軍人撫卹金實況的研究，但似乎可以合理推測國府臺陸軍病院軍醫官制定了軍人撫卹制度，並將戰爭神經症病患對國家財政穩定的威脅納入考量。另一方面，笠松章部分否定了櫻井的理論，舉出自我防衛反應與想要履行任務的責任感等反例，反駁強調病患欲望的理論模式。

---

74 藤原彰，《餓死した英靈たち》。

然而，當病患更接近日本本土時，笠松也隨之更加重視他們的欲望與傾向。他在心理衝擊後的暫時防衛與經過一段時間差才出現的症狀之間，做出明確區分。換言之，對於笠松而言，病患是否還有戰鬥力，是常態與病態間的界線。

　　讓我們最後嘗試將觀察延伸至為何戰爭神經症已在日本社會隱形超過半世紀。我們的第一個結論是大多數的精神傷患保持沉默。其沉默的原因是他們無法倖存，或者即使存活了下來，他們大部分也因為倖存者的罪惡感或失去記憶而無法提供證言。[75]另一方面，從進入軍陣精神醫學體系中心的極少數例子來看，戰爭神經症的解釋架構本身，就是某種使其隱形的結構。基本上，國府臺陸軍病院軍醫官並非將戰爭神經症歸因於充滿恐怖景象與經驗的戰場環境，而是歸咎於病患的個人問題，例如欲望與傾向。在戰後，這些軍醫官得到精神醫學領域的學術認可，但他們並沒有進行關於戰爭神經症的研究。[76]他們忽視戰場經驗持續與長期

---

75 我們可以從研究與臨床紀錄中，找到一些喪失戰場經驗記憶的例子。例如，笠松章，〈戰時神経症ノ発呈卜病像推移〉，頁156-157。

76 目黑克己在1960年代進行的追蹤調查，可能是唯一關於戰後仍受戰爭神經症所苦的病患的研究。當他在國立國府臺病院任職時，遇到一位戰爭神經症病患，這促使他進行調查。目黑生於1932年，畢業於慶應義塾大學。在國立國府臺病院工作一段時間後，他升任厚生省的衛生官員。見目黑克己，〈20年後の予後調査からみた戦争神経症　第1報〉，頁33-41；〈20年後の予後調査からみた戦争神経症　第2報〉，頁39-42。在一次與目黑的訪談中（2013年7月19日，於目黑家），他指出，由於戰後日本社會對於戰爭與軍事的強烈反感，大眾對於戰爭神經症的認識並未深化。此外，他也表示，他從壓力角度而對戰爭神經症感興趣，然而日本精神科醫師很長一段時間以來並不重視精神壓力的重要性。

的影響。實際創傷事件發生與出現反應的時間落差，並不是日本
戰後學院精神醫學的一個重要研究主題。在這樣的情況下，軍陣
精神傷患的存在遭到長時間的遺忘，一直等到創傷觀念的引入，
才增廣了我們對於那些曾在生命某個時候經歷大規模暴力與災難
人們的觀點。

表1 1937-1945年國府臺陸軍病院精神疾病與精神官能症列表

疾病種類	數量	百分比
精神分裂症 schizophrenia	4,384	41.9
歇斯底里症 hysteria	1,199	11.5
頭部外傷 head injury	1,086	10.4
神經衰弱 neurasthenia	739	7.1
智能障礙 mental deficiency	622	5.9
梅毒性精神病 syphilitic psychosis	608	5.8
癲癇 epilepsy	393	3.8
症狀性精神病 symptomatic psychosis	368	3.5
躁鬱症 manic depression	363	3.5
反應性精神病 reactive psychosis	267	2.6
腦病變 encephalopathy	157	1.5
精神病態 psychopathy	112	1.1
脊椎及神經疾病 spinal and neurotic disease	76	0.7
中毒精神病 intoxication psychosis	61	0.6
退化精神病 involutional psychosis	10	0.1
其他 others	4	0.04
合計 total	10,454(*sic*)	

資料來源：諏訪敬三郎，〈今次戰爭に於ける精神疾患の概況〉，頁17。

說明：合計數字並不正確。清水寬也有提到這項問題，並指出合計病患數應是
10,453。見清水寬編，《日本帝国陸軍と精神障害兵士》，東京：不二出版，2002。

表2　1940-1945年傷痍軍人武藏療養所精神疾病與精神官能症列表

疾病種類	數量	百分比
精神分裂症 schizophrenia	758	79.5
漸進性麻痺 progressive paralysis	95	9.9
躁鬱症 manic depression	16	1.6
神經緊張、神經衰弱、歇斯底里症 nervousness, neurasthenia, hysteria	15	1.5
智能障礙 mental deficiency	11	1.1
癲癇 epilepsy	7	7.3
其他 others	48	5.0
合計 total	950(*sic*)	

資料來源：国立療養所史研究会編，《国立療養所史・精神編》，1975-1976，頁10。

表3　1942-1945年戰爭疾病的病患數

疾病種類	滿洲國數	中國數	太平洋數	合計
主要傳染疾病 main infectious diseases	29,380	54,569	74,250	158,199
瘧疾 malaria	58,760	272,845	742,500	1,074,105
肺結核 tuberculosis of the lungs	367,250	381,983	259,875	1,009,108
胸膜炎 pleurisy	176,280	218,276	148,500	543,056
其他結核病 other tuberculosis	29,380	54,569	37,125	121,074
其他呼吸道疾病 other respiratory disease	88,140	163,707	226,469	478,316
腳氣病 beriberi	88,140	245,565	408,375	742,080
其他全身性疾病 other systemic disease	102,830	163,707	371,250	637,787
精神疾病 mental illness	44,070	81,855	111,375	237,300
其他神經疾病 other neurotic illness	73,450	136,420	219,043	428,913
循環系統疾病 circulatory disease	58,760	109,138	297,000	464,898
腸病變 enteropathy	73,450	218,276	259,875	551,601
泌尿系統及外生殖器疾病 urinary diseases and diseases of genitalia	17,628	40,926	37,125	95,679
性病 venereal disease	10,283	16,370	18,563	45,216

眼疾 eye disease	11,752	54,469	40,837	107,158
耳疾 otopathy	4,407	10,914	33,413	48,734
皮膚病 skin disease	22,035	40,925	18,563	81,523
運動器官疾病 disease of locomotorium	36,725	81,855	74,250	192,830
其他外傷、意外 other injuries, accidental	58,760	163,707	185,630	408,097
其他戰爭傷病 other war ill, injury, wounded	117,520	218,276	148,500	484,296
合計 total	1,469,000	2,728,600 (*sic*)	3,712,687 (*sic*)	7,910,287 (*sic*)

資料來源：陸上自衛隊衛生学校編，《大東亞戰争陸軍衛生史》，第1冊，1971，頁605-607。

表4　1942-1945年送回日本內地的病患數

疾病種類	滿洲國		中國		太平洋		合計
	數量	千分比	數量	千分比	數量	千分比	
主要傳染疾病 main infectious diseases	696	9.1	2,220	18.3	1,982	18.7	4,898
瘧疾 malaria	213	2.8	3,899	32.2	27,553	324.5	31,665
肺結核 tuberculosis of the lungs	26,866	349.8	28,240	233.4	9,569	112.7	64,675
胸膜炎 pleurisy	17,464	227.4	14,377	118.8	5,263	62	37,104
其他結核病 other tuberculosis	7,311	95.2	8,871	73.3	2,338	27.5	18,520
其他呼吸道疾病 other respiratory disease	2,228	29	2,964	24.5	1,715	20.2	6,907
腳氣病 beriberi	1,875	24.4	5,131	42.4	4,353	51.3	11,359
其他全身性疾病 other systemic disease	1,401	18.2	2,384	19.7	1,590	18.7	5,375
精神疾病 mental illness	497	6.5	2,354	19.5	1,015	12	3,866
其他神經疾病 other neurotic illness	3,762	49	5,576	46.1	2,515	29.6	11,853
循環系統疾病 circulatory disease	1,100	14.3	2,131	17.6	499	5.9	3,730

腸病變 enteropathy	2,670	34.8	7,273	60.1	3,524	41.5	13,467
泌尿系統及外生殖器疾病 urinary diseases and diseases of genitalia	1,002	13	1,949	16.1	577	6.8	3,528
性病 venereal disease	518	6.7	361	3	308	3.6	1,187
眼疾 eye disease	1,258	16.4	1,934	16	751	8.8	3,943
耳疾 otopathy	505	6.6	1,169	9.7	517	6.1	2,191
皮膚病 skin disease	318	4.1	619	5.1	299	3.5	1,236
運動器官疾病 disease of locomotorium	707	9.2	2,130	17.6	888	10.5	3,725
戰傷 war wounded	139	1.8	20,652	170.7	14,876	175.2	35,667
其他外傷、意外 other injuries, accidental	4,209	54.8	6,717	55.5	4,215	50	15,141
其他戰爭傷病 other war ill, injury, wounded	2,068	26.9	59	0.5	950	11.2	3,077
合計 total	76,807	1,000.00	121,010	1,000.00	84,907 (*sic*)	1,000.00	282,724 (*sic*)

資料來源：陸上自衛隊衛生学校編，《大東亜戦争陸軍衛生史》，第1冊，1971，頁605-607。

徵引書目

Caruth, Cathy, ed. *Trauma: Explorations in Memory*. Baltimore: The Johns Hopkins University Press, 1995.

Dean, Eric J. *Shook over Hell: Post-traumatic Stress, Vietnam, and the Civil War*. Cambridge: Harvard University Press, 1997.

G-2, Japanese Morale Report from Captured Personnel and Material Branch A-153, 22 July, 1944, p. 1, box 1307, entry 31, RG112, NARA.

G-2 Japanese Morale Report from Captured Personnel and Material Branch A-153, 22 July, 1944, p. 4, box 1307, entry 31, RG112, NARA.

G-2 Japanese Morale Report from Captured Personnel and Material Branch A-166, September 27, 1944, p. 1, box 1317, entry 31, RG 112, NARA.

G-2 Japanese Morale Report from Captured Personnel and Material Branch A-166, September 27, 1944, p. 4, box 1317, entry 31, RG 112, NARA.

G-2 Japanese Morale Report from Captured Personnel and Material Branch A-182, January 23, 1945, pp. 1-2, box 1308, entry 31, RG 112, NARA.

Harrington, Ralph."On the Tracks of Trauma: Railway Spine Reconsidered." *Social History of Medicine* 16:2(2003): 209-223.

Herman, Judith L. *Trauma and Recovery*. New York: Basic Books, 1992.

Kardiner, Abram. *War Stress and Neurotic Illness*. New York: Paul B. Hoeber, Inc., 1941.

Leese, Peter J. *Shell Shock: Traumatic Neurosis and the British Soldiers of the First World War*. London: Palgrave Macmillan, 2002.

Lerner, Paul. *Hysterical Men: War, Psychiatry, and the Politics of Trauma in Germany, 1890-1930*. Ithaca: Cornell University Press, 2003.

Lerner, Paul and Mark S. Micale. *Traumatic Pasts: History, Psychiatry and Trauma in the Modern Age, 1870-1930*. New York: Cambridge University Press, 2001.

Naoko, Miyaji. "A New Metaphor for Speaking of Trauma: The Toroidal Island Model." *Violence and Victims* 29:1(2014): 137-151.

Shephard, Ben. *A War of Nerves: Soldiers and Psychiatrists 1914-1994*. London: Pimlico, 2000.

Young, Allan. *The Harmony of Illusions: Inventing Post-Traumatic Stress Disorder*. Princeton: Princeton University Press, 1955.

〈陸支密大日記　第4号〉，1938，国立公文書館アジア歴史資料センター藏，檔號C04120172200。

〈重大なる軍紀違反事項報告提出の件〉，《陸支普大日記》，第26号，1941年10月31日，防衛省防衛研究所所蔵。

《昭和十一から十六年醫事課長講演綴り》（1936-1941年醫事課長演講集）（出版地與出版年不詳，原件藏於東京日本防衛省防衛研究所史料閱覽室）。

《傷痍軍人保護對策審議會答申》，東京：傷痍軍人保護對策審議會，1938。

乙第三五〇〇部隊法務部，《処刑通報》，第8号，1943年4月，防衛省防衛研究所所蔵。

大江志乃夫，《日露戦争の軍事史的研究》，東京：岩波書店，1976。

大江志乃夫，《徴兵制》，東京：岩波書店，1981。

小沢真人，《男たちはこうして戦場へ送られた》，大阪：創元社，1997。

中井久夫，《災害がほんとうに襲った時──阪神淡路大震災50日間の記録》，東京：みすず書房，2011。

中村江里，〈往還する〈戦時〉と〈現在〉──日本帝国陸軍における「戦争神経症」〉，東京：一橋大學博士論文，2015。

円山広俊，〈変質者（中間状態）ニ就テ〉，《軍醫團雜誌》，515（東京，1917）。

久保亨、瀬畑源，《国家と秘密：隠される公文書》，東京：集英社，2014。

日本陸軍，《出動地ニ於ケル診療方針》，出版地不詳：日本陸軍，1945。

日本陸上自衛隊衛生学校編，《大東亜戦争陸軍衛生史》，第1冊，東京：陸上自衛隊衛生学校，1971。

日本陸軍省，《明治三十七八年戰役陸軍衛生史》，東京：陸軍省，1924。

日本陸軍省，《滿洲事變陸軍衛生史》，東京：陸軍省，1937。日本陸軍軍

醫學校,《陸軍軍醫學校五十年史》(復刻版),東京：不二出版,
　　1988。

北村毅編著,《沖縄における精神保健福祉のあゆみ：沖縄県精神保健福
　　祉協会創立55周年記念誌》,南風原町：沖縄県精神保健福祉協会,
　　2014。

目黒克己,〈20年後の予後調査からみた戦争神経症　第1報〉,《精神医
　　学》,8：12(東京,1966),頁33-41。

目黒克己,〈20年後の予後調査からみた戦争神経症　第2報〉,《精神医
　　学》,9：1(東京,1967),頁39-42。

吉田裕,〈アジア・太平洋戦争の戦場と兵士〉,收入倉沢愛子等編,《岩
　　波講座アジア・太平洋戦争5 戦場の諸相》,東京：岩波書店,2006。

早尾乕雄,〈戦場ニ於ケル特殊現象ト其対策戦場心理ノ研究各論
　　(秘)〉,1939年6月,收入於早尾乕雄著,岡田靖雄解説,《十五年戦
　　争極秘資料集・補巻32・戦場心理の研究》,第1冊,東京：不二出
　　版,2009,頁213-214。

守屋正,《比島捕虜病院の記録》,東京：金剛出版,1973。

沖縄戦トラウマ研究会,《戦から67年目にみる沖縄戦体験者の精神保
　　健》,浦添：沖縄戦トラウマ研究会,2013。

佐藤雅浩,《精神疾患言説の歴史社会学──「心の病」はなぜ流行する
　　のか》,東京：新曜社,2013。

国立療養所史研究会編,《国立療養所史・精神編》,東京：厚生省医務局
　　国立療養所課,1975-1976。

林博史,《沖縄戦強制された「集団自決」》,東京：川弘文館,2009。

浅井利勇編,《うずもれた大戦の犠牲者：国府台陸軍病院・精神科の貴
　　重な病歴分析と資料》,東京：国府台陸軍病院精神科病歴分析資
　　料・文献論集記念刊行委員会,1993。

泉孝英編,《日本近現代医学人名事典1868-2011》,東京：医学書院,
　　2012。

高林陽展,〈戦争神経症と戦争責任──第1次世界大戦期及び戦間期英
　　国を事例として〉,《戦争責任研究》,70(東京,2010),頁55-56。

桜井図南男，〈戦時神経症ノ精神病学的考察　第一篇　戦時神経症ノ概
　　説〉，《軍醫團雜誌》，343（出版地不詳，1941），頁1653-1654。

桜井図南男，〈戦時神経症ノ精神病学的考察　第二篇　戦時神経症ノ発生
　　機転ト分類（其ノ一）〉，《軍醫團雜誌》，344（出版地不詳，
　　1942），頁36-38。

桜井図南男，〈戦時神経症ノ精神病学的考察　第三篇　戦時神経症ノ処理
　　（其ノ二）〉，《軍醫團雜誌》，350（出版地不詳，1942），頁976-977。

桜井図南男，《人生遍路》，福岡：葦書房，1982。

黒丸正四郎，〈海軍の精神医療——黒丸正四郎先生に聞く〉，《精神医
　　療》，12:87（東京，1997），頁82-85。

清水寛編，《日本帝国陸軍と精神障害兵士》，東京：不二出版，2006。

笠松章，〈戦時神経症ノ発呈ト病像推移〉，《軍醫團雜誌》，特第3號（出
　　版地不詳，1944），頁255。

深緑会，《第七師団衛生部員の回想》，札幌：深緑会，1990。

梛野巖，〈戦時神經症〉，《診斷と治療》，25:1（東京，1938），頁1-10。

細越正一，〈戦争ヒステリーの研究〉，札幌：北海道大学医学部精神病学
　　教室提出の博士論文，1948。

新潟県民生部援護課編，《新潟県終戦処理の記録》，新潟：新潟県，1972。

関根真一，《随筆　落葉かき》，東村山：関根真一，1971。

諏訪敬三郎，〈日華事変，第二次大戦時代の概況〉，收入諏訪敬三郎等
　　編，《第二次世界大戦における精神神経学的経験》，千葉：国立国府
　　台病院，1966，頁1-79。

諏訪敬三郎，〈軍陣精神神経科〉，收入於陸上自衛隊衛生学校編，《大東
　　亜戦争陸軍衛生史》，第6冊，東京：陸上自衛隊衛生学校，1968。

諏訪敬三郎，〈今次戦争に於ける精神疾患の概況〉，《医療》，1:4（東
　　京，1948）。

藤原彰，《餓死した英霊たち》，東京：青木書店，2001。

蟻塚亮二，《沖縄戦と心の傷：トラウマ診療の現場から》，東京：大月書
　　店，2014。

從「種族化」到「世界公民」
臺灣的「跨國性」與世界衛生組織
早期精神疾病流行病學研究 *

吳易叡（Harry Yi-Jui Wu）著

湯家碩 譯

* 本文譯自 Harry Yi-Jui Wu, "From Racialization to World Citizenship: The Transnationality of Taiwan and the Early Psychiatric Epidemiological Studies of the World Health Organization." *East Asian Science, Technology and Society* 10:2(2016): 183-205.

一、緒論

二次世界大戰戰後初期，現代精神醫學經歷了一場其意義仍待確定的變遷。直至20世紀中葉以前，由於歐洲帝國擴張與殖民主義之故，精神醫學在許多非西方地區仍是種族科學的產物。[1]二次大戰之後，一種新的精神醫學論述短暫出現：此論述建立在精神病理的普世性以及國際疾病分類標準可通行各國的基礎上，用來比較各國族國家的精神疾病症狀。[2]在被全球發展主義所收編之前，此一極具理想性的努力，乃是由精神病流行病學在地方與全球尺度之下，依循世界衛生組織（WHO）核心教條所進行的實證性嘗試。根據此一原則，WHO想像健康是所有「世界公民」應有的基本人權。眾所皆知，關於精神疾病的成因、機轉與分類的科學辯論從未間斷。在現代精神醫學的發展過程中，精神病流行病學藉由探索相互可信的疾病模式與疾病趨勢，曾是確認精神疾病的實存性的重要研究方法。WHO祕書長Brock Chisholm的「世界公民」觀念，[3]也成為科學家所追求的社會精神醫學計畫的理論基礎，而這個計畫包括全球流行病學研究與精神疾病的細部分類。

WHO對共同診斷準則與精神病的全球流行病學特徵的主張，意味著這些診斷準則與疾病特徵在不同的國家、種族與文化之間僅有微小的差異。當代精神醫學的這種想法，可從《國

1　Sloan Mahone and Megan Vaughan, eds., *Psychiatry and Empire.*

2　Harry Yi-Jui Wu, "World Citizenship and the Emergence of the Social Psychiatry Project of the World Health Organization, 1948-c.1965."

3　John Farley, *Brock Chisholm, the World Health Organization, and the Cold War.*

際疾病傷害及死因分類標準》（*International Classification of Disease*, ICD）第五章撰寫過程的謹慎中一覽無遺。ICD系統為117個WHO會員國使用，共有43種語言的版本，用以回報罹病與疾病死亡率等資料。除此之外，ICD系統也已成為WHO會員國健康狀況的主要指標。此一系統乃是最初撰寫ICD的作者群用以提供精神疾病的全方位診斷為目標的產物。然而，這樣的目標相對於二次世界大戰前後精神醫學的發展，卻有本質性的差異：此時精神醫學在許多國家仍然深受殖民主義，以及因殖民治理所需而發展的種族科學所影響。精神醫學史家在過去二十年間已累積關於不少前殖民地的研究案例。Megan Vaughan檢視西方生物醫學論述如何將非洲19世紀晚期至20世紀初期所發生的精神疾病，[4]詮釋為非洲人對於現代生活的不適應以及心理素質上的劣等性。Waltraud Ernst藉由探討印度殖民時期東印度公司對精神病患提供的治療，分析在殖民社會政策下官方及精神醫學在面對歐洲人與「瘋狂土著」時立場與作法上的差異。[5] Jock McCulloch則檢視英國殖民者為了宰制非洲，如何藉由民族精神醫學（ethnopsychiatry）建構被殖民者的心理或身體。[6] Sloan Mahone與Megan Vaughan研究帝國與精神醫學的關係，並且強調殖民精神醫學機構設置的目的在推行社會控制的龐大計畫，而非提供醫療服務。[7]而在日治臺灣，巫毓荃則記錄日本心理學者在

4　Megan Vaughan, *Curing Their Ills: Colonial Power and African Illness.*

5　Waltraud Ernst, *Mad Tales from the Raj: The European Insane in British India, 1800-1858.*

6　Jock McCulloch, *Colonial Psychiatry and the African Mind.*

7　Sloan Mahone and Megan Vaughan, eds., *Psychiatry and Empire.*

臺北帝國大學（今日的國立臺灣大學）進行的心理學實驗，其用意在證實「如孩子般單純」的臺灣原住民族如何表達科學家所設想的憤怒反應。[8] 二次大戰後，精神醫學明顯發生典範轉移，且國際性力量積極投入：精神醫學逐漸從帝國主義的工具，轉變成為世界各地病人提供治療與照護的一門科學。

　　本文檢視現代精神醫學發展此一關鍵時期；科學家此時試圖將精神醫學從原本以歐洲為中心的學科，轉變成具普世性與民主性的學科，而這門新興學科的主要特徵為跨國科學合作，以及逐漸強調在全球與地方脈絡下進行流行病學研究。其間以日內瓦為基地和其他非西方地區進行的調查性研究，深深影響 WHO 的社會精神醫學計畫的形成，以及 ICD 系統的修訂。從 1950 年代中期開始，WHO 的科學意識形態以及發展中國家所提供的學術工作與研究方法經驗，形塑出這些大規模的流行病學研究。[9] 本文將臺灣身在其中的角色視為一個非西方的案例。戰後精神醫學調查的目的在於去殖民與國族建立。在此同時，這些調查結合了日治時期留下的人種誌資料，以及探索族群差異的研究。這些調查也成為 WHO 以世界公民的科學意識形態為基礎下，發展其社會精神醫學計畫的源頭之一。本文呼應學界晚近「跨國健康史」研究的呼籲，[10] 並將臺灣精神病流行病學研究置於更宏觀的

8　Yu-Chuan Wu, "Disappearing Anger: Fujisawa Shigeru's Psychological Experiments on Formosan Aborigines in the Late Colonial Period." 見本書頁 185，巫毓荃，〈消失的憤怒：日治晚期藤澤茽的原住民心理學實驗〉。

9　Harry Yi-Jui Wu, "World Citizenship and the Emergence of the Social Psychiatry Project of the World Health Organization, 1948-c.1965."

10 Akira Iriye, *Global Community: The Role of International Organizations in the*

社會、文化與政治轉型的全球尺度中，描述現代精神醫療發展中的複雜歷史。臺灣研究被用來迎合WHO目的的這個歷史偶然性，可視為戰後初期國際健康組織與發展中國家間的「權宜聯姻」（marriage of convenience）。

本文藉由分析檔案文獻以及當時的科學期刊，指出早期臺灣與WHO精神病流行病學研究所具有的跨國性，並且就迄今關於此事的科學與歷史研究中若干有待釐清之處提出解釋。此外，本文從科學社會史的觀點，跨國地扣連這些研究所具有的動機、方法、關聯性及其影響，並分別就在地與全球的層次追溯WHO社會精神醫學研究的起源。本文認為，非西方國家參與WHO研究的動力，乃是受到WHO的中心思想，以及這些國家自身的科學國族主義所左右。此外，1950-1960年國際間普遍抱持的世界公民概念，也引發各界試圖理解精神疾病所具有的全球圖像。精神分裂症在全球的流行，顯示出戰後二十年間科學國際主義的目標及其限制，同時也揭示出WHO所認可的精神疾患標準的發展以及在全球通用此一國際準則這兩者間未解的難題。本文檢視臺灣與WHO心理健康研究之間關於比較、轉移、共享、相互連結，以及交會史（*histoire croisée*）。[11]最後，本文也將檢視戰後初期臺灣與國際組織在精神醫學上相同與互異之處。

Making of the Contemporary World.

11 Waltraud Ernst and Thomas Mueller, eds, *Transnational Psychiatries: Social and Cultural Histories of Psychiatry in Comparative Perspective.*

二、地方敘事與其不滿

　　熟悉臺灣現代精神醫學史的讀者，對林宗義於1953年發表於精神醫學專業期刊《Psychiatry》的文章應不陌生：〈中國與其他文化之間精神疾病發生率之研究〉（A Study of the Incidence of Mental Disorder in Chinese and Other Cultures）。該期刊由著名的美國精神科醫師哈里·沙利文（Harry Stack Sullivan）所創，支持人際互動相關的理論，該理論認為社會及文化為精神疾病發生的主因。林宗義這篇在WHO研究啟動之前便出版的這篇專論，長期被譽為在臺灣進行，且首先受到國際矚目的流行精神病學研究。然而，該研究的重要性需要進一步闡釋。此一史無前例、在當地社區管理與控制系統的協助下、幾近挨家挨戶調查的精神病研究，為後續一系列人口調查提供珍貴的資料，並且長期在精神病流行病學領域占有關鍵性的地位。[12]最初的調查研究共有2次，分別在3個漢人鄉鎮以及4個原住民部落進行，其結果成為相關領域最早的科學研究報告之一。[13]這些研究內容包括對過往四十年間全球精神病流行病學研究相關文獻的深入探討，並且強調統計工具在未來研究方法中的重要性。這些研究成果透過WHO在全球廣泛流傳，同時也成為WHO在1960年間發展社會精神醫學計畫的重要參考。[14]

12　吳佳璇，《臺灣精神醫療的開拓者：葉英堃傳記》。

13　Tsung-yi Lin and C. C. Stanley, *The Scope of Epidemiology in Psychiatry*.

14　Anne M. Lovell, "The World Health Organization and the Contested Beginnings of Psychiatry Epidemiology as an International Discipline: One Rope, Many Strands."

除了少數一手材料（例如期刊文獻與採訪）外，迄今並無關於戰後臺灣精神醫學的歷史學或者社會學取向的研究。二手研究則以自傳以及醫療期刊專欄的形式為主。[15]這些材料對於早期流行病學研究的正面評價稍嫌偏頗、缺乏客觀檢視，亦未強調這些研究對國際精神流行病學的貢獻。然而，自1970年起不少田野筆記反覆提及上述研究。例如，在關於非西方精神醫學的專著中，Julian Leff曾經參與WHO的「國際精神分裂症先導研究」（International Pilot Study of Schizophrenia），並且探討此類研究的重要性與研究設計上的缺失，[16]後文也將討論這些議題。Leff的專論是少數未過度強調或忽視早期臺灣流行病學研究的全面性研究。然而，儘管這些研究在方法論上遭受若干批評，其具有的跨國性，以及對國際WHO社會精神病學計畫的重要性，仍值得更深入的探討。

三、精神醫學的跨國性

過去十年間許多學者開始強調歷史研究國際化的重要性。Akira Iriye將20世紀的文化國際主義視為一種來自多重國家與組織間不同思想、文化、人群之間的交換關係。[17] Glenda Sluga則認

---

15 林宗義，《精神醫學之路：橫跨東西文化》；吳佳璇，《臺灣精神醫療的開拓者：葉英堃傳記》；曾文星，《一個人生，三種文化：中國、日本、美國文化對人格形成的自我分析》。

16 Julian Leff, "Knocking on Doors in Asia."

17 Akira Iriye, *Global Community: The Role of International Organizations in the Making of the Contemporary World.*

為，當代國際主義的歷史是國族主義與國際利益的時代。[18]二戰後的十年是現代全球史研究最多的時期。二戰帶來新全球社群的興起、殖民主義的終結，以及冷戰的開端。[19]此一時期的特徵為：世界區分成新勢力範圍、新移民模式的出現、消費主義與中產階級的成長、新國際關係及聯盟的建立，以及科學理論的快速發展。WHO的行動以及世界精神醫學在這段歷史中的發展因此需要在此脈絡中釐清。

二次世界大戰之後國際組織的激增，以各種跨國的程序與在地結構促進全球化的統合，並且提供了一個能讓經濟、政治、文化與意識形態在國家間彼此穿透的平臺。二次大戰的結束移除國族國家的邊界，並且創造出吸引國際性關注的平臺以討論諸如人道援助、發展、人權、全球健康與環境保護等議題。當然，國際組織並非跨國史中的唯一行動者，但在那些超越個別國家利益的過程中可謂最重要的機構。[20]就戰後與健康相關的事務而論，WHO的位置十分理想，研究跨國史的學者得以探討目前歷史書寫中邊緣人物或群體的聲音。這些發展可以幫助我們釐清許多世界上的慘痛經驗中所具有的普遍性。

學界已開始嘗試描述精神醫學或者心理學議題所經歷的「跨國化」的過程。[21] Waltraud Ernst 與 Thomas Mueller 回顧了許多利

18　Glenda Sluga, *Internationalism in the Age of Nationalism*.

19　Bruce Mazlish and Akira Irirye, eds., *The Global History Reader*.

20　Akira Iriye, *Global Community: The Role of International Organizations in the Making of the Contemporary World*.

21　Joy Damousi and Mariano Ben Plotkin, eds., *The Transnational Unconscious: Essays in the History of Psychoanalysis and Transnationalism*; Waltraud Ernst and

用不同方法描述、詮釋與分析英美、德語系與法語系歐陸國家精神醫學的研究。[22] 這些研究在取徑上並未採用單一的標準,而是包含「系統性比較、轉移、共有的歷史、相互連結的歷史,以及交會史」(*histoire croisée*),藉以挑戰「帶有意識形態與概念的用語,如醫療『系統』、『中心』／『邊陲』、『東方』／『西方』、『傳統』／『現代』、甚至『全球』／『在地』」(iv)。此一跨國取徑企圖「達成觀念與主題上的超越性,不再侷限於精神醫學史與心理衛生研究中常見聚焦於單一國家的案例研究」,並且「批判那些以現代國族國家邊界歷史之先驗性空間為其主要之參照點與分析框架的研究,特別是這些研究強化政治劃分的國界,或班納迪克·安德森(Benedict Anderson)所謂的「想像的共同體」(viii)。關於歐洲精神醫學體系的比較性研究,追溯並且檢視許多國家(或國族國家)的心理衛生工作者如何受到科學社群的網絡與其中關鍵性的連結與所啟發。然而,非西方國家的精神醫學史研究仍有待開發。Volker Roelcke、Paul K. Weindling與Louise Westwood合編的論文集聚焦於地理與語言上所發生的跨界,並且藉由研究知識生產的地方差異,質疑所謂精神病學議題的普世性。[23] 該書的作者採用多種研究方法,並且將精神醫師視

Thomas Mueller, eds., *Transnational Psychiatries: Social and Cultural Histories of Psychiatry in Comparative Perspective*; Waltraud Ernst, *Colonialism and Transnational Psychiatry: The Development of an Indian Mental Hospital in British India, c. 1925-1940*.

22 Waltraud Ernst and Thomas Mueller, eds., *Transnational Psychiatries: Social and Cultural Histories of Psychiatry in Comparative Perspective*.

23 Volker Roelcke, Paul K. Weindling and Louise Westwood, eds., *International*

為建構敘事的工具，透過量化研究探究精神醫師態度上的轉變、追溯精神醫學引用量化研究的態度轉變，以及研究兩次大戰之間精神醫師在區域間的流動為精神醫學帶來的影響。然而，這本著作並未論及二次大戰之後的發展。

跨國研究的取徑，在研究精神醫學相關科學的歷史與社會學者之間愈來愈流行。然而，這些研究者所問的問題以及他們的研究取徑差異頗大。而在戰後全球衛生治理議題設定的相關研究中，國際組織與全球南方（the Global South）之間的關係仍然是個相對次要的問題。因此本文檢視臺灣與WHO的案例，藉此回應建構跨國性理論的呼籲，同時以臺灣在知識轉移的複雜軌跡上所提供的豐富資訊，填補相關的研究所留下的空缺之處。

四、戰後臺灣的精神醫學：建立主體性

林宗義於1994年出版的回憶錄以「無人的沙漠」形容自己加入之前的臺灣現代精神醫學。[24]然而，臺灣的現代精神醫學在日本殖民統治之下，已有超過十年以上的發展。二戰前後，臺灣在許多特徵上與其他亞洲殖民地十分相似，包括社會控制，以及在種族科學高度影響下所出現的本土或種族性疾病的觀念。[25]在當時，許多殖民地的精神醫學認為，基於某種想像的體質差異，某些精神疾病只存在特定種族人口中。除了設立精神醫療機構與

Relations in Psychiatry: Britain, Germany, and the United States to World War II.

24　林宗義，《精神醫學之路：橫跨東西文化》。

25　Michael Shiyung Liu. *Prescribing Colonization: The Role of Medical Practices and Policies in Japan-Ruled Taiwan, 1895-1945.*

建立精神醫學學科之外，這個就臺灣醫療史而言甚為關鍵的發展時期，主要的特徵乃是因種族差異所導致的精神疾病（例如盛行於日本人的神經衰弱、原住民的自殺、臺灣漢人的歇斯底里）。[26] 日本殖民政府利用這些疾病觀念與其他生物醫學論述來界定殖民地上不同族群的特徵，並據此形成治療的知識根據，以及帝國得以維護殖民權力的生物學基礎。此種精神疾病與國族主義之間的連結，一直要到日本殖民統治末期才開始褪去。[27]

然而，日本與臺灣在20世紀早期所發展出的民族精神醫學，事實上不能直接等同於歐洲帝國海外擴張時期的種族科學。歐洲的民族誌精神醫學的出現，與其在南亞和非洲所經歷的殖民現代性有關，其中涉及因殖民與被殖民者接觸而產生的諸多問題。[28] 有別於普遍意義上的殖民精神醫學，人類科學（human sciences）的認識論基礎建立在為殖民統治服務的傾向，以及追求知識的渴望兩者之間；而這些人類科學之後成為日治時期臺灣民族精神醫學發展的根基。而日人建立此一認識論基礎的目的，在正式殖民統治之前得以了解臺灣。根據陳偉智的分析，[29] 臺灣的人類科學自19世紀末以降，由伊能嘉矩（Kanori Ino）作為先

26 巫毓荃、鄧惠文，〈熱、神經衰弱與在臺日人：殖民晚期臺灣的精神醫學論述〉。

27 巫毓荃、鄧惠文，〈熱、神經衰弱與在臺日人：殖民晚期臺灣的精神醫學論述〉。

28 Sloan Mahone and Megan Vaughan, eds., *Psychiatry and Empire*; Megan Vaughan, *Curing Their Ills: Colonial Power and African Illness*; Waltraud Ernst, *Mad Tales from the Raj: The European Insane in British India, 1800-1858*.

29 陳偉智，《伊能嘉矩：臺灣歷史民族誌的展開》。

驅者，在創立的時間點上正好介於新科學典範的打造以及傳統西方種族理論遭受排除的過渡時期。此一特別的時間點深刻影響臺灣後來所發展的人類科學。這些研究同時也提供了精神醫學知識更進一步發展的參考基礎。

　　二戰結束後文化結合症候群（cultural bound syndrome）與文化相關疾患（culturally informed disorder）大量出現，學者對此提出不同解釋。世界各地觀察到與描繪的各種疾病，學界處理的方式也有所差異。有些疾病的案例證實殖民種族科學在戰後依然延續，但另一些疾病案例則與打造國族國家的需求同時出現，並且在去殖民化的脈絡下被用於構成國族認同。舉例來說，非洲人的心理器官持續被認為在基因和文化上與其他種族不同。[30] 1960年代印度發生的「Dhat」症候群，其主要特徵為含糊的身心症狀與性功能障礙。[31] 1960年代開始，南韓與海外韓裔社群反覆出現有關「火病」（hwabyung）的討論。[32] 古代的縮陽症（koro）則於1960年代在新加坡重新出現，之後在東南亞以外的地區也被發現。[33] John C. Carothers在後殖民非洲對當地人的精神治療源自他

---

30 John C. Carothers, *The African Mind in Health and Disease: A Study in Ethnopsychiatry.*

31 Narendra Wig, "Problems of Mental Health in India."

32 Keum Young Chung Pang, "Hwabyung: The Construction of a Korean Popular Illness among Korean Elderly Immigrant Women in the United States."

33 Pao Meng Yap, "Koro—a Culture-Bound Depersonalization Syndrome;" Ivan Crozier, "Making Up Koro: Multiplicity, Psychiatry, Culture, and Penis-Shrinking Anxieties;" Howard Chiang, "Translating Culture and Psychiatry across the Pacific: How Koro Became Culture-Bound." 見本書頁387，姜學豪，〈文化與精神醫學的越洋轉譯：「縮陽」如何成為文化結合症候群〉。

的個人觀點，而這樣的觀點若從其書寫的文本內容來看，與殖民種族主義的關係密切。同時，其精神疾病的精神病理學主要還是奠基於非洲人生物構成的特殊性。[34]

　　戰後經歷去殖民化歷程的臺灣精神科醫師，同樣也面臨與前述精神醫學發展類似的情況。例如，臺灣出現一連串（依照後來的定義）可被歸類為文化結合症候群的精神病。[35]最初，這些精神病備受矚目，但隨後因為臺灣精神醫學與主流英美精神醫學科學之間的連結，而逐漸被邊緣化。然而，由其他臺灣精神醫師所提倡的跨文化精神醫學，則走上一條主流科學的路。林憲與曾文星這兩位林宗義的學生，後來便發展出自己的精神醫學流派，主要關注文化差異對於精神疾病的影響。[36]然而，他們的研究並未深入探索這些精神疾病理論基礎之間細微的差異，也沒有釐清種族內部的生物性特徵（例如生理或心理）或者外部的社會因素，是否會影響不同文化精神疾病的表現形式。

　　戰後臺灣並沒有立即發展出關於「何謂精神醫學」的簡單描述。此時期臺灣精神醫學研究，不只被19世紀末所設立的日本殖民時期民族精神醫學的研究方法所影響，同時也是臺灣精神醫師在戰後去殖民化時期尋求學科主體性的產物。駱明正（Ming-Cheng Lo）認為，臺灣醫師的角色與認同在日本殖民末期產生明

---

34 Jock McCulloch, *Colonial Psychiatry and the African Mind.*

35 Hsien Rin, "An Investigation into the Incidence and Clinical Symptoms of Mental Disorders among Formosan Aborigines."

36 林憲，《文化精神醫學的贈物：從臺灣到日本》；曾文星，《一個人生，三種文化：中國、日本、美國文化對人格形成的自我分析》。

顯變化。[37]戰時臺灣醫師徹底拋棄自身族群認同的特殊性,並且擁抱根植於人本主義與理性主義普遍性的醫療現代性信念。戰後臺灣醫師選擇相較之下與社會切割的立場,乃是基於建立學科主體性的權宜作法。Warwick Anderson與Hans Pols的研究指出,包括臺灣在內的東南亞科學家在去殖民化的時期如何成為普世性律則的代言人,推廣自然知識,並與已開發國家的學界同儕平起平坐。這樣的身分認同強化了他們在專業活動中施展權力的權威性。[38]

　　與國內其他醫師相較,當時臺灣的精神醫師擁有更廣的視野,更高的能力。根據林宗義的回憶,當時最新研究顯示臺灣僅有819位精神病患。[39]精神醫師因此希望將精神醫學發展成具有國家規模的學科,且透過他們在日本接受的醫學教育來觀察病人之間的差異。所有日籍精神醫師在二戰結束後被立即遣返,將近300名臺籍精神病人無人照護。留下協助將精神科移交國立臺灣大學醫學院的日籍精神科醫師僅有黑澤良介一人。國立臺灣大學取代臺北帝國大學,附屬醫院(亦即臺灣大學附屬醫院)也面臨重組。[40]戰時留學日本的林宗義1946年返臺,並且在招募若干臨時成員後,成為臺灣大學醫學院精神部的首位主任。當時的林宗義在人員不足、資源短缺,未得到新政府全力支持的情形下主持

---

37 Ming-Cheng Lo, *Doctors within Borders: Profession, Ethnicity, and Modernity in Colonial Taiwan*.

38 Warwick Anderson and Hans Pols, "Scientific Patriotism: Medical Science and National Self-Fashioning in Southeast Asia."

39 林宗義,《精神醫學之路:橫跨東西文化》,頁10。

40 張秀蓉,《臺大醫學院1945-1950》。

臺大醫院精神部，並發展出個人管理風格：王陽明的格物致知學說。林宗義的想法來自父親林茂生。[41] 林宗義二十六歲時返鄉的背景之一，為此時中國面臨的國族認同危機。他試圖發展出一種適合華人的精神醫學，其目的在於去殖民或建立自主性。此一想法一方面來自當時政府官員對中國特有精神疾病的漠視，另一方面則源於日本殖民醫學典範的影響。

五、全球脈絡下精神醫學的戰後轉型

二次世界大戰改變了精神醫學理論與實作。戰爭造成的災難與其遺緒促使科學家重新開始思考精神醫學的動機、目標與功能。在不同地緣政治與社會文化因素的影響之下，關於戰爭的經驗不同，也導致精神醫學的知識內容互異。在美國，軍陣精神醫學的原則被運用於退役的傷殘人員以及一般承平時期的平民之上。[42] 大量具有佛洛伊德精神分析訓練背景的精神醫師從德國逃難到北美，不僅改變心理學、精神醫學的理論方向，也使社會產生變化。[43] 除此之外，公共衛生領域的從業人員因照顧精神病患的負擔增重，開始進行以調查為基礎的流行病學研究。這類調查首先在巴爾的摩（Baltimore）與曼哈頓（Manhatten）中心展

---

41 林宗義，《精神醫學之路：橫跨東西文化》。

42 Franklin Jones, "Military Psychiatry since World War II;" Ben Shephard, *A War of Nerves: Soldiers and Psychiatrists in the Twentieth Century*.

43 Edward Shorter, *A History of Psychiatry: From the Era of the Asylum to the Age of Prozac*; Andrew Scull, *Madness in Civilization: A Cultural History of Insanity, from the Bible to Freud, from the Madhouse to Modern Medicine*.

開，並且成為全國性心理衛生計畫的先導研究。[44]此外，也有精神醫師早在紐倫堡大審（Nuremberg Trials）開始之前，便在跨國脈絡中研究納粹核心人物的心理特徵。[45]更極端的案例則在冷戰開始之後逐漸浮現。舉例來說，麥基爾大學（McGill University）的Ewen Cameron教授被認為主導了一項由美國中央情報局資助的思想控制與行為改造的計畫，主要用於對付當時的共產主義者。[46]精神醫師與相關學科，則是因為戰後復甦計畫對世界和平的獨特想像而得以持續發展。在這樣的想像中，「和平」的真諦得以藉由科學活動而獲得更多的了解、延續與操作。

　　WHO因為戰後科學國際主義的興起而受到鼓舞，渴望發展出新的科學合作模式，以及讓精神醫學擺脫種族歧視的共同語言。當時常見的科學合作模式主要的特徵為去中心化及外包模式。[47] WHO的長期計畫不僅企圖體現聯合國拋棄種族科學的精神（主要推動者為教科文組織，UNESCO），也一度抱持分享精神疾病資料的樂觀心態。此時科學家對於種族的看法也經歷了從生物決定論到新佛洛伊德理論的認識論轉變。Elazar Barkan提到，種族分類學作為一種文化性的因果解釋模式，在二戰之前的美國與英國的主流科學社群已被大幅度的排斥，種族的差異因此被局

44　John E. Cooper, and Norman Sartorius, *A Companion to the Classification of Mental Disorders*.

45　Daniel Pick, *The Pursuit of the Nazi Mind: Hitler, Hess, and the Analysts*.

46　Rebecca Lemov, "Brainwashing's Avatar: The Curious Career of Dr. Ewen Cameron."

47　Javed Siddiqi, *World Health and World Politics: The World Health Organization and the UN System*.

限於生理特徵上的不同。除此之外,因為種族歧視所引發的偏
見,也被視為並不合時宜。[48]

　　各國發展精神病流行病學的動機也不盡相同,不過可大致分
成兩類。首先,透過精神醫學來控制特定群體,在程度上有所差
異。精神醫學之所以轉型,導因於精神醫學專家集體呼籲應投入
處理戰爭創傷及協助社會復原。在二戰之前精神醫學已有長足發
展的國家(如英國與美國),這門學科的角色從治療與控制社會
偏差的工具,轉變成在一般人口中預防精神疾病發生的科學。當
時任職於米爾班克紀念基金會(Milbank Memorial Fund)的美國
精神醫師Ernest Gruenberg認為,若要成功控制精神疾病,應當
重新檢視精神疾病的病因學與流行病學知識。[49]為了促進公共衛
生與心理衛生理論／實作的發展,他們在美國東岸幾個城市展開
調查。[50]環境因素成為這些研究中最首要被關切的,為精神疾病
的發生提供因果性解釋的主要因素。研究者在這些地方利用許多
蒐集和分類樣本的方法研究精神疾病的形態、發生模式及分布等
特徵。

　　其次,關於精神疾病的起因也有不同解釋。當時的美國精神
醫師往往將精神疾病的發生視為人際互動的結果。除此之外,新

48　Elazar Barkan, *The Retreat of Scientific Racism: Changing Concepts of Race in Britain and the United States between the World Wars*.

49　Ernest Gruenberg, "Epidemiology of Mental Disorders and Aging."

50　William Ryan, *Distress in the City: A Summary Report of the Boston Mental Health Survey (1960-1962)*; Leo Srole et al., *Mental Health in the Metropolis*; Benjamin Pasamanick et al., "A Survey of Mental Disease in an Urban Population. I. Prevalence by Age, Sex, and Severity of Impairment."

佛洛伊德主義逐漸將臨床實作與相關的因素與精神分析式的病理學框架產生連結。佛洛姆（Erich Fromm）曾經討論佛洛伊德的伊底帕斯情節如何源於兒童對家長權威的反應，而此一關係也形塑兒童的人格，而非訴諸本能欲望的說法。[51]美國精神醫師沙利文也淡化「本能」的重要性，主張環境才是構成個人與社會病理的更重要的因子。[52] Nancy Campbell則認為，就人口的層次而言，聖路易學派（St. Louis School）在北美精神病流行病學方法論的轉變過程中占有核心地位。[53] 1950年代晚期，聖路易學派的社會學者透過統計方法的驗證，以及對抽樣、信效度和其他社會學觀念與技術的關注，將原本非特定精神疾病調查，轉變為強調「操作性診斷」（operational criteria）準則的研究模式。在其努力下，用於解釋大規模資料的研究工具，例如結構式訪談與標準化的調查工具，獲得重大發展，並且成為《精神疾病診斷與統計手冊》（*The Diagnostic and Statistical Manual of Mental Disorders, DSM*）有效性的基礎。在被全球性的普遍採用之前，該系統為美國主要使用的精神疾病分類系統。

科學家將人類科學去種族化的嘗試是否成功？隨著各種新精神病理學理論與研究方法的興起，學界就此事仍未有定論。本文在英美的脈絡下，檢視人類科學的認識論轉變。除此之外，本文也試圖確認東亞民族誌研究（從人類學到精神醫學）的特殊性，是否呼應WHO社會精神醫學計畫成形的過程中對於方法論上的

51 Erich Fromm, *The Heart of Man*.

52 Martin Birnbach, *Neo-Freudian Social Philosophy*.

53 Nancy Campbell, "The Spirit of St. Louis: The Contributions of Lee N. Robins to North American Psychiatric Epidemiology."

要求。WHO理想中的國際流行病研究模式，背後預設著文化和
其他導致精神疾病的關鍵因素，本質上其實十分相似。本文下兩
節將分析WHO在臺灣進行的兩個早期流行病學調查，並且說明
以調查（survey）為基礎的人類學與民族誌研究在東亞所具有的
複雜特徵，以及其與WHO科學研究的期盼之間的關聯。除此之
外，儘管「世界公民」概念已廣為人知，各種國際組織（例如聯
合國教科文組織）也試圖揮別種族科學的陰影，但種族並未完全
被排除在科學研究的分析範疇之外，而是被重新定義與組裝，以
凸顯群體遺傳學（population genetics）的精確性。[54]此一轉變出現
在世界各地進行的許多心理學研究中。然而，這些研究在執行的
背後所具有的不同目的，由於已超過本文分析範圍，下文將略去
不論。

六、WHO及其研究範圍

　　流行病與人類學者Robert A. Hahn指出，所有疾病（包括
ICD系統中者）的病因都同時具有生物與文化的特徵，並藉此主
張由社會文化引發的疾病的確存在。[55]本文藉由科學的社會文化
史的觀點，利用Hahn認為所有疾病皆為文化結合產物（culture-
bound）的主張，檢視WHO社會精神醫學計畫。WHO在所有心
理衛生跨國研究的人物或組織中，稱得上是相當關鍵的行動者。

---

54 Jenny Reardon, *Race to the Finish: Identity and Governance in an Age of Genomics.*

55 Robert A. Hahn, *Sickness and Healing: An Anthropological Perspective.*

WHO為聯合國的專門機構，在戰後立即吸引在健康議題上抱持國際主義理想的專家致力投入奠基在「世界公民」上的科學活動，深信此類研究有助提升人類健康。[56] WHO的社會精神醫學計畫的起源可上溯到英國心理衛生協會（註：為現今非營利慈善組織MIND的前身）於1948年8月所舉辦的國際心理衛生大會。該大會結束後衍生出兩個極為重要的國際組織：WHO心理衛生專家委員會（WHO Expert Committee of Mental Health），以及世界心理衛生聯盟（World Federation of Mental Health）。[57]這些新組織提倡心理衛生專家的國際合作。由英國精神醫師隆納‧哈格里夫斯（Ronald Hargreaves）所主導的專家委員會，其任務為主導未來的國際調查，並設計出研究方法的國際標準。

　　與其他領域相較之下，WHO推動心理衛生計畫的進度有限。戰後各國爆發傳染疾病，降低了心理衛生問題的優先性。此外，WHO的祕書長，加拿大籍的精神科軍醫布羅克‧奇斯霍姆（Brock Chisholm）刻意與心理衛生計畫保持距離，以保持超然的立場。[58]然而，筆者認為心理衛生計畫之所以未受重視的最關鍵因素，乃是精神醫學研究方法的發展十分緩慢。二戰之前的精神醫學深受種族主義影響，殖民地尤其明顯。精神醫師當時關注的重點為在種族間區辨出精神疾病類型。種族本身在當時是導致精神疾患的關鍵因素。然而此種生物決定論在戰後逐漸失去影響力。戰爭精神官能症（war neurosis）的發生，以及在戰時未受

56　John Farley, *Brock Chisholm, the World Health Organization, and the Cold War.*

57　John C. Flugel, ed., *International Congress on Mental Health, London, 1948.* 4 vols.

58　林宗義，《精神醫學之路：橫跨東西文化》。

重視的病童等現象，促使心理衛生專家重新思考承平時期精神疾
病的病因。隨著新佛洛伊德主義的興起與心理學的發展，精神醫
學在解釋精神疾病的發生與預後時，逐漸重視環境因素（例如教
育與社經地位）。[59]

　　奇斯霍姆在WHO所提倡的世界公民概念在此脈絡下成為國
際科學合作的方針。[60]此一呼籲強調世界各民族具有生理與道德
感的一致性，這立場與許多其他戰後國際組織十分相似。[61]「世界
公民」這個帶有後現代色彩的詞彙則被視為指導性原則，藉此促
進戰後科學工作與理論發展的國際合作。然而，戰後國族國家的
迅速發展讓奇斯霍姆夢想破滅。他疾呼人道主義的重要，渴望全
球治理，並且相信一統的世界是達成永續和平的唯一希望。在他
的理想中，若人們可透過全球框架中思考與行動，將可建構出均
一的人種。奇斯霍姆雖然強調共同學習，但並未提出具體促進心
理衛生國際合作的方式。因此，直到哈格里夫斯被指派為WHO
心理衛生小組的主席之後，才藉由精神醫學與公共衛生調查的結
合，確認心理衛生對世界公民的發展具有產生實際貢獻的可能
性，並且使心理衛生小組在組織上提升至部門的等級。[62]在這個
系統中，健康被認為是世界公民的普遍人權。既然人人都可能罹
患精神疾病，具有國際規模的實證研究便有迫切需要。

59　Peter Mandler, "One World, Many Cultures: Margaret Mead and the Limits to Cold War Anthropology."

60　John Farley, *Brock Chisholm, the World Health Organization, and the Cold War*.

61　John Lee, "Naturalizing Differences."

62　Harry Yi-Jui Wu. "World Citizenship and the Emergence of the Social Psychiatry Project of the World Health Organization, 1948-c.1965."

聯合國與其相關組織高倡國際主義的同時，聯合國教科文組織在一系列計畫中率先落實此一方針。[63]即便1950及1952年兩度發表懇切的立場宣言，試圖降低科學研究中的種族因素，但環繞種族關聯性的激烈論戰仍持續不斷。[64]聯合國教科文組織表示，種族之間沒有優劣之分。除此之外，心理特徵和人格特質在種族間亦無可區辨性。在科學研究中種族被界定為單純的人口分類概念。哈格里夫斯提出立場鮮明的宣言，在世界公民的修辭下將全世界視為同一個種族，並提出一個可行的計畫就各國家精神疾病成因進行比較研究。然而，他的規畫備受抨擊，特別來自跨文化精神醫學界的代表。[65]而瑪格麗特・米德（Margret Mead）所提出「一個世界，多元文化」的說法乃介於法蘭茲・鮑亞士（Franz Boas）的文化相對主義與奇斯霍姆的世界公民概念的妥協。[66]根據此一信念，文化不再被視為一種決定特定族群心理素質的先天決定因素，而是一種能影響所有世界公民的臨床表現、疾病模式和精神疾病預後的外在影響因素。米德的新取徑讓她在擔任世界心理衛生聯盟的主席時，建立一個調查全球戰後科技變遷影響與心理衛生的委員會，並且在1940年晚期到1950年早期間發表一系列WHO的技術報告。她編輯的論文集《文化模式與技術變

63　Glenda Sluga, *Internationalism in the Age of Nationalism*.

64　Jenny Reardon, *Race to the Finish: Identity and Governance in an Age of Genomics*.

65　Harry Yi-Jui Wu, "World Citizenship and the Emergence of the Social Psychiatry Project of the World Health Organization, 1948-c.1965."

66　Peter Mandler, "One World, Many Cultures: Margaret Mead and the Limits to Cold War Anthropology."

遷》（*Cultural Patterns and Technical Change: A Manual*）在WHO
與聯合國教科文組織內也具有相當的影響力。[67]美國1960年代的
人類學學科逐漸從生物決定論式的種族類別研究，轉向較為中性
的以一般人口調查為基礎、針對不同民族群體的研究，也在
WHO獲得正當性。[68]

　　WHO心理衛生小組設立十年之後，哈格里夫斯在審慎地考
慮下提出了一個「可執行的計畫」，企圖拾回由現代科學精神醫
學之父克雷佩林（Emil Kraepelin）所提倡的描述精神醫學，以
藉此分析環境、社會、文化與族群因素對於精神疾病的類型、流
行，與表現形式所造成的影響。[69]哈格里夫斯所提出的「族群因
素」（ethnic factors）是否仍然隱含著生物決定論的色彩，至今
仍無法確定。儘管如此，哈格里夫斯的企圖依然是奠基在呼應
WHO世界公民身分的指導方針之上，並且希望他的研究設計不
會導致族群分化。他對於精神疾病的文化相對論或者普世主義抱
持開放的態度，所提出的計畫主要在號召全球專家透過國際合作
以創造精神醫學的「共同語言」。在哈格里夫斯的想像中，整個
世界被視為單一種族，希望透過其計畫為心理衛生專家提供檢視
精神疾病、其盛行率、左右病程的各種因素，以及疾病預防的方
法。哈格里夫斯四處徵聘專家時面對擁護與反對的聲浪。支持文

67 Margaret Mead, *Cultural Patterns and Technical Change: A Manual.*

68 Rachel Caspari, "From Types to Populations: A Century of Race, Physical
　　Anthropology, and the American Anthropological Association."

69 詳見 Hans Pols,"Emil Kraepelin on Cultural and Ethnic Factors in Mental Illness."
　　與 Harry Yi-Jui Wu. "World Citizenship and the Emergence of the Social
　　Psychiatry Project of the World Health Organization, 1948-c.1965."

化相對論的人類學與心理衛生專家質疑整個計畫的目標，並且強調相對於具有普遍性的主要精神疾病，若干精神疾病只有在特定的文化中方有其合理性。麥吉爾大學的跨文化精神醫學專家總結道，在精神醫師所蒐集到的、充滿異質性的資料中並無定論。[70]他們出版的國際心理衛生通訊也蒐集了各方意見，質疑哈格里夫斯就精神疾病進行流行病學跨文化比較的可行性。

七、臺灣鄉鎮與原住民部落流行精神病調查

我們可從兩個脈絡理解臺灣的精神病流行病學：東亞精神醫學的知識系譜，與在戰後破敗環境下的有限資源中，對研究方法的需求。許多學者已從不同觀點討論日本現代精神醫學的發展，但鮮少考量日本自明治時期以降作為西方知識（特別是德國）接收者的身分，以及其在20世紀晚期作為殖民權力的中介性特徵。橋本明（Akira Hashimoto）討論日本精神醫學如何在二戰前後成為德國知識與日本傳統的有效結合。[71]筆者認為，唯有將精神醫學視為是日本殖民主義的情境之下（甚至需要超越此種情境）的一種人類科學，方能了解戰前臺灣的精神醫學。換言之，唯有如此，我們才能深入了解臺灣在戰後去殖民與跨國歷史的脈絡下發展的精神醫學所具有的特殊樣貌。

杜贊奇（Prasenjit Duara）藉由分析二戰前日本帝國的另

---

70 Eric D. Wittkower, and Jacob Fried, Editorial. *Newsletter of Transcultural Research in Mental Health Problems.*

71 Akira Hashimoto, "A 'German World' Shared among Doctors: A History of the Relationship between Japanese and German Psychiatry before World War II."

一個殖民地（滿洲國）揭露了東亞人類科學所具有的複雜性特徵，而這些特徵並不能單純地用英文的詞彙例如「人類學」（anthropology）或者「民族誌」（ethnology）理解。[72] 在日文中，「人類學」（Jinruigaku）的意思是「關於人類的研究」；「民族學」（Minzoku）則是另一個在殖民晚期才出現的詞彙，指涉著種族與文化的交疊。陳偉智使用「歷史民族誌」（historical ethnography）的觀念來詮釋日本殖民時期的臺灣以調查作為基礎的許多人類研究。他也詳細闡述伊能嘉矩所提出的新思考取徑。在其中，伊能嘉矩假設他所研究的不同種族具有相同的身體構成方式，只是因為文化適應的內容不同而產生種族差異。伊能嘉矩的科學方法與理論發展的基礎源自於 19 世紀末他與其調查對象間的親身接觸。[73] 類似的作為臺大醫院精神部首屆主任的林宗義，在成功建立去殖民化的精神醫學學科之前，必須盡可能地善加利用日本人所留下來的所有資料，以及他從新研究中所取得的資料。

　　第一次在臺灣進行的精神醫學研究，乃是間接受到日本以調查為基礎，在臺灣進行的人種研究影響之下的產物。林宗義進行流行病學研究的動機不只一種。他在回憶錄中提到，他最初希望研究中國人的精神疾病分類。此一想法也符合他自己的族群認同，並且因此作為他的研究目標。他在自己的演講集中提到，中國人在心理上的表現形式，與他之前的自我觀察及戰後與遷臺的外省人接觸所得到的印象有所不同。童年時期，林宗義曾經懷疑

72　Prasenjit Duara, "The Nationalization of Ethnology: History and Anthropology in Inter-war East Asia."

73　陳偉智，《伊能嘉矩：台灣歷史民族誌的展開》。

自己的姓氏「林」究竟來自日文（Hayashi）還是中文（Lin），
因為兩者並無差別。成年後，由於日本殖民之故，他自認為中國
人。然而，在他結束東京學業返回臺灣之後，戰後本省人與外省
移民的衝突讓他開始對「中國人」的含意產生懷疑，而父親也鼓
勵他以研究中國人的心理為志。[74]臺大醫院精神部所保存、受到
上述影響的病例資料顯示，在戰後遷臺外省人精神科門診病人數
量遽增。[75]換句話說，中國人亦會罹患精神病。「中國人」與林宗
義自我認同之間的差異，成為他展開調查研究的動機。

　　日本殖民時期以調查為基礎的研究取徑，深刻地影響臺灣首
次大規模的精神病調查。林宗義曾在東京大學與東京都立松澤病
院接受精神醫學訓練。松澤病院的精神部在當時由留德時師承克
雷佩林的內村祐之（Uchimura Yushi）擔任主任。[76]內村祐之在松
澤使用德國的精神病研究方法（大規模調查）來測量精神疾病對
人口的影響程度。同時他也以達爾文的演化論框架發展精神疾病
的理論。內村祐之認為透過解釋原始民族的精神病理，精神醫學
將其知識與服務拓展至未完全開化的群體中（例如女人和小
孩）。[77]內村祐之一項在北海道主持的調查，主要內容便是藉由區
辨出當地愛努人社群的數種精神病理反應，描述由種族所決定的

74　林宗義，《精神醫學之路：橫跨東西文化》。

75　Harry Yi-Jui Wu, "A Charted Epidemic of Trauma: Case Notes at the Psychiatric Department of the National Taiwan University Hospital, 1946-1953."

76　Hiroshi Utena, and Shin-Ichi Niwa, "The History of Schizophrenia Research in Japan."

77　Akihito Suzuki, "Psychiatry of a Population: An Overview of the Imperial Themes in Japanese Psychiatry from the 1930s to the 1950s."

精神病徵候學。[78]

　　林宗義在研究中是否直接援引內村祐之的達爾文主義框架？此一問題至今仍無明確答案。然而，林宗義的團隊確實使用內村祐之的調查方法。他必須取得精神病罹病人口的規模資料，以及疾病的流行情形，方能發展臺灣的精神醫療服務。林宗義自1946年開始動員地方的士紳、耆老與警察，在臺北木柵一帶協助調查精神疾病的分布。他也使用保甲的力量，也就是由日本政府所引入、以社區為基礎的法律執行與社會控制系統。保甲制度讓日本政府得以有效的降低維持警力所需的物質與勞動成本。[79]在這樣的制度中，一個鄰里的領導者（保正、甲長）需要負責管理周遭區域的家庭，日本政府則仰賴保甲來確保社區能服從殖民政府的要求，例如繳納稅賦、提供國家計畫與公共衛生任務需要的人力等。林宗義的團隊也藉由地方頭人的協助，對臺灣北部以客家人為主的新埔鄉，以及臺灣南部以河洛人為主的安平鄉進行調查；這兩個地方分別代表不同的社會與經濟發展區域。林宗義的三次調查總共透過普查式的研究法接觸了19,931位華人，並在1953年發表研究結果。在華人族群中不同的文化、生活形式與可量化的階級差異，主要作為區分研究樣本時所採用的條件。

　　林宗義的團隊將新蒐集到的統計資料，與1929-1944年間其他國家的調查結果進行比較。他們建構出第一個華人社群的精神病流行病學資料庫，但同時也提到比較分析時所碰到的研究困

78　Yushi V. Uchimura, Haruko Akimoto, and Toshimi Ishibashi, "The Syndrome of Imu in the Ainu Race."

79　Huiyu Cai, "Shaping Administration in Colonial Taiwan."

難。這些問題後來則成為後續研究的內容。由於用於抽樣、調查及評估參與研究者或受訪對象的方法有所不同，對研究方法造成困難；此外，缺乏信度的資料來源，以及不同診斷標準間的差異，更增加研究的難度。

　　林宗義的調查最初發現幾種在華人社群內流行的文化結合症候群（例如「邪病」）。「邪病」的主要特徵為一種類似催眠的狀態，亡靈附身在病人身上，用奇怪的腔調講話，內容主要與祖先崇拜相關，持續時間從三十分鐘至數小時皆有。在信仰強烈的群體頻率尤其高，症狀包括全身顫抖、喪失時間感、亢奮，以及偶發的幻視與幻聽。這些症狀和日本的附身現象十分相似（例如「狐憑き」，狐仙附身）。[80]關於附身的現象最早的紀錄出現在1903年，《臺灣醫事雜誌》記載的一件臺灣人罹患神經症的案例。[81]紀錄的作者相信個案所發展出的、彷彿被附身的精神症狀，十分近似於內村祐之在愛努人社群中所觀察到的精神病表現形式。除此之外，林宗義的團隊所提出的研究結果，也是當時以東亞為對象、關於文化結合症候群最重要的研究報告之一。其他的案例則包括臺灣泰雅族的祖靈（utox）附身、日本愛努族的伊努病（inu），以及許多東南亞國家出現的縮陽症（koro）。[82]

　　臺大醫院的團隊，研究臺灣占最多人口的漢人族群與其他族群。然而，因為背景資料的缺乏，研究團隊被迫參考日本殖民時

80　Akira Hashimoto, "A 'German World' Shared among Doctors: A History of the Relationship between Japanese and German Psychiatry before World War II."

81　Chr[sic] Rasch,〈熱帶氣候ノ神經系ニ及ボス影響ニ就テ〉。

82　Yushi V. Uchimura, Haruko Akimoto, and Toshimi Ishibashi. "The Syndrome of Imu in the Ainu Race."

期的研究，而大多數此類研究來自日本殖民當局。林宗義的學生林憲使用類似的研究方法，於1949-1953年之間調查11,442名來自四個不同原住民部落的樣本，以取得可供對照的資料。這些研究者並未如同歐洲的殖民精神醫學或日本所發展的殖民醫學理論一樣預設自身的優越性。「文化」成為被研究族群的精神疾病表現形式的主要因素，而被研究的四個原住民部落（阿美、賽夏、排灣、泰雅），則「依據不同文明化程度」加以分類。20世紀早期由日人出版的調查，提供關於臺灣原住民部落的有用資料。這些調查報告描述臺灣人的傳統習性，並且最初以《蕃族調查報告書》為名於1915年出版。五卷八期的調查報告紀錄發生在四個原住民部落的精神疾病。「四種文化程度」的意識形態，指涉參與研究者的智力與人格特徵，同時也構成此一研究的基礎之一。然而，這份報告為長達十年以上的調查結果，也成為殖民地立法的基礎；其內容有別於歐洲人類學，強調對物質文化與生活方式的調查。而這樣的合作性研究，也因此免於受到既有的主流人類學或種族理論所影響，並且假設了不同形式的精神疾病受到不同種族所具有的先天的生物因素所決定，並且表徵了不同的心理素質。

　　林憲與其學生將日本時期的研究（包括結果與研究方法框架），引入林宗義1946-1948年間對於華人的研究，並且也在四個原住民社群中進行類似的調查。在過程中，他們得到了地方頭人的有力支持，協助在社區中進行個案研究。一位頭人同時引導兩個研究團隊（精神醫師、學生與護士）進行家庭訪問，並且充當翻譯，協助團隊成員解釋拜訪目的。研究報告中以三個原因解釋部落成員為何能有效區辨出精神病人的存在。首先，居民與地方

頭人對小型村莊中住民的情況非常熟悉，因此能協助辨認精神疾病；第二，研究團隊發現地方上並未出現精神病被污名化的現象；第三，村民在精神疾病與正常健康行為的認知上具有一致性。

　　林宗義1953年發表的研究報告為林憲十年之後參與大型國際研究提供了基礎。[83]林憲研究前提假設如下：不同族群精神問題展現方式有所差異。然而，在林宗義後來發表的統計結果中卻顯示精神疾病的形式在不同族群之間具有高度的相似性。他的研究團隊發現在漢人與原住民身上，精神疾病的盛行率十分的類似（漢人是每千人9.4人，原住民則是每千人9.5人）。精神失常的發生率也幾乎沒有差異（漢人是每千人3.9人，原住民則是每千人3.8人）。[84]因此研究團隊總結道，原住民的精神狀態不必然比文明人更健康，至少就精神疾病的盛行率而言是如此。然而他們發現，相較於漢人，原住民的精神分裂反應發病比例較低。他們推測，很大一部分的原住民族精神分裂症患者，因難以調適二戰時的壓力與剝奪感而死亡。

　　上述研究中雖然分析大量資料，但由於當時並無電腦設施，統計資料的處理還是仰賴人工方式進行。痙攣性歇斯底里症在漢人身上發現的案例則十分稀少。除此之外，除了在泰雅族觀察到的祖靈附身外，林宗義在原住民族身上幾乎找不到可被歸為精神疾病的病例。研究團隊受到其調查結果中精神疾病在各族群間具有普遍性的影響，因此總結道，文化結合症候群（例如漢人的附

83　Tsung-yi Lin, "A Study of the Incidence of Mental Disorder in Chinese and Other Cultures."

84　Tsung-yi Lin, "A Study of the Incidence of Mental Disorder in Chinese and Other Cultures."

身、泰雅族的祖靈附身、日本愛努族的伊努病）的背後，[85]可能
具有類似的精神病理，皆由因壓力，尤其是恐懼所觸發的心理反
應。而族群間的差異則體現在對於恐懼的自我意識程度，以及症
狀的外顯行為之上。然後，在林宗義的解釋中，泰雅族的祖靈附
身的症狀是由文化而非種族所決定。

這些初步研究的結果，為林宗義團隊後續的精神病流行病追
蹤調查提供了基礎，同時也讓他們得以參與國際合作的研究。臺
灣的兩次大規模調查由相同的研究者執行，並且成為精神病流行
病學重要的先趨研究成果。林宗義的學生在十五年之後重新回到
最初進行調查的三個漢人社群，並且用相同的技術再次執行調
查。當地的漢人居民數量從20,000人增加到29,000人，但精神疾
病的流行率並沒有明顯的差別。後續在漢人與原住民社群中進行
的追蹤研究，被視為是未來研究的重要參考基礎。研究者與評論
者回顧這些研究，並且關切未來進行比較性研究可能遇到的困
難。主要的挑戰在於臨床診斷與檢驗病人時欠缺標準化的技術。[86]

八、WHO社會精神醫學計畫的實現與其遺緒

WHO在日內瓦的總部與其外包對象的合作方式，十分近似
於許多其他WHO的健康相關計畫與任務，時常以可執行性為首

---

85 Yushi V. Uchimura, Haruko Akimoto, and Toshimi Ishibashi, "The Syndrome of Imu in the Ainu Race."

86 Tsung-yi Lin et al., "Mental Disorders in Taiwan Fifteen Years Later;" Hsien Rin, "Twenty Year's Development of Psychiatric Epidemiology Researches in Taiwan;" Julian Leff, "Knocking on Doors in Asia."

要考量，並且進行短期性的計畫。公共衛生史學者Anne-Emanuelle
Birn以洛克菲勒基金會（Rockefeller Foundation）為案例，指出
國際健康組織（例如WHO）與依據這些組織的理論發展自身健
康計畫的國家兩者之間的關係，應該有一定的彈性與互益性。[87]
許多對抗傳染病的成功案例，皆是出現在公共衛生政策具有可行
性與可複製性的國家之中。[88]在WHO的案例中，考量到上述去中
心化的設計以及日內瓦和其他受益國家的「權宜聯姻」，WHO
與來自臺灣的專家的關係，乃是因為該組織將計畫外包的迫切
性，以及派遣專業顧問的國家的「行政朝聖」（administrative
pilgrimage）心態。另一方面來說，「外包」也是WHO的有效策
略，藉以發掘發展中國家的健康問題及重點，並決定解決這些問
題的優先順序。除此之外，儘管實際上是WHO渴望藉由外國專
家獲得實際的知識，未開發國家依然很樂意將其專家送往WHO
以獲得專業知識。而這些在科學先進國家接受訓練的專家則自認
可與歐洲、日本和北美的同儕平起平坐。他們自我形塑成代表各
自國家的科學家的身分，讓他們可以與同儕在國際平臺上交流。[89]

　　WHO的心理衛生小組在調查團隊形成以及建立研究方法的
過程中，因為缺乏有意願領導計畫的專家，因此遇到人力問題。

---

87 Anne-Emanuelle Birn, *Marriage of Convenience: Rockefeller International Health
　 and Revolutionary Mexico.*

88 Javed Siddiqi, *World Health and World Politics: The World Health Organization
　 and the UN System*；吳易叡，〈超越國家單位的台灣抗瘧史：回應林宜平〈對
　 蚊子宣戰〉〉。

89 Warwick Anderson, and Hans Pols, "Scientific Patriotism: Medical Science and
　 National Self-Fashioning in Southeast Asia."

最初在1950年代提出的國際社會精神醫學計畫，因此延遲了近十年才提出可行的方案。[90] 而該小組若要在國際上有所發展，勢必須要仰賴發展中國家中那些認同WHO信念者的參與方才可能。這樣的歷史偶然性，促使林宗義被任命為國際社會精神醫學計畫的醫學顧問。在WHO去中心化的「外包」策略中，儘管在1950年間已經有極為知名的英美在地研究（例如在史特靈郡以及曼哈頓市中心進行的調查），[91] WHO仍然看重亞洲的經驗。林宗義的研究受到高度關切，一方面是有效回應了WHO的呼籲：透過仔細運用調查法就流行病學研究進行先導試驗，另一方面則是因為該研究的進行地點為發展中國家，而這些地區正是WHO的優先補助對象。哈格里夫斯在1995年首次拜訪位於臺北的WHO西太平洋區域辦公室時見到林宗義，並且邀請他擔任WHO心理衛生小組的諮詢專家。林宗義基於先前在臺灣執行研究的經驗，與他在WHO的同事於1962年合編一本名為《精神醫學中流行病學之範圍》（*The Scope of Epidemiology in Psychiatry*）的手冊。[92] 這本手冊廣受歡迎，書中包含大量文獻回顧，並大膽嘗試以傳染病的流行病學研究精神疾病。[93] 然而，當時的流行病學家由於認為林宗義缺乏必要的生物統計背景，以及其研究設計中並未考量

90 Harry Yi-Jui Wu, "World Citizenship and the Emergence of the Social Psychiatry Project of the World Health Organization, 1948-c.1965."

91 John E. Cooper and Norman Sartorius, *A Companion to the Classification of Mental Disorders*.

92 Tsung-yi Lin and C. C. Stanley, *The Scope of Epidemiology in Psychiatry*.

93 Anne M. Lovell, "The World Health Organization and the Contested Beginnings of Psychiatry Epidemiology as an International Discipline: One Rope, Many Strands."

年齡與性別因素的影響，以及他並沒有解釋性別與年齡對結果造成的影響，對其結果多有批評。[94] 林宗義並非唯一一位被 WHO 邀請督導國際社會精神醫學計畫的研究者，不過他的熱情讓他從其他候選人中脫穎而出：大部分候選人不願移居而回拒了工作機會。在 1958 年國際心理衛生計畫的實踐方式逐漸成形的階段，因為中國（當時的臺灣）亟需發展，WHO 將之視為五個優先尋求諮詢專家的國家之一。林宗義試圖說服 WHO，臺灣因其獨特的經驗可為 WHO 的計畫做出重大貢獻。

　　林宗義在 1964 年被任命為 WHO 心理衛生小組的醫療顧問。他提出了十年期的社會精神醫學計畫，其中內含 4 個子計畫，包括精神分裂症的國際性先導研究，而此研究證實了精神分裂症的普世性病徵。另一個關於「共同語言」的子計畫後來成為第一個獲得國際性承認的精神疾病分類系統。[95] 由於這些計畫需要嫻熟的統計能力與電腦化計算的能力，因此林宗義的團隊藉由 CATEGO（可按照疾病就症狀進行分類的電腦程式）以及一個由美國國家衛生院發展的電腦化的群集分析系統，分析他自全球各地收集的資料。然而，林宗義不完全熟悉這些程式，他關於精神分裂症的先導研究尤其因抽樣方法有瑕疵，遭受不少批評。[96] 除此之外，在 ICD 中完全脫離文化因素的整個第五章中，僅有精神分裂症這個疾病類別能藉由流行病學資料被確認，而該類別之後又被認為有誤。[97]

94　Julian Leff, "Knocking on Doors in Asia."

95　John E. Cooper, "Towards a Common Language."

96　Julian Leff, "Knocking on Doors in Asia."

97　Harry Yi-Jui Wu, "Transnational Trauma: Trauma and Psychiatry in the World and

　　文化結合症候群，包括先前提到由林宗義所觀察到的那些症狀，並未被收錄在1977年作為WHO努力成果的ICD-9疾病診斷分類系統中。其中一個可能的原因是在WHO開始進行疾病分類時，區辨文化結合症候群症狀的工作仍在世界各地進行。此外，國際精神疾病命名系統，同時也體現出奠基在WHO「世界公民」上曇花一現的科學烏托邦想像。作為當時精神病理學所認定的重要決定因子之一的「文化」，在ICD-9中並未歸類為精神疾病類別。存而不論的文化要等到下一次修訂時該書才開始受到討論。世界衛生大會（World Health Assembly, WHA）在1990年承認所謂的文化結合疾患，以其具有文化特定性的精神疾病的形式出現在1992年出版的ICD-10中。[98] ICD-10的出版支持了Hahn認為所有的精神疾病都涉及文化因素的觀點。[99] ICD的編撰與WHO心理衛生專家所鼓吹的國際主義樂觀氛圍關係密切。跨文化精神醫學自1950年中期開始發展，[100]伴隨著WHO的投入，代表現代精神醫學發展歷程中另一個關鍵階段。由Eric D. Wittkower和Henry B. M. Murphy所開創的跨文化精神醫學，在過去半個世紀開啟一連串與WHO專家不間斷且富有價值的對話。[101]然而，其貢獻已超出本文的討論範圍。

　　Taiwan, 1945-1995."

98　Norman Sartorius, *Understanding the ICD-10 Classification of Mental Disorders: A Pocket Reference*.

99　Robert A. Hahn, *Sickness and Healing: An Anthropological Perspective*.

100　Prince Raymond, "Origins and Early Mission of Transcultural Psychiatry: Some Personal Recollections."

101　詳見第六小節。

除此之外，精神病流行病學的目標隨著流行病科學的進步產生變化，使原本藉由量化調查證明精神疾病存在的研究方式逐漸式微。取而代之的，是將可能的基因、環境、階級與文化因素納入探索，藉以了解這些因素如何共同影響了慢性病的發生，並且找到有意義的介入的基礎。在20世紀後半葉，美國精神病患數量產生變化。罹患的主要人口從鄉村轉為城市，家庭的解組導致特定精神疾病盛行率的增加。再者，精神疾病的分類也在當時受到批評，認為其無法解釋許多國家人民的精神病況。例如，ICD系統無法解釋一些發生在中國的精神疾病，顯示出精神疾病分類上的謬誤；凱博文（Arthur Kleinman）1970年代關於憂鬱症與神經衰弱的研究清楚說明此一現象。[102] 在1981年中華民國神經精神醫學會的20週年紀念活動上，林憲批評ICD和DSM系統內在的混淆，並認為這現象有礙精神醫學教育與醫療的發展。他接著呼籲應徹底討論臺灣是否應該繼續沿用國際標準，或發展自己的分類系統。[103] 其他專家則以隱喻的方式警告，若臺灣的精神醫師持續忽視國際主義，或本土化臺灣精神醫學並且直接套用從西方國家引進的理論與工具，臺灣將淪為全球學術拼貼的加工出口區。[104]

九、結論

諸多研究殖民接觸以及文化變遷的學者指出，即便西方醫學

---

102 Arthur Kleinman, "Anthropology and Psychiatry: The Role of Culture in Cross-Cultural Research on Illness."

103 Hsien Rin, "Reflections on the Past Twenty Years."

104 Keh-Ming Lin, "Editorial: Psychiatric Research Priorities in Taiwan."

知識具有某種國際特徵，種族科學的知識一方面持續形塑殖民地的自然條件與人類經驗，另一方面也被這些條件與經驗所決定。西方與非西方地區之間的接觸地帶，在戰後國際主義與全球發展主義的脈絡下發生了轉變。醫學人類學者Anne M. Lovell在最近的研究中以知識交換的觀點討論WHO的全球性精神病流行病學研究為何進展如此緩慢且曠日廢時。她認為，要回答這樣的問題，則必須要爬梳美國、英國、北歐之外的國家的流行病學專業的發展，以及其與WHO的關聯。[105]本文描述了WHO與作為發展中國家的臺灣之間偶然的「交會史」，並且檢視臺灣戰後初期所進行的精神病流行病學研究在跨國心理衛生史中的重要性。WHO的專家自1950年中期開始企圖將心理衛生融入公共衛生計畫之中。不過當時並無適合的研究方法。在此狀況下，在臺灣進行的研究所使用的研究模式引起WHO的注意。臺灣早期的精神病流行病學研究與後來WHO的社會精神醫學計畫，都是奠基於WHO的世界公民理想，以及臺灣精神醫師在摒除先前殖民時期種族預設的情形下，在本土脈絡中所進行關於族群間異同的調查。此外，臺灣也因為在戰後的聯合國系統中擁有中國的席位，加上以發展中國家身分參與戰後跨政府組織的行政朝聖作為，以及發展中國家科學家在國族身分上的自我形塑，得以與國際組織產生連結。在人類科學的發展史中，臺灣可以被視為一種後殖民轉型的案例：原本立基於殖民經驗的種族科學，轉變為相對中立

---

105 Anne M. Lovell, "The World Health Organization and the Contested Beginnings of Psychiatry Epidemiology as an International Discipline: One Rope, Many Strands."

的族群研究。臺灣研究堪稱全面，但不觸及有爭議性的議題，在此同時又呼應WHO以中性的國族國家作為分類基礎發展族群研究的需求。臺灣當時是發展中國家，也是WHO規畫的援助對象。臺灣的案例證實了WHO當時尚未成形的計畫的可行性。林宗義的調查則是出於單純的求知欲所驅使，但在此同時也不盡然得以完全擺脫文化利益。同時，林宗義的動機一部分也是來自他自我形塑的專業興趣，特別在此一建構精神醫學專業以及打造國際科學合作平臺的時代氛圍之中。林宗義將不同族群的精神疾病視為社會、經濟與文化決定的產物，而非無法改變的先天特徵。這樣的研究方法呼應了聯合國與其附隨組織試圖盡量排除種族概念的主張。雖然林宗義在國際社會精神醫學十年期計畫進行一半時便於1969年離開WHO，他的工作卻朝當時的國際主義者所想像的科學烏托邦往前更邁進了一步。[106]

WHO十年期社會精神醫學計畫留下的最主要遺產便是國際精神疾病分類系統（International Classification of Mental Disorder）。這個壽命短暫且充滿理想性的世界公民觀念，以及其中所夾帶的科學烏托邦想像，在面臨典範的在地適用問題的時候（例如分類與診斷標準），其落實被大幅的往後延宕。Ethan Watters在其暢銷書《像我們一樣瘋狂》（*Crazy like Us*）中提到，被國際廣為接納的DSM標準化精神疾病診斷系統，讓全世界的受苦經驗都被同質化。[107]但Watters在提出此一批評時，其實

---

106 Harry Yi-Jui Wu, "Transnational Trauma: Trauma and Psychiatry in the World and Taiwan, 1945-1995."

107 Ethan Watters, *Crazy like Us: The Globalization of the Western Psyche*.

並未跳脫傳統以西方為中心的科學知識擴散論。然而，本文提供
的案例呈現出知識生產與大規模科學研究的複雜脈絡。原本以西
方為中心的精神醫學，其去帝國的歷程在諸如WHO等新科學社
群出現的時候就已經開始發生。另外，戰後發展中國家建立精神
醫學的過程也加快了WHO的意識形態被各國接受的速度。而在
同一時間，精神病病因的遺傳研究，也取代了此時的種族概念；
只是由於過去半個世紀以來大多數的精神疾病都無法獲得遺傳上
的解釋，因此發展極為有限。與文化結合症候群相關的問題長期
不受重視，當學界於1960年代中期開始結合人類學與流行病學
的研究方法，相關現象才重新受到關注。[108]而直到1990年之後，
不同族群的健康問題在美國開始受到重視；在此之前，人們對於
建立種族與族群健康數據系統並無共識。[109]

　　WHO對於科學與健康的國際主義觀點在一段短暫但關鍵的
時期中，發揮了相當大的影響力，並且促成了國際間的科學合
作。本文試圖描繪WHO戰後精神疾病論述的起源與發展途徑，
以及其與臺灣的關聯。本文也探討那些在全球與在地層次所進行
的「不算完美」的研究計畫，如何相互交流並轉變彼此，以及在
特殊全球文化環境中不斷變化的學科如何阻礙或促進此一合作。
WHO因長期重視國際合作活動，即便面對層出不窮的問題，仍
然持續致力搜尋更多實證材料來支持與改善其為精神疾病設計的
統一診斷準則。WHO如今正在編撰第十一版的ICD。如今科學

---

108 Robert A. Hahn, *Sickness and Healing: An Anthropological Perspective*.

109 Reuben C. Warren et al., "The Use of Race and Ethnicity in Public Health Surveillance."

家對於全球社會的看法改變，與多元民主的知識生產方式興起，將造成更多新挑戰浮上檯面，並影響 WHO 努力尋找加深國際科學夥伴關係的方法。

徵引書目

Amrith, Sunil S. *Decolonizing International Health: India and Southeast Asia, 1930-65*. Basingstoke, UK: Palgrave Macmillan, 2006.

Anderson, Warwick, and Hans Pols. "Scientific Patriotism: Medical Science and National Self-Fashioning in Southeast Asia." *Comparative Studies in Society and History* 54:1(2012): 93-113.

Barkan, Elazar. *The Retreat of Scientific Racism: Changing Concepts of Race in Britain and the United States between the World Wars*. Cambridge: Cambridge University Press, 1992.

Birn, Anne-Emanuelle. *Marriage of Convenience: Rockefeller International Health and Revolutionary Mexico*. Rochester, NY: University of Rochester Press, 2006.

Birnbach, Martin. *Neo-Freudian Social Philosophy*. Stanford, CA: Stanford University Press, 1961.

Cai, Huiyu. "Shaping Administration in Colonial Taiwan." In *Taiwan under Japanese Colonial Rules, 1895-1945*, edited by Ping-Hui Liao and David Der-Wei Wang, 97-121. New York: Columbia University Press, 2009.

Campbell, Nancy. "The Spirit of St. Louis: The Contributions of Lee N. Robins to North American Psychiatric Epidemiology." *International Journal of Epidemiology* 43:1(2013): i19-28.

Caspari, Rachel. "From Types to Populations: A Century of Race, Physical Anthropology, and the American Anthropological Association." *American Anthropologist* 105:1(2003): 65-76.

Chiang, Howard. "Translating Culture and Psychiatry across the Pacific: How Koro Became Culture-Bound." *History of Science* 53:1(2015): 102-19.

Cooper, John E. "Towards a Common Language." In *Promoting Mental Health Internationally*, edited by Giovanni De Girolamo and N. Sartorius, 14-46. London: Gaskell, 1999.

Cooper, John E., and Norman Sartorius. *A Companion to the Classification of*

Mental Disorders. Oxford: Oxford University Press, 2013

Crozier, Ivan. "Making Up Koro: Multiplicity, Psychiatry, Culture, and Penis-Shrinking Anxieties." *Journal of the History of Medicine and Allied Sciences* 67:1(2011): 36-70.

Damousi, Joy, and Mariano Ben Plotkin, eds. *The Transnational Unconscious: Essays in the History of Psychoanalysis and Transnationalism*. Basingstoke, UK: Palgrave Macmillan, 2009.

Duara, Prasenjit. "The Nationalization of Ethnology: History and Anthropology in Inter-war East Asia." In *Clio/Anthropos: Exploring the Boundaries between History and Anthropology*, edited by Andrew Wilford and Eric Tagliacozzo, 187-222. Redwood, CA: Stanford University Press, 2009.

Ernst, Waltraud. *Mad Tales from the Raj: The European Insane in British India, 1800-1858*. London: Routledge, 1991.

Ernst, Waltraud. *Colonialism and Transnational Psychiatry: The Development of an Indian Mental Hospital in British India, c. 1925-1940*. London: Anthem Press, 2013.

Ernst, Waltraud, and Thomas Mueller, eds. *Transnational Psychiatries: Social and Cultural Histories of Psychiatry in Comparative Perspective*. Newcastle upon Tyne: Cambridge Scholars, 2010.

Farley, John. *Brock Chisholm, the World Health Organization, and the Cold War*. Vancouver: University of British Columbia Press, 2008.

Flugel, John C., ed. *International Congress on Mental Health, London, 1948*. 4 vols. New York: Columbia University Press, 1948.

Fromm, Erich. *The Heart of Man*. London: HarperCollins, 1980.

Gruenberg, Ernest. "Epidemiology of Mental Disorders and Aging." *Research Publications—Association for Research in Nervous and Mental Disease* 35 (1956): 112-28.

Hahn, Robert A. *Sickness and Healing: An Anthropological Perspective*. New Haven, CT: Yale University Press, 1995.

Hashimoto, Akira. "A 'German World' Shared among Doctors: A History of the

Relationship between Japanese and German Psychiatry before World War II." *History of Psychiatry* 24:2(2013): 180-95.

Iriye, Akira. *Global Community: The Role of International Organizations in the Making of the Contemporary World.* Berkeley: University of California Press, 2002.

Jones, Franklin. "Military Psychiatry since World War II." In *American Psychiatry after World War II*, edited by Roy W. Menninger and John C. Nemiah, 3-36. Washington, DC: American Psychiatric Press, 2000.

Kleinman, Arthur. "Anthropology and Psychiatry: The Role of Culture in Cross-Cultural Research on Illness." *British Journal of Psychiatry* 151(1987): 447-54.

Lee, John. "Naturalizing Differences." In *Modern Peoplehood*, edited by John Lee, 55-97. Cambridge, MA: Harvard University Press, 2004.

Leff, Julian. "Knocking on Doors in Asia." In *Psychiatry around the Globe: A Transcultural View*, edited by Julian Leff, 92-100. London: Gaskell, 1988.

Lemov, Rebecca. "Brainwashing's Avatar: The Curious Career of Dr. Ewen Cameron." *Grey Room* 45(2011): 60-87.

Lin, Keh-Ming. "Editorial: Psychiatric Research Priorities in Taiwan." *Chinese Psychiatry* 10:3(1996): 195-96.

Lin, Tsung-yi. "A Study of the Incidence of Mental Disorder in Chinese and Other Cultures." *Psychiatry* 15(1953): 313-36.

Lin, Tsung-yi, and C. C. Stanley. *The Scope of Epidemiology in Psychiatry.* Geneva: World Health Organization, 1962.

Lin, Tsung-yi, Hsien Rin, Eng-Kung Yeh, Chen-chin Hsu, and Hung-ming Chu. "Mental Disorders in Taiwan Fifteen Years Later." In *Mental Health Research in Asia and the Pacific*, edited by William A.Caudill and Tsung-yi Lin, 66-91. Honolulu: East-West Center, 1969.

Liu, Michael Shiyung. *Prescribing Colonization: The Role of Medical Practices and Policies in Japan-Ruled Taiwan, 1895-1945.* Ann Arbor, MI: Association for Asian Studies, 2009.

Lo, Ming-Cheng. *Doctors within Borders: Profession, Ethnicity, and Modernity in Colonial Taiwan.* Berkeley: University of California Press, 2002.

Lovell, Anne M. "The World Health Organization and the Contested Beginnings of Psychiatry Epidemiology as an International Discipline: One Rope, Many Strands." *International Journal of Epidemiology* 43:1(2014): i6-18.

Mahone, Sloan, and Megan Vaughan. *Psychiatry and Empire.* Basingstoke, UK: Palgrave Macmillan, 2007.

Mandler, Peter. "One World, Many Cultures: Margaret Mead and the Limits to Cold War Anthropology." *History Workshop Journal* 68(2009): 149-72.

Mazlish, Bruce, and Akira Iriye. *The Global History Reader.* New York: Routledge, 2005.

McCulloch, Jock. *Colonial Psychiatry and the African Mind.* Cambridge: Cambridge University Press, 2006.

Mead, Margaret. *Cultural Patterns and Technical Change: A Manual.* Paris: UNESCO, 1953.

Pang, Keum Young Chung. "Hwabyung: The Construction of a Korean Popular Illness among Korean Elderly Immigrant Women in the United States." *Culture, Medicine and Psychiatry* 14(1990): 495-512.

Pasamanick, Benjamin, Dean W. Roberts, Paul V. Lemkau, and Dean E. Krueger. "A Survey of Mental Disease in an Urban Population. I. Prevalence by Age, Sex, and Severity of Impairment." *American Journal of Public Health and the Nation's Health* 47:8(1957): 923-29.

Pick, Daniel. *The Pursuit of the Nazi Mind: Hitler, Hess, and the Analysts.* New York: Oxford University Press, 2012.

Pols, Hans. "Emil Kraepelin on Cultural and Ethnic Factors in Mental Illness." *Psychiatric Times* 28:8(2011): 1-6.

Raymond, Prince. "Origins and Early Mission of Transcultural Psychiatry: Some Personal Recollections." *World Cultural Psychiatry Research Review* 1:1(2006): 6-11.

Reardon, Jenny. *Race to the Finish: Identity and Governance in an Age of*

Genomics. Princeton, NJ: Princeton University Press, 2005.

Rasch, Chr[sic]. "熱帶氣候ノ神經系ニ及ボス影響ニ就テ"(On the Influence of Tropical Climate on Nervous System). *Journal of Taiwan Medical Affairs* 18 (April, 1899).

Rin, Hsien. "An Investigation into the Incidence and Clinical Symptoms of Mental Disorders among Formosan Aborigines." *Psychiatria et Neurologia Japonica* 63:5(1961): 480-500.

Rin, Hsien. "A Study of the Etiology of Koro in Respect to the Chinese Concept of Illness." *Journal of Psychiatry* 11(1965): 7-13.

Rin, Hsien. "Twenty Year's Development of Psychiatric Epidemiology Researches in Taiwan." *Journal of the Formosan Medical Association* 69(1970): 123-41.

Rin, Hsien. "Reflections on the Past Twenty Years." *Bulletin Chinese Society of Neurology and Psychiatry* 7:2(1981): 49-50.

Roelcke, Volker, Paul J. Weindling, and Louise Westwood, eds. *International Relations inPsychiatry: Britain, Germany, and the United States to World War II.* New York: University of Rochester Press, 2010.

Ryan, William. *Distress in the City: A Summary Report of the Boston Mental Health Survey(1960-1962).* Boston: Massachusetts Department of Mental Health, 1957.

Sartorius, Norman. *Understanding the ICD-10 Classification of Mental Disorders: A Pocket Reference.* London: Science Press, 1995.

Scull, Andrew. *Madness in Civilization: A Cultural History of Insanity, from the Bible to Freud, from the Madhouse to Modern Medicine.* New York: Thames and Hudson, 2015.

Shephard, Ben. *A War of Nerves: Soldiers and Psychiatrists in the Twentieth Century.* Cambridge, MA: Harvard University Press, 2003.

Shorter, Edward. *A History of Psychiatry: From the Era of the Asylum to the Age of Prozac.* New York: John Wiley and Sons, 1997.

Siddiqi, Javed. *World Health and World Politics: The World Health Organization and the UN System.* London: Hurst, 1995.

Sluga, Glenda. *Internationalism in the Age of Nationalism.* Philadelphia: University of Pennsylvania Pres, 2013.

Srole, Leo, Thomas S. Langner, Stanley T. Michael, Marvin K. Opler, and Thomas Rennie. *Mental Health in the Metropolis.* New York: McGraw-Hill, 1962.

Suzuki, Akihito. "Psychiatry of a Population: An Overview of the Imperial Themes in Japanese Psychiatry from the 1930s to the 1950s." Paper presented at the tenth Japan at Chicago Conference: Medicine, Politics and Culture in the Japanese Empire, 12 May, 2012.

Uchimura, Yushi V., Haruko Akimoto, and Toshimi Ishibashi. "The Syndrome of Imu in the Ainu Race." *American Journal of Psychiatry* 94(1938): 1467-69.

Utena, Hiroshi, and Shin-Ichi Niwa. "The History of Schizophrenia Research in Japan." *Schizophrenia Bulletin* 18:1(1992): 67-73.

Vaughan, Megan. *Curing Their Ills: Colonial Power and African Illness.* Cambridge: Polity, 1991.

Warren, Reuben C., Robert A. Han, Lonnie Bristow, and Elena S. H. Yu. "The Use of Race and Ethnicity in Public Health Surveillance." *Public Health Reports* 109:1(1994): 4-6.

Watters, Ethan. *Crazy like Us: The Globalization of the Western Psyche.* New York: Free Press, 2011.

WHO. *International Classification of Diseases,* 9th rev. Geneva: World Health Organization, 1977.

Wig, Narendra. "Problems of Mental Health in India." *Journal of Clinical Social Psychiatry* 17(1960): 48-53.

Wittkower, Eric D., and Jacob Fried. Editorial. *Newsletter of Transcultural Research in Mental Health Problems* 1(1956): 1-8.

Wu, Harry Yi-Jui. "Transnational Trauma: Trauma and Psychiatry in the World and Taiwan, 1945-1995." DPhil thesis, University of Oxford, Oxford., 2012.

Wu, Harry Yi-Jui. "World Citizenship and the Emergence of the Social Psychiatry Project of the World Health Organization, 1948-c.1965." *History of Psychiatry* 26:2（2015）: 166-81.

Wu, Yu-Chuan. "Disappearing Anger: Fujisawa Shigeru's Psychological Experiments on Formosan Aborigines in the Late Colonial Period." *East Asian Science, Technology and Society* 6:2（2012）: 199-219.

Yap, Pao Meng. "Koro—a Culture-Bound Depersonalization Syndrome." *British Journal of Psychiatry* 111（1965）: 43-65.

巫毓荃、鄧惠文，〈熱、神經衰弱與在台日人：殖民晚期台灣的精神醫學論述〉，《台灣社會研究季刊》，54（臺北，2004），頁61-103。

吳佳璇，《台灣精神醫療的開拓者：葉英堃傳記》，臺北：心靈工坊，2005。

吳易叡，〈超越國家單位的台灣抗瘧史：回應林宜平〈對蚊子宣戰〉〉，《台灣社會研究季刊》，88（臺北，2012），頁229-247。

林宗義，《精神醫學之路：橫跨東西文化》，臺北：稻鄉出版社，1994。

林憲著，王珮瑩譯，《文化精神醫學的贈物：從台灣到日本》，臺北：心靈工坊，2007。

陳偉智，《伊能嘉矩：台灣歷史民族誌的展開》，臺北：國立臺灣大學出版中心，2014。

張秀蓉，《台大醫學院1945-1950》，臺北：國立臺灣大學出版中心，2013。

曾文星，《一個人生，三種文化：中國、日本、美國文化對人格形成的自我分析》，臺北：心理出版社，2010。

文化與精神醫學的越洋轉譯

「縮陽」如何成為文化結合症候群[*]

姜學豪（Howard Chiang）著

張泓昊 譯

---

[*] 本文譯自 Howard Chiang. "Translating Culture and Psychiatry across the Pacific: How Koro Became Culture-Bound." *History of Science* 53.1(2015): 102-119. 作者在此感謝張泓昊的翻譯。

一、前言

科學史近年來的巨大轉向為全球分析，強調流通與交流。[1]無地理根源（geographical unrootedness）是科學知識生產的重要特色之一。當然這不代表所有的科學實作與研究本質上不依賴在地的脈絡；無地理根源的說法只是指出科學並非僅具有區域或在地的性質。即使眾多學者逐漸重視全球科學、醫療與科技的研究，有些科學史學者的態度仍有所保留。早於2009年，沃瑞克・安德森（Warwick Anderson）便宣稱：「全球化論述的欣快感正在各個方面快速地取代後殖民系譜學的冷漠無感，在科研和技術領域也是如此，這將大大地損害批判性思維。」[2]最近，他一再強調：「當我們轉向全球化的分析時，我們似乎拋下殖民性的分析」，這樣「讓我們輕易地接受全球化展演差異所呈現的多元與歧義性」。[3]持同樣觀點的還有莎拉・霍奇思（Sarah Hodges），她認為歷史學家們非但沒有審慎的批判「全球化」自身存在的種種紕漏，反而傾向於藉「全球化」的幌子不斷地複述前人的結果；因此，學者們應當提防醫學史中所滲透的「全球化思維的『威

1　例見Lissa Roberts, "Situating Science in Global History: Local Exchanges and Networks of Circulation;" Sujit Sivasundaram, "Sciences and the Global: On Methods, Questions and Theory;" Fa-ti Fan, "The Global Turn in the History of Science."

2　Warwick Anderson, "From Subjugated Knowledge to Conjugated Subjects: Science and Globalisation, or Postcolonial Studies of Science."

3　Warwick Anderson, "Making Global Health History: The Postcolonial Worldliness of Biomedicine," 380, 383.

脅』」。[4]借用范發迪（Fa-ti Fan）的說法，持平的全球科學史分析
應該闡明「促使或阻撓知識和實物移動的歷史因素及環境」。[5]

　　建立在上述學者的洞見的基礎上，本篇文章選取「亞洲作為
方法」並將東亞醫學史的研究定位於相對強健的後殖民理論框架
內。[6]我借鑑了文學研究者史書美（Shu-mei Shih）的「華語語系」
（Sinophone）概念來描述中國境外及其邊境地區的華語文化
圈，[7]以及所謂的「華人性」。[8]這種概念揭示了華語圈與中國之間
存在的一種史上頗有爭議的政治嵌入式的關係，正如英語語系之
於英國，法語語系之於法國，西葡語系之於本國的各類海外文學

4　Sarah Hodges, "The Global Menace."

5　Fa-ti Fan, "The Global Turn in the History of Science," 253.

6　Warwick Anderson, "Where is the Postcolonial History of Medicine?" Kuan-Hsing Chen, *Asia as Method: Toward Deimperialization*; Warwick Anderson, "Asia as Method in Science and Technology Studies."

7　史書美，美國加州大學洛杉磯分校比較文學系、亞洲語言文化系及亞美研究系合聘教授。其著述除《現代的誘惑：書寫半殖民地中國的現代主義（1917-1937）》外，還有《視覺與認同：跨太平洋的華語呈現》（*Visuality and Identity: Sinophone Articulations across the Pacific*），以及散見於美國各主要學術刊物的論文。另外還編有《弱勢跨國主義》（*Minor Transnationalism*）、《中外文學》各專輯，以及《後殖民研究》（*Postcolonial Studies*）專輯等——譯者註。

8　有關華語研究的相關綜述，見Shu-mei Shih, *Visuality and Identity: Sinophone Articulations across the Pacific*; Shu-mei Shih, "The Concept of the Sinophone," 709-718; and the essays collected in Shu-mei Shih, Chien-hsin Tsai, and Brian Bernards, ed., *Sinophone Studies: A Critical Reader*. 更早試圖將中國「去中心化」的論著，見Susan D. Blum and Lionel M. Jensen, eds., *China Off Center: Mapping the Margins of the Middle Kingdom*. 另參見Sherman Cochran and Paul G. Pickowicz, eds., *China on the Margins*; Howard Chiang and Ari Larissa Heinrich, eds., *Queer Sinophone Cultures*.

一樣。[9]把目光從西方文化中心移開並匯聚到中國這一局部,甚至將中國「地方化」(provincialize),研究者們得以用分支的形式研究後殖民時代的華語文化並探討弱勢跨國主義。[10]無論從整個人類知識的宏觀角度還是從日常生活的微觀角度上,這對於理解國際與地區的醫療經驗之間的跨文化協商、標準化,以及相互理解都極具價值。

在探索包括臺灣、香港、新加坡這些華語地區的橫向聯繫時,華語語系的概念讓我們意識到橫跨太平洋沿岸醫學的發生並非僅限於單一民族國家的絕對支配。[11]本篇文章特別透過「koro」(中文寫作「縮陽」)此一臨床範疇的系譜學探索戰後跨文化精神醫學的發展。縮陽症在DSM-IV(美國《精神疾病診斷與統計手冊》第四版)中被列為「文化結合症候群」,[12]指的是病人強烈確信自己的生殖器會縮回腹腔乃至消失不見的疑病恐懼。[13]

本文中檢視1960年代精神衛生專家們對此病症的諸多爭

9　海外華文文學的對應面包括了英語語系(Andophone)、法語語系(Francophone)、西語語系(Hispanophone)、葡語語系(Lusophone)等文學,意謂在各語言宗主國之外,世界其他地區以宗主國語言寫作的文學——譯者註。

10　關於弱勢跨國主義,見Françoise Lionnet and Shu-mei Shih, eds., *Minor Transnationalism*.

11　關於橫跨太平洋(transpacific)的歷史分析框架,見Chih-ming Wang, *Transpacific Articulations: Student Migration and the Remaking of Asian America*; Janet Hoskins and Viet Thanh Nguyen, eds., *Transpacific Studies: Framing an Emerging Field*.

12　或文化相關精神障礙:變態心理學——譯者註。

13　American Psychiatric Association, *Diagnostic and Statistical Manual of Mental Disorders*, 4th ed., text rev.

議。在這一關鍵時期，來自中國大陸之外——亦即臺灣、香港和新加坡等地的精神醫師借用傳統中醫學說鞏固了將縮陽症視為文化結合症候群的診斷標準。縮陽症之所以被賦予這個新的全球性意義，在於一方面大批醫學專家在華語社會碰觸這一症狀和相關患者，但另一方面又將他們的醫學貢獻放在英語系精神科學這個更廣闊的框架下呈現。

早在冷戰時期的亞洲，華語圈的精神醫生就已經在戰略上將自己定位為文化相關的精神疾病專家，因為相比之下，歐美國家的同行對這一領域的認識遠遠不足。亞洲精神病學家們利用處於華語語系邊緣區域的病例作為對照研究的一手材料，聲稱自己在由西方統治的生物醫學領域開闢了空前的戰場，同時挑戰中西雙文化中心主義二者間的共構。在縮陽症漸漸成為精神分析研究的對象、華人疾病、甚至具有文化特異性的疾患的過程裡，同時也反映出亞洲跨文化精神科醫師（及其患者）的雙重邊緣性：在歷史上，他們並不為西方精神醫學所關注，也不屬於中國文化和「華人性」的重心。

二、縮陽症如何成為精神分析的對象

美國的精神病學家在 1963 年才首次接觸到華人縮陽症的病例。該年 5 月，日本精神病和神經病學學會與美國精神醫學學會在東京召開聯席會議。出身臺灣的精神病學家林憲（Rin Hsien）發表一篇描述二例縮陽症患者的報告。[14] 這二例患者都於 1940 年

---

14 Hsien Rin, "Koro: A Consideration of Chinese Concepts of Illness and Case

代由大陸移居臺灣，並且都在1950年代接受國立臺灣大學醫院精神科的治療。在此之前，縮陽症華裔患者的病例僅出現在東南亞。由於林憲的報告是在精神衛生界首度報告的中國大陸本土居民的同例症狀，其獨特性備受關注。[15]林憲還指出，此症狀未曾出現在日治時期的臺灣（1895-1945）。而首次在臺北發現外省的縮陽症患者，他立即採取精神分析診療方法同時治療患者的周邊精神疾病，如邊緣性人格障礙（borderline personality disorder）及精神分裂症（schizophrenia）。[16]

第一例患者，時年三十三歲的楊先生（T. H. Yang）於1957年8月首次就診精神科。楊先生祖籍為華中的漢口，生於長江邊的一個小鎮，為家中長子，另有四個弟弟。在他七歲那年，最小的弟弟出世，不久父親因不明疾病離世。其母隨後改嫁。病患年幼時常遭繼父毆打，於是母親將之託給她弟弟照料，但楊同樣遭到舅舅虐待。楊十一歲起開始自謀生計，先在麵包店工作，後擔任廚師。然而，由於染上賭博惡習，並時常尋花問柳，手頭常無積蓄。某一時刻起出於對過度手淫的焦慮，他求醫問藥，借助中草藥（甚至自己的尿液）「治療」此一毛病。在二十二歲那年，他入伍並於1949年隨國民政府遷臺。入臺不久後便離役並找到麵包店的工作。然而他不久便故態復萌，復去賭博嫖娼不止，並曾在很長一段時間內每天都縱情雲雨。

Illustrations," 23-30; Hsien Rin, "A Study of the Aetiology of Koro in Respect to the Chinese Concept of Illness," 7-13.

15 Hsien Rin, "A Study of the Aetiology of Koro in Respect to the Chinese Concept of Illness," 13.

16 2013年12月9日與林憲個人訪談。

　　楊首次經歷呼吸短促和心悸是在1957年7月，同時伴有頭暈、四肢無力和肌肉抽搐。儘管體檢結果一切正常，但他在接受維他命B注射兩週之後便康復。隨後他重回妓院作樂，症狀復發更頻，且發作時間延長。為此他諮詢了許多中草藥大夫，同時接受維他命注射治療。有一名大夫告訴他這是由於過度性行為而導致的腎虧，在中醫裡指喪失精力的一種性缺陷（甚至致死）。他最終決定辭職休養。

　　1957年8月，楊被轉診至精神科治療。據林憲描述：「稍有好轉，輒難抑性欲；然每行房事，即有腹中空虛異感。」體驗到這種古怪「空腹感」的時候，楊「常感陰莖萎縮入腹，惶急而掣之以止」。在夜間，楊常常感覺自己的陰莖縮小至不到一公分的長度，因此他不得不「將其拽長」才得以「舒心安眠」。有時楊甚至感覺到自己的肛門也將回縮身體內部。[17]

　　第二例患者王先生（T. H. Wang）籍貫江蘇，已婚，三十九歲。他因被診斷為偏執狀態（paranoid state）而在1959年5月接受國立臺灣大學醫院精神科診治。王是中國傳統家庭中的獨子，在長江下游（帝制晚期中國文化和大都市的集中地帶）某鎮長大。在記憶中，父親寬仁儒雅，相較之下自六歲起將他撫養長大的祖母嚴厲且獨斷。十一歲時父親辭世，家庭的擔子逐漸落在他的肩上。年方十六歲卻不得不離家遠赴上海，在書店打工。抗戰期間（1937-1945）他於政府部門擔任要職，與長自己五歲的妻子育有一女。戰後先舉家遷往南京，隨後於1949年前往臺灣。

17　Hsien Rin, "A Study of the Aetiology of Koro in Respect to the Chinese Concept of Illness," 7-9.

次年，他於某大學謀得會計主任一職。

1958年夏至1959年春期間，他發生了一系列的變故，使其不安全感日益強烈，對身邊的人也愈發多疑。首先，由於對一名同事粗心的監督，他被所在學院的院長指責了一番。在9月份，因為試圖擴建自家房子給女兒添一間臥室，他被指控違建。11月，他的薪水在家中失竊，從那時起他開始失眠並產生偏執想法。他不信任任何人，避免同他人接觸。有一段時間他甚至堅信有人躲在天花板上意圖對他下毒。

1959年5月，王因病情嚴重不得不接受入院治療。據林憲描述，王由於過度妄想被轉入精神科。他堅信「精囊表皮太過疏鬆以致精液外泄，並使周圍皮膚化作凝膠狀」。為減輕他的焦慮（部分由於感到陰莖在縮進腹腔）醫生們採用了一期的胰島素休克療法。之後他的各項軀體症狀逐步得到緩解。他漸漸感覺自己的皮膚，尤其是陰囊的包皮變得緻密。最終通過精神宣洩療法，他能夠正面對抗近幾年來極端的情緒壓力。[18]

在解讀這二個病例的時候，林憲將源自西方的精神動力理論和扎根於中國傳統文化的觀念融合進了一個模型之中。精神分析一直以來都將對口欲的依賴，視為華南吸食鴉片和賭博盛行的心理根源。[19]林憲觀察到，中國文化相對強調口欲，在這二例縮陽症患者身上發現的症狀也反映了一種口欲期剝奪導致性功能缺陷

---

18 Hsien Rin, "A Study of the Aetiology of Koro in Respect to the Chinese Concept of Illness," 9-11.

19 Warner Muensterberger, "Orality and Dependence: Characteristics of Southern Chinese," 37-69. 參照 Tsung Yi Lin, "A Study of the Incidence of Mental Disorder in Chinese and other Cultures," 313-336.

的形式。在中醫傳統的陰陽學說中，陰意指寒冷、潮濕和女性的屬性，而陽則代表熱量、乾燥和男性的屬性。陰陽平衡是維繫人體健康的關鍵。縮「陽」症，從中文字面上理解，即是「陽屬性的萎縮」。從這一角度看，第一個病例中楊先生所服用的各種草藥可以克內陰旺盛而補陽氣不足。因為縮陽的意思與腎虧（精力缺乏）、心虧（心臟失能）和神虧（精神委靡）的概念相仿，林憲便將所有這些徵象統一歸結為「精氣不足」。[20]

　　通過精神分析的鏡頭，這些中醫的概念幫助林憲更深入了解縮陽症。史丹福大學人類學家約翰‧威克蘭德（John H. Weakland）[21]曾於1959年在《精神病學》期刊上發表探查口欲與中國男性生殖性行為之間關係的文章。[22]他以高羅佩（Robert Hans van Gulik）[23]《明末刻本春宮圖》[24]為例，論證道：

20　Hsien Rin, "A Study of the Aetiology of Koro in Respect to the Chinese Concept of Illness," 12.林憲同時比對了另一種被認為是與文化相關的精力缺乏症狀——畏寒症。患這種病的患者會對寒冷「產生病態恐懼」。見Hsien Rin, "Two Forms of Vital Deficiency Syndrome among Chinese Male Mental Patients," 19-21.

21　約翰‧威克蘭德（John H. Weakland）是帕洛阿爾托（Palo Alto）心理研究院精簡治療中心研究員，其專長於家庭治療、婚姻治療和兒童治療，曾與保羅‧瓦茨拉維克（Paul Watzlawick）合著了家庭治療的重要著作《互動的觀點》（The Interactional View）——譯者註。

22　John H. Weakland, "Orality in Chinese Conceptions of Male Genital Sexuality," 237-247.

23　高羅佩（Robert Hans van Gulik, 1910-1967），字笑忘，號芝台、吟月庵主，荷蘭漢學家、東方學家、外交家、翻譯家、小說家——譯者註。

24　高羅佩，《秘戲圖考——明代春宮圖，附論漢代到清代（西元前206-1644）中國的性生活》。這本書最初由高羅佩私人印刷發行，初版僅50份。2003及2004年，Brill出版社重印了這本書並一同發行了他另一本廣為人知的著作

中國概念中對性行為的一個根本有力的觀點是，性行為也是
一種餵與食的口欲關係，與母親哺育孩童類似，但同時是互
惠的關係。**無論男女性的生殖器，都**既可以扮演乳房給予，
餵食和泌乳的角色，也可以扮演口唇接受、進食和吸吮的角
色。[25]

林憲借鑑威克蘭德的觀點來解釋他所經手的二例病患，並轉
述道：「口欲剝奪可能是中國人在生殖期感到強烈的閹割威脅時
表現出的形式。」[26] 於是林憲用精神分析的方法來推斷二個病例的
心理過程：

出於閹割恐懼，第一例中的患者在賭博失利之後前往妓院尋
求補償。第二例患者以酗酒的方式回應他妻子的支配和拒
絕，隨後發展成為一種恐懼性的性缺陷。不能得到口欲滿
足，加上面臨依賴需求的威脅，導致閹割恐懼的形成，並最
終造成對精氣流失的恐懼。當患者感到被遺棄時，便產生去
補償作用（decompensation）及扭曲（distortion），也表現出
與生殖器及其功能有關的妄想。此外，疑病症傾向和自戀行

《中國古代房內考──中國古代的性與社會》。有關這些出版標誌著高羅佩的
　　學說「回歸」的評價，見 Charlotte Furth, "Rethinking van Gulik," 71-78 及 Paul
　　R. Goldin, "Introduction," xiii-xxx.

25　John H. Weakland, "Orality in Chinese Conceptions of Male Genital Sexuality,"
　　244（強調處由原作者所加）.

26　Hsien Rin, "A Study of the Aetiology of Koro in Respect to the Chinese Concept of
　　Illness," 12.

為在患者們的恐慌期表現明顯。患者們主觀報告的「陰莖縮回」和「睪丸脫落」與中醫的病症概念和病態恐懼的描述也一致。[27]

　　林憲把焦點放回二名患者飽受困擾的童年經歷中，並特別注意到其成長過程中缺少強而有力的父親角色。這種缺失導致他們在「實現男性角色塑造時經歷了困惑和焦慮」，並導致他們「過度手淫，沉溺酒色，嗜賭成性，並試圖在成人的婚姻生活中尋找母性伴侶」。[28]

　　楊、王二人的移民經歷表明，若不運用源自中國本土文化中疾病和健康的基本概念，便難以解讀中國縮陽症這種病例。移民導致就業和財政上的種種危機，也進一步激起此二人關於個人和家庭的不安全感。他們帶來臺灣的不只是他們的身體，還有一整套強調陰陽平衡的概念，以及其所蘊涵的性與文化內涵的信仰體系。由於華語人口的遷移，使得大陸漢文化的思想和世界觀離開原來的中心，而這種移民的模式使得華語語系社區在戰後的臺灣得以成形。[29]

27　Hsien Rin, "A Study of the Aetiology of Koro in Respect to the Chinese Concept of Illness," 12-13.

28　Hsien Rin, "A Study of the Aetiology of Koro in Respect to the Chinese Concept of Illness," 12.

29　在中華人民共和國漢民族為多數民族。通常意義下的「華人」指的都是這一民族而省略其他55個「正式」的少數民族。例見 Thomas Mullaney, James Leibold, and Eric Vanden Bussche, eds., *Critical Han Studies: The History, Representation, and Identity of China's Majority*. 雖然在 1945 年之前已有多數的漢人在臺灣，但他們從未施加似蔣中正國民黨政府的殖民霸權模式（colonial

更重要的是，林憲從傳統中醫文化中吸取的觀念不止用於理
解縮陽症自身，還可用作中國患者心理解壓的手段。他並不認為
這些來自中國的概念本身具有解釋力，但對於強調精神分析典範
而言，它們卻是必要的條件。這些中醫概念對闡釋佛洛伊德心理
發展中的不同分期（口欲期、生殖器期等等）和閹割恐懼尤有助
益，並能將精氣缺失的傳統觀念納入西方精神病學的心因性理論
解釋體系之下。不同於東南亞、非洲等正式殖民地背景下精神病
學知識與實作的傳播，在中國和其他的華語社會，本土的知識分
子和醫學菁英們在引介精神分析的概念上起到了代理人的作
用。[30]縮陽症反映出患者的中國背景和醫師的西方精神動力學方

hegemony）。有關臺灣在大清殖民想像裡所扮演的角色，見Emma Jinhua
Teng, *Taiwan's Imagined Geography: Chinese Colonial Travel Writing and
Pictures, 1683-1895*。筆者感謝陳嘉新指出，林憲的病患展現的縮陽症狀嚴格
上來說並非受漢人文化影響，而是源自他們與之前在臺定居的華人不同的遷
移經驗。在我看來，區分林憲的病患與之前漢人的遷移經驗，關鍵在國民黨
政權的殖民霸權模式。

30 有關殖民精神病學，見Megan Vaughan, *Curing Their Ills: Colonial Power and
African Illness*; Waltraud Ernst, *Mad Tales from the Raj: European Insane in
British India, 1800-58*; Jock McGulloch, *Colonial Psychiatry and the 'African
Mind'*; Jonathan Sadowsky, *Imperial Bedlam: Institutions of Madness in Colonial
Southwest Nigeria*; Christiane Hartnack, *Psychoanalysis in Colonial India*; Dinesh
Bhugra and Rowland Littlewood, eds., *Colonialism and Psychiatry*; Sloan Mahone,
"The Psychology of Rebellion: Colonial Medical Responses to Dissent in British
East Africa," 241-258; Hans Pols, "The Development of Psychiatry in Indonesia:
From Colonial to Modern Times," 363-70; Richard Keller, *Colonial Madness:
Psychiatry in French North Africa*; Sloan Mahone and Megan Vaughan, eds.,
Psychiatry and Empire; Waltraud Ernst and Thomas Muller, eds., *Transnational
Psychiatries: Social and Cultural Histories of Psychiatry in Comparative*

法之間的認識論張力，同時其作為臨床範疇，則出現於華人性和英語精神醫學此二者交疊的地緣文化邊緣（geocultural margins）之中。

三、作為華人疾病的縮陽症

新加坡是東南亞縮陽症研究的前沿陣地。《新加坡醫學雜誌》（*Singapore Medical Journal*）的創始主編和神經病學家魏雅聆（Gwee Ah Leng）在1960年代是這一領域的先驅和權威。[31] 林憲在東京大會上發言的同一年，魏雅聆也報告了三例新加坡的華人患者。他追蹤這些縮陽症病例七年之久。[32] 他報告的第一例患

Perspectives, c. 1800-2000; Warwick Anderson, Deborah Jenson, and Richard C. Keller, eds., *Unconscious Dominions: Psychoanalysis, Colonial Trauma, and Global Sovereignties*; Jonathan Saha, "Madness and the Making of Colonial Order in Burma," 406-435; Matthew Heaton, *Black Skins, White Coats: Nigerian Psychiatrists, Decolonization, and the Globalization of Psychiatry*; and Waltraud Ernst, *Colonialism and Transnational Psychiatry: The Development of an Indian Mental Hospital in British India, c. 1925-1940*. 有關中國的心理分析，見 Jingyuan Zhang, *Psychoanalysis in China: Literary Transformations, 1919-1949*; Haiyan Lee, *Revolution of the Heart: A Genealogy of Love in China, 1900-1950*; Wendy Larson, *From Ah Q to Lei Feng: Freud and Revolutionary Spirit in Twentieth-Century China*; Howard Chiang, "Epistemic Modernity and the Emergence of Homosexuality in China," 629-657; Tao Jiang and Philip J. Ivanhoe, eds., *The Reception and Rendition of Freud in China: China's Freudian Slip*; and Howard Chiang, ed., *Psychiatry and Chinese History*.

31 魏雅聆更為詳盡的履歷資料見Robert C. K. Loh, "Dr. Gwee Ah Leng," 447-449, and Robert C. K. Loh, "Gwee Ah Leng（1920-2006），" 443-444.

32 Ah Leng Gwee, "Koro—A Cultural Disease," 119-122.

者（C. C. H.）為八歲的學齡男童，其父母稱他的陰莖在被昆蟲
叮咬後有萎縮情況。隨後，從1956年6月28日起，他多次入院
複診，每次都以不同物體（筷子、線圈等）夾住陰莖以防萎縮。
第二例病人（H. H. F.）三十五歲，男性。1956年3月24日，他
看電影上廁所時感到陰莖縮短，於是用右手用力攥住，隨後感到
渾身冰冷麻木，虛弱無力。大約半小時後症狀緩解，才得以前往
就醫。第三例患者（N. C.）為育有7個小孩的已婚男性。他的症
狀在與妻子行房事時發作，不過在緊握陰莖20分鐘後便恢復。
在此之前的二年，他自述常感身體虛弱，而且在每次排便後都感
覺陰莖有回縮的趨勢（但從未發生），因此時常陷於懼怕和憂慮
之中。[33]

　　有趣的是，這三位患者均為華人，在自身的症狀發作之前都
有知道「縮陽」一事，而且在了解關於性的解剖知識並從醫生處
得到精力完好的保證後便痊癒。八歲的男童因父母的多方引導對
縮陽深信不疑；三十四歲的男子稱聽朋友提過縮陽和性交猝死的
例子；已婚男子則坦承他對縮陽得以致命一事的想法可追溯到學
生時代。[34]然而，當林憲強調患者的童年和青少年時期時，魏的
報告提及的病例卻只是與縮陽症相關的一系列事件組成的簡述。
他對這些事件的解讀與患者的心性發展階段並無關聯。

　　魏雅聆並沒有借鑑中國傳統文化概念鞏固精神分析理論對縮
陽症的理解，而是認為正是中國文化自身促發了縮陽症的發生。
魏沒有停留在對用純心理學的基礎來解釋病因的質疑上，而是開

33　Ah Leng Gwee, "Koro—A Cultural Disease," 119-120.

34　Ah Leng Gwee, "Koro—A Cultural Disease," 119-120.

始藉由中國悠久的風俗和信仰這一片豐富的資源尋找文化中的刺
激因素：

> 值得一提的是，在中國，去勢（即閹割）是宦官入宮的條
> 件。在日常對話中，閹割也被用來嚇唬那些排尿習慣不好的
> 小孩子。儘管公眾道德容許一個男人三妻四妾，但亂交行為
> 仍為整個社會風氣所不齒，而且在文學作品中告誡世人濫交
> 種種弊病的文字比比皆是，這些因素可能都促使閹割的做法
> 深入人心。同時，影響甚廣的中醫極其重視精液對人體健康
> 的作用，有說法稱「一滴血十粒穀，一滴精十滴血」，可見
> 如果失精過多，將對人體造成嚴重危害。腎主精液的形成，
> 而「命門」這個神祕穴位也在腎附近。由此可見，在中國文
> 化中，性行為過度除了是社會和宗教禁忌之外，也會造成失
> 精過多而致死。[35]

認識到性在中國文化中具有重要地位的深厚傳統，魏雅聆在
解釋男性對陰莖萎縮產生的錯誤焦慮時提到了兩個關鍵因素：
「醫生對性與健康關係過度自由的想像，以及將縮陽和性行為與
生命危險聯繫在一起的文化內涵。」[36]換言之，對縮陽的錯覺不止
出於影響深遠的中醫文化，也有部分由西方醫生「編造」其臨床
真實性的成分。[37]對魏來說，縮陽症的概念由兩部分構成，一部

35　Ah Leng Gwee, "Koro—A Cultural Disease," 121.

36　Ah Leng Gwee, "Koro—A Cultural Disease," 121.

37　Ivan Crozier, "Making Up Koro: Multiplicity, Culture, Psychiatry, and Penis-Shrinking Anxieties," 36-70. Crozier的分析建構在Ian Hacking的哲學討論：Ian

分是主要由醫生推廣的大眾知識，另一部分則來自於（華人）文化大背景下患者形成的體驗。

魏雅聆意圖證明，縮陽症不過是一種文化印跡的現象。他也是第一位深入發掘此領域中國古典醫書資源的精神病學家。[38]他發表在《新加坡醫學雜誌》上的文章〈縮陽症來源與實質探考〉（1968）摘引五部中醫典籍中對縮陽症狀的文字記載。[39]其中第一部，也是淵源最久的記載出自《黃帝內經》（西元前1世紀成書）的〈靈樞〉篇：

> 肝，悲哀動中則傷魂，魂傷則狂忘不精，不精則不正，當人**陰縮而攣筋**，兩脅骨不舉，毛悴色夭，死於秋。[40]

第二例記載出自隋朝（550-630）巢元方所編纂的《諸病源候論》：

> 卷十 溫病陰陽易候：
> 陰陽易病者，是男子婦人，溫病新瘥，未平復而與之交接，因得病者，名為陰陽易也。……其病之狀·身體熱沖胸，頭重不舉，眼中生眯，四肢拘急，小腹㽲痛，手足拳，皆即

Hacking, "Making up People," 222-236.

38 最近，下述的例子被Ben Yeong Ng和Ee Heok Kua所補充, "Koro in Ancient Chinese History," 563-570.

39 Ah Leng Gwee, "Koro—Its Origin and Nature as a Disease Entity," 3-6.

40 "Lin-Chi on Basic Animus," translated by Gwee in "Koro—Its Origin and Nature," 6（強調處由作者所加）。

死。〔……〕

溫病交接勞復候一：

病雖瘥，陰陽未和，因早房事，令人陰腫縮入腹。[41]

19世紀之前，包括這些醫典在內的各類中醫書籍都將（男女）性器官稱之為「陰」。

當然，這其中最重要的史料大概是清朝乾隆皇帝下令編纂的《醫宗金鑒》，其中記錄並評述了陰莖萎縮這一症狀。韓嵩（Marta Hanson）曾描述《金鑒》為「清初十年內諸多大型出版工程中的一支，代表了清朝皇帝早期的統治思想，即在知識文化各個領域力宣正統，以便通過思想控制達成對漢文化和漢民族的滿族統治。」[42]出於傳播這種正統思想的目的，《醫宗金鑒》在大多數的圖譜中都以男性形象作為標準人體，有關女性軀體的插圖則只零星地出現在特殊和非標準的情形下。[43]《金鑒》文中提到，陰莖萎縮與寒症發熱的症狀相關：

醫宗金鑒 卷十訂正傷寒論注差後，勞復食復，陰陽易病篇（1937）：

傷寒，陰陽易之為病，其人身體重，少氣，少腹裏急，或引

---

41 "Chapter 10—Fever, Transposition of Yin and Yan Symptoms," translated by Gwee in "Koro—Its Origin and Nature," 6（強調處由作者所加）.

42 Marta Hanson, "The *Golden Mirror* of the Imperial Court of the Qianlong Emperor, 1739-1742," 112.

43 Yi-Li Wu, "The Gendered Medical Iconography of the *Golden Mirror*（*Yuzuan yizong jinjian* 御纂醫宗金鑑, 1742)," 452-491.

陰中拘攣，熱上衝胸，頭重不欲舉，眼中生花，膝脛拘急
者，燒褲散主之。[44]

此外還有兩部19世紀出版的醫書。其一是由鮑相璈編寫的
《驗方新編》（1846）。《新編》卷六前陰篇有關「陽物縮入」一
節被列入了卷十四「陰症傷寒」條目下。這大概是中醫典籍中最
早記載女性縮陽症狀的紀錄：

男女交合後，或外受風寒，或內食生冷等物，以致肚腹疼
痛，男子腎囊內縮，婦女乳頭內縮，或手足彎，曲紫黑，甚
則牙緊氣絕，謂之陰症傷寒⋯⋯[45]

魏雅聆還在最後收錄了一幅顯示縮陽症與中醫相關的經脈行
針圖（見圖1）：圖中解，足闕陰肝經「經下肢內側至生殖器，
並沿同側上行經腹部直達胸部循行」。[46]魏在廖潤鴻所編的《針灸
集成》中發現相類的描述，其載「足闕陰肝經」可主治「身髓不
仁，寒疝痿厥，筋攣失精，陰縮入腹⋯⋯夢泄遺精陰縮⋯⋯」。[47]
吳一立（Yi-Li Wu）曾指出，晚清時期繁榮的出版業極大地促進
了醫學知識在各種水準上的傳播。類似《驗方新編》和《針灸集
成》的醫學書籍成為家喻戶曉的醫用手冊，並被非醫學專業的文

---

44 "Annotated Book of Fevers: Relapse of Fevers as a Result of Work, Food, and Yin
　and Yan Transposition," 6（強調處由作者所加）.

45 "Yin-type of Fever," 5（強調處由作者所加）.

46 Ah Leng Gwee, "Koro—A Cultural Disease," 3.

47 "The Middle Female Meridian of the Feet," 6.

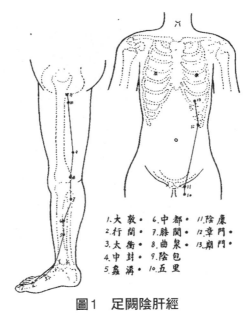

圖1　足厥陰肝經

1.大敦　6.中都　11.陰廉
2.行間　7.膝關　12.章門
3.太衝　8.曲泉　13.期門
4.中封　9.陰包
5.蠡溝　10.五里

圖片來源：Ah Leng Gwee, "Koro—Its Origin and Nature as a Disease Entity," 3.

士多次修訂。儘管其中記載的醫方和療法受到醫者質疑，仍不改變其在一般知識分子家庭中受歡迎的程度。[48]

　　1967年秋天，縮陽症在新加坡突然大流行（見圖2）。僅在11月3日一天之內便有97例男性患者前往新加坡綜合醫院急診科就診。[49]部分人用拘束器械固定陰莖（見圖3）。為闡明東南亞

48　Yi-Li Wu, *Reproducing Women: Medicine, Metaphor, and Childbirth in Late Imperial China*, 54-83.

49　The Koro Study Team [Gwee et al.], "The Koro 'Epidemic' in Singapore," 234. 有關1967年新加坡縮陽症大流行，見 P. W. Ngui, "The Koro Epidemic in Singapore," 263-266; and Scott D. Mendelson, *The Great Singapore Penis Panic and the Future of American Mass Hysteria*.

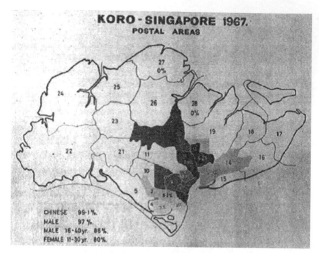

圖2　1967年縮陽症大流行時通郵地區發病率的銳減

圖片來源：The Koro Study Team, "The Koro 'Epidemic' in Singapore," 238.

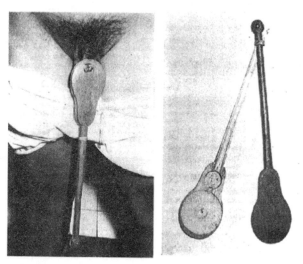

圖3　新加坡縮陽症患者使用的一種拘束器械

圖片來源：The Koro Study Team, "The Koro 'Epidemic' in Singapore," 239-240.

發生的這一空前事件，新加坡的醫生們咬定縮陽症是一種由於患者文化背景引發的精神假象。新加坡中醫師公會在這次爆發期間緊急召開研討會並達成了以下結論：「縮陽的爆發是恐慌、流言、氣候、心腎失調等共同作用的原因，與傳統的縮陰症並無實在聯繫。」[50]

　　魏雅聆隨後組織了一支縮陽症研究團隊，在1968年7月至8月間對這一爆發症進行全面調查（為了不造成二次恐慌，調查有意延遲開始）。以魏雅聆本人為主持人，包括歐南路總醫院第三單位的 Lee Yong Kiat、Tham Ngiap Boo、Chee Kim Hoe、William Chew；精神衛生專科板橋醫院的 P. W. Ngui、Wong Yip Chong、Lau Chi Who、Chee Kuan Tsee；新加坡國立大學社會醫學與公共衛生學系的 J. M. Colboume 都參與此一研究小組中。[51] 小組成員向新加坡所有醫師，政府的緊急事務司和各門診部發出請求函，要求提供縮陽症病例的細節作為後續研究的基礎資料。然而，從第一線治療傳回的資訊數量讓這一小組失望不已。更為糟糕的是，為數不多的報告病例中還充斥著日期地址等基本資訊不足、追蹤研究遭拒和失訪的問題。記錄在案的469例病例中，80%都來自歐南路總醫院的急診科，但僅有其中235（52%）例回應了追蹤調查。[52]

　　總之，研究小組用收集到的資料確認魏雅聆先前認為縮陽為中國文化傾向所導致的狀況的觀點。回收的結果顯示的病患種族

50　Ah Leng Gwee, "Koro—A Cultural Disease," 4.

51　The Koro Study Team, "The Koro 'Epidemic' in Singapore," 234.

52　The Koro Study Team, "The Koro 'Epidemic' in Singapore," 235-236.

區分為95%為華人男性，馬來和印度裔合計僅占2.2%。對於此
一分布，該小組解釋道：「這決定性地證明了該疾病的本質。除
名稱是馬來語之外，**這是地地道道的華人病**。此外也能說明其發
病概念來自中國。」[53]由於縮陽症的概念蘊涵了複雜的傳統文化因
素，研究者還探索了對縮陽的先驗知識和教育程度之間的聯繫。
結果表明，在236個回應病例中，僅有12例（5%）未受過教育。
135例（57%）接受過中文教育，還有84（35%）例受過英語教
育。這一結果完全符合預期，即縮陽症的發病率「在受教育人群
中高於相應的未受教育人群」。[54]另外，小組還發現了6例六歲以
下的病例，這看上去挑戰了他們建立的縮陽發作與教育水準相關
的理論。但研究者做出了以下的解釋：「這些小孩子可以說被
『強行』（shanghaied）成為縮陽症患者；他們的父母太過緊張，
不等詳細檢查就匆忙得出結論。」和魏雅聆在他1963年報告中提
及那位八歲男孩的病例一樣，這些孩子的案例可以在事實上「很
好地支持我們先前的假設，即潛移默化的教化對發病起到重要作
用」。[55]因為「每個病例中患者都接觸了『縮陽』的概念，有的是
先前就聽說過，有的是在流行期間發病前被警告過」，研究小組
最終把縮陽症歸結為**受教化影響**的文化結合症候群（*indoctrination
culture-bound syndrome*）。[56]

53　The Koro Study Team, "The Koro 'Epidemic' in Singapore," 236（強調處由作者
　　所加）.

54　The Koro Study Team, "The Koro 'Epidemic' in Singapore," 237.

55　The Koro Study Team, "The Koro 'Epidemic' in Singapore," 237.

56　The Koro Study Team, "The Koro 'Epidemic' in Singapore," 240.

四、縮陽是如何與文化結合的

將縮陽症標定為與中國文化特殊結合，新加坡的研究小組並非首創。追溯到1960年代中期，文化結合症候群這一用語已經在一系列文章中被香港的精神病學家葉寶明（Pow-Meng Yap）採用。葉寶明是位資深的精神醫學家，也是香港大學醫學系精神病科主任。[57]基於他在附身和異國精神病學比較研究上的廣博背景，葉寶明將縮陽症歸類為「文化結合的人格解體[58]症候群」。[59]葉用十五年的時間收集了香港19例縮陽症患者的案例。基於臨床觀察的基礎，他認為患有這種特有障礙的人罹患「陰莖的部分

57　有關葉寶明的生平，見專號 "Introducing the Life and Works of Professor P.M. Yap," 1-2; and Helen Chiu, "Professor Pow-Meng Yap: A Giant in Psychiatry from Hong Kong," 84-86.

58　人格解體（depersonalization）為一種知覺障礙，特徵為自我關注增強，但感到自我的全部或部分似乎是不真實、遙遠或虛假的。也表現為一種奇怪的複合體驗障礙，感到自身或外部世界發生了改變，具有一種陌生感和不真實感。如感到環境發生改變、不真實，似若做夢（現實解體）；覺得體驗能力喪失，似乎不能哭、不能愛和恨（情感解體）；覺得身體某部變大、變小、分離、嵌合、空虛（軀體解體）。自知力一般能保留，否則為人格解體妄想——譯者註。

59　Pow-Meng Yap, "Mental Diseases Peculiar to Certain Cultures: A Survey of Comparative Psychiatry," 313-327; Pow-Meng Yap, "The Possession Syndrome: A Comparison of Hong Kong and French Finding," 114-137; Pow-Meng Yap, "Words and Things in Comparative Psychiatry with Special Reference to the Exotic Psychoses," 163-169; Pow-Meng Yap, "Koro—A Cultural-Bound Depersonalization Syndrome," 43-50. 葉寶明之後就「文化結合」的概念進一步發揮，見 "Classification of the Culture-Bound Reactive Syndromes," 219-225, and "The Culture-Bound Reactive Syndromes," 33-53.

人格解體」。[60]葉解釋說，陰莖「自身沒有情感體驗，也不受自主控制」，它外形的變化很大程度受制於「偶發的情緒激發」。[61]新加坡的魏雅聆在解釋縮陽無非出自幻覺時講到「並無事實上的異常發生」，但葉寶明仍堅持「他們堅信陰莖萎縮的時候尚未喪失對現實的感知力，因為他們出現了部分人格解體的障礙」。[62]在葉看來，對陰莖收縮的恐懼出自於「民間信仰相信縮陽症這種危險疾病的真實存在」。[63]因此，他選擇了形容詞「文化結合」來描述縮陽症和其所在的中國文化背景之間的密切聯繫。

　　儘管魏雅聆和葉寶明二人都把縮陽症發病歸因於中國文化，但他們對其發病的生理和心理機轉持不同意見。葉認為陰莖大小形態的變化屬於器官的正常生理反應範圍，這一解釋和對致命的陰莖收縮抱有的恐懼信念一樣可信。在另一邊，支持錯覺論的魏雅聆堅持縮陽症自身「並無解剖學和生理學基礎」。「換言之，在縮陽症之中並沒有對器官確實的知覺喪失，因此不能說是真正的軀體解體。事實上患者是在錯誤的位置體驗到非常強的存在感，可以稱為**易位**（translocation）」，他如此解釋。[64]先不論這一文化結合症到底是人格解體還是易位障礙，在1960年代後期，它已經不再被視作中國醫書中記載的純粹的軀體形式障礙，而是

60　Pow-Meng Yap, "Koro or Suk-Yeong—An Atypical Culture-Bound Psychogenic Disorder Found in Southern Chinese," 37.

61　Pow-Meng Yap, "Koro—A Cultural-Bound Depersonalization Syndrome," 48.

62　Ah Leng Gwee, "Koro—Its Origin and Nature," 4; Pow-Meng Yap, "Koro—A Cultural-Bound Depersonalization Syndrome," 48.

63　Pow-Meng Yap, "Koro—A Cultural-Bound Depersonalization Syndrome," 48.

64　Ah Len Gwee, "Koro—Its Origin and Nature," 4（強調處由作者所加）.

被獨立列為一種特殊的精神疾病。西方醫學對縮陽症生物醫學化時將中國文化本身視為重要的病因根源，也是理解當代心理化的決定因素。

　　從1970年代開始，精神醫學家在華語東亞以外的地區也發現了日漸增多的縮陽病例。來自世界各地——英國、法國、加拿大、美國、印度、喬治亞、葉門和奈及利亞的縮陽症報告促使西方和非西方的精神病專家們都承認，要充分認識在文化高度相關的背景下所出現的特定精神問題的發展，越來越需要人類學的視角。[65]最近的例子是西非國家1990年發生的生殖器偷竊恐慌，這一事件挑戰了先前制定的界定生殖器萎縮障礙的通用標準，因此DSM建議修訂條目以縮緊定義範圍。[66]對更具標準化的診斷標準和更系統的臨床實踐的渴望，再加上病歷數量減少，這一切迫使某些精神衛生領域的專家們把文化結合症提升至一個更寬廣的精神疾病分類裡。[67]此一發展的高峰為1990年波士頓大學的二名教員Ruth Bernstein和Albert Gaw為即將修訂完成的DSM-IV提出了一個新的分類方案。[68]此二人稱，縮陽症「為其他特定文化

65　例見Ari Kiev, *Transcultural Psychiatry*.

66　有關非洲的生殖器盜竊恐慌，見Vivian Afi Dzokoto and Glenn Adams, "Understanding Genital-Shrinking Epidemics in West Africa: Koro, Juju, or Mass Psychogenic Illness?" 63-78. On the "tightening up" of the *DSM*, see Herb Kutchins and Stuart A. Kirk, *Making Us Crazy: DSM: The Psychiatric Bible and the Creation of Mental Disorders*.

67　Ronald C. Simons and Charles C. Huges, *The Culture-Bound Syndromes: Folk Illnesses of Psychiatric and Anthropological Interest*.

68　See Ruth L. Bernstein and Albert C. Gaw, "Koro: Proposed Classification for DSM-IV," 1673. For other psychiatrists' reaction to Bernstein and Gaw's proposal,

障礙提供典範」。[69] 1994年，華人／中國的縮陽症正式列入DSM-IV診斷標準，成為現代精神病學中研究文化結合症候群的典範（paradigm）。

五、結論

在現有的研究縮陽症的學者中，醫療社會學家羅伯特・巴薩羅繆（Robert Bartholomew）是個堅定的批評者。他認為縮陽症的臨床意義不大，其流行不過是特殊的「非西方社會集體妄想的例子」。[70]不久前，歷史學家伊萬・克羅澤（Ivan Crozier）也用傅柯（Michel Foucault）的觀點描述縮陽症為「暫時的」、「不具有穩定現實性，而是一系列只能用地方性和歷史性背景來理解的具體事件」。[71]然而，克羅澤的描述是試圖將現代跨文化精神病學的根源置於殖民精神病學之下。[72]他的敘事中缺乏非西方醫師在形成「文化結合症候群」此一新論述中起到的關鍵作用和中介角色，而正是他們在1960年代及之後重新定位了文化和精神病之間的關係。

---

see "Mechanism and Classification of Koro," 959-960.

69 Bernstein and Albert C. Gaw, "Koro: Proposed Classification for DSM-IV," 1673.

70 Robert E. Bartholomew, *Exotic Deviance: Medicalizing Cultural Idioms—From Strangeness to Illness*, 91.

71 Ivan Crozier, "Making Up Koro: Multiplicity, Culture, Psychiatry, and Penis-Shrinking Anxieties," 41.

72 有關殖民精神病學到跨文化精神病學的演變，見Alice Bullard, "Imperial Networks and Postcolonial Independence: The Transition from Colonial to Transcultural Psychiatry," 197-219.

　　本文試圖透過研究華語社區縮陽症的精神衛生工作者的努力來平衡這一疏漏；不過在此同時，大多數這些非西方的精神醫師們的理論基礎仍位於西方精神醫學的邊陲。從一開始，華語東亞的專家們就認為西方的精神病學理論不足以解釋縮陽症。[73] 他們皆從傳統醫學和文化中汲取靈感，因為這些資源能為這一現象的解讀提供更充分的依據。新加坡的研究小組甚至直接稱該病症為「中國」病。1960年代縮陽症被重新界定為文化結合症候群被廣泛接受，連一開始並未接觸這一概念的林憲後來也在自編的跨文化精神病學教科書中利用一整章介紹此一部分。[74] 縮陽症作為文化結合障礙的診斷標準回輸至美國精神醫學學術主流的過程之前，中國大陸的漢文化在中華人民共和國之外的華語語系地區──臺灣、香港、新加坡──已被大幅挪用與修正。拋開專業意見上的分歧不論，亞洲精神醫學專家將中國的縮陽症案例帶入英語世界，並藉由將之納進全球生物醫藥論述的核心，重新定義悠久中國文化規範的價值。因此，本研究顯示，若想要將文化結合症候群或甚至跨文化精神醫學本身加以歷史脈絡化，我們的出發點不應該是立基於非西方文化的「他性」（otherness）這種穩固的本體論，而是作為不斷變動的目標的文化所具有的轉譯滲透性、流動性及開放性。[75]

---

73 事實上，許多亞洲的精神衛生工作者始終認為西方的精神病學理論不足以充分解讀「亞洲式的思維、亞洲類型的人格、情感、思維以及精神病理學模式」。Wen-Shing Tseng, Suk Choo Chang, and Masahisa Nishizono, "Preface," vii.

74 林憲，《文化精神醫學的贈物：從台灣到日本》，頁42-74。

75 有關「變動的目標」（"moving target"），見 Ian Hacking, "Kinds of People: Moving Targets," 285-318.

徵引書目

American Psychiatric Association. *Diagnostic and Statistical Manual of Mental Disorders*, 4th ed., text rev. Washington, DC: American Psychiatric Association, 2000.

Anderson, Warwick. "Where is the Postcolonial History of Medicine?" *Bulletin of the History of Medicine* 72:3(1998): 522-530.

Anderson, Warwick. "From Subjugated Knowledge to Conjugated Subjects: Science and Globalisation, or Postcolonial Studies of Science." *Postcolonial Studies* 12:4(2009): 389-400.

Anderson, Warwick. "Asia as Method in Science and Technology Studies." *East Asian Science, Technology and Society: An International Journal* 6(2012): 445-451.

Anderson, Warwick. "Making Global Health History: The Postcolonial Worldliness of Biomedicine." *Social History of Medicine* 27:2(2014): 372-384.

Anderson, Warwick, Deborah Jenson, and Richard C. Keller, eds. *Unconscious Dominions: Psychoanalysis, Colonial Trauma, and Global Sovereignties*. Durham: Duke University Press, 2011.

Bartholomew, Robert E. *Exotic Deviance: Medicalizing Cultural Idioms—From Strangeness to Illness*. Boulder: University Press of Colorado, 2000.

Bernstein, Ruth L. and Albert C. Gaw. "Koro: Proposed Classification for DSM-IV." *American Journal of Psychiatry* 147:2(1990): 1670-1674.

Bhugra, Dinesh and Rowland Littlewood, eds. *Colonialism and Psychiatry*. Oxford: Oxford University Press, 2001.

Blum, Susan D. and Lionel M. Jensen, eds. *China Off Center: Mapping the Margins of the Middle Kingdom*. Honolulu: University of Hawaii Press, 2002.

Bullard, Alice. "Imperial Networks and Postcolonial Independence: The Transition from Colonial to Transcultural Psychiatry." in *Psychiatry and*

Empire, edited by Sloan Mahone and Megan Vaughan, 197-219. New York: Palgrave Macmillan, 2007.

Chen, Kuan-Hsing. *Asia as Method: Toward Deimperialization*. Durham: Duke University Press, 2010.

Chiang, Howard. "Epistemic Modernity and the Emergence of Homosexuality in China." *Gender and History* 22:3(2010): 629-657.

Chiang, Howard, ed. *Psychiatry and Chinese History*. London: Pickering & Chatto, 2014.

Chiang, Howard. "Translating Culture and Psychiatry across the Pacific: How Koro Became Culture-Bound." *History of Science* 53:1(2015): 102-119.

Chiang, Howard and Ari Larissa Heinrich, eds. *Queer Sinophone Cultures*. New York: Routledge, 2013.

Chiu, Helen. "Professor Pow-Meng Yap: A Giant in Psychiatry from Hong Kong." *Asia-Pacific Psychiatry* 4:1(2012): 84-86.

Cochran, Sherman and Paul G. Pickowicz, eds. *China on the Margins*. Honolulu: University of Hawaii Press, 2010.

Crozier, Ivan. "Making up Koro: Multiplicity, Culture, Psychiatry, and Penis-Shrinking Anxieties." *Journal of the History of Medicine and Allied Sciences* 67:1(2011): 36-70.

Dzokoto, Vivian Afi and Glenn Adams. "Understanding Genital-Shrinking Epidemics in West Africa: Koro, Juju, or Mass Psychogenic Illness?" *Culture, Medicine, and Psychiatry* 29:1 (2005): 63-78.

Ernst, Waltraud. *Mad Tales from the Raj: European Insane in British India, 1800-58*. New York: Routledge, 1991.

Ernst, Waltraud. *Colonialism and Transnational Psychiatry: The Development of an Indian Mental Hospital in British India, c. 1925-1940*. London: Anthem Press, 2013.

Ernst, Waltraud and Thomas Muller, eds. *Transnational Psychiatries: Social and Cultural Histories of Psychiatry in Comparative Perspectives, c. 1800-2000*. Newcastle: Cambridge Scholars Publishing, 2010.

Fan, Fa-ti. "The Global Turn in the History of Science," *East Asian Science, Technology and Society: An International Journal* 6:2(2012): 249-258.

Furth, Charlotte. "Rethinking van Gulik." *Nan Nü: Men, Women, and Gender in China* 7:1(2005): 71-78.

Goldin, Paul R. "Introduction." in *Sexual Life in Ancient China: A Preliminary Survey of Chinese Sex and Society from ca. 1500 B.C. till 1644 A.D*, edited by Robert Hans van Gulik, xiii-xxx. Leiden: Brill, 2003 [1961].

Gwee, Ah Leng. "Koro—A Cultural Disease." *Singapore Medical Journal* 4:3 (1963): 119-122.

Gwee, Ah Leng. "Koro—Its Origin and Nature as a Disease Entity." *Singapore Medical Journal* 9:1(1968): 3-6.

Hacking, Ian "Making up People." in *Reconstructing Individualism: Autonomy, Individuality and the Self in Western Thought*, edited by Thomas C. Heller, 222-236. Stanford: Stanford University Press, 1986.

Hacking, Ian. "Kinds of People: Moving Targets." *Proceedings of the British Academy* 151 (2007): 285-318.

Hanson, Marta. "The *Golden Mirror* of the Imperial Court of the Qianlong Emperor, 1739-1742." *Early Science and Medicine* 8:2(2003): 111-147.

Hartnack, Christiane. *Psychoanalysis in Colonial India*. Oxford: Oxford University Press, 2001.

Heaton, Matthew. *Black Skins, White Coats: Nigerian Psychiatrists, Decolonization, and the Globalization of Psychiatry*. Athens, Ohio: Ohio University Press, 2013.

Hodges, Sarah. "The Global Menace." *Social History of Medicine* 25:3(2012): 719-728.

Hoskins, Janet and Viet Thanh Nguyen, eds. *Transpacific Studies: Framing an Emerging Field*. Honolulu: University of Hawaii Press, 2014.

"Introducing the Life and Works of Professor P.M. Yap," *Hong Kong Journal of Mental Health* 28, nos. 1-2 (1999).

Jiang, Tao and Philip J. Ivanhoe, eds. *The Reception and Rendition of Freud in*

China: *China's Freudian Slip*. New York: Routledge, 2012.

Keller, Richard. *Colonial Madness: Psychiatry in French North Africa*. Chicago: University of Chicago Press, 2007.

Kiev, Ari. *Transcultural Psychiatry*. New York: Basic Books, 1972.

Kutchins, Herb and Stuart A. Kirk. *Making Us Crazy: DSM: The Psychiatric Bible and the Creation of Mental Disorders*. New York: Free Press, 1997.

Larson, Wendy. *From Ah Q to Lei Feng: Freud and Revolutionary Spirit in Twentieth-Century China*. Stanford: Stanford University Press, 2009.

Lee, Haiyan. *Revolution of the Heart: A Genealogy of Love in China, 1900-1950*. Stanford: Stanford University Press, 2007.

Lin, Tsung Yi. "A Study of the Incidence of Mental Disorder in Chinese and other Cultures." *Psychiatry* 16:4(1953): 313-336.

Lionnet, Françoise and Shu-mei Shih, eds. *Minor Transnationalism*. Durham: Duke University Press, 2005.

Lipschitz, Alan. "Mechanism and Classification of Koro." *American Journal of Psychiatry* 148:7(1991): 959-960.

Loh, Robert C. K. "Dr. Gwee Ah Leng." *Singapore Medical Journal* 47:5(2006): 447-449.

Loh, Robert C. K. "Gwee Ah Leng (1920-2006)." *Annals Academy of Medicine* 35:6 (2006): 443-444.

Mahone, Sloan. "The Psychology of Rebellion: Colonial Medical Responses to Dissent in British East Africa." *Journal of African History* 47(2006): 241-258.

Mahone, Sloan and Megan Vaughan, eds. *Psychiatry and Empire*. Basingstoke: Palgrave Macmillan, 2007.

McGulloch, Jock. *Colonial Psychiatry and the "African Mind"*. Cambridge: Cambridge University Press, 1995.

Mendelson, Scott D. *The Great Singapore Penis Panic and the Future of American Mass Hysteria*. USA: Author, 2010.

Muensterberger, Warner. "Orality and Dependence: Characteristics of Southern

Chinese." *Psychoanalysis and the Social Sciences* 3(1951): 37-69.

Mullaney, Thomas, James Leibold, and Eric Vanden Bussche, eds. *Critical Han Studies: The History, Representation, and Identity of China's Majority.* Berkeley: University of California Press, 2012.

Ngui, P. W. "The Koro Epidemic in Singapore." *Australian and New Zealand Journal of Psychiatry* (special issue on studies of anxiety) II, 3:3a(1969): 263-266.

Pols, Hans. "The Development of Psychiatry in Indonesia: From Colonial to Modern Times." *International Review of Psychiatry* 18:4(2006): 363-70.

Rin, Hsien. "Koro: A Consideration of Chinese Concepts of Illness and Case Illustrations." *Transcultural Psychiatric Research* 15(1963): 23-30.

Rin, Hsien. "A Study of the Aetiology of Koro in Respect to the Chinese Concept of Illness." *International Journal of Social Psychiatry* 11(1965): 7-13.

Rin, Hsien. "Two Forms of Vital Deficiency Syndrome among Chinese Male Mental Patients." *Transcultural Psychiatric Research* 3:1(1966): 19-21.

Roberts, Lissa. "Situating Science in Global History: Local Exchanges and Networks of Circulation." *Itinerario* 33(2009): 9-30.

Sadowsky, Jonathan. *Imperial Bedlam: Institutions of Madness in Colonial Southwest Nigeria.* Berkeley: University of California Press, 1999.

Saha, Jonathan. "Madness and the Making of Colonial Order in Burma." *Modern Asian Studies* 47:2(2013): 406-435.

Shih, Shu-mei. *Visuality and Identity: Sinophone Articulations across the Pacific.* Berkeley: University of California Press, 2007.

Shih, Shu-mei. "The Concept of the Sinophone." *PMLA* 126:3(2011): 709-718.

Shih, Shu-mei, Chien-hsin Tsai, and Brian Bernards, eds. *Sinophone Studies: A Critical Reader.* New York: Columbia University Press, 2013.

Simons, Ronald C. and Charles C. Huges. *The Culture-Bound Syndromes: Folk Illnesses of Psychiatric and Anthropological Interest.* Dordrecht: D. Reidel Publishing Company, 1985.

Sivasundaram, Sujit. "Sciences and the Global: On Methods, Questions and Theory." *Isis* 101(2010): 146-158.

Teng, Emma Jinhua. *Taiwan's Imagined Geography: Chinese Colonial Travel Writing and Pictures, 1683-1895*. Cambridge: Harvard University Asia Center, 2004.

Tseng, Wen-Shing, Suk Choo Chang, and Masahisa Nishizono, "Preface." in *Asian Culture and Psychotherapy: Implications for East and West*, edited by Wen-Shing Tseng, Suk Choo Chang, and Masahisa Nishizono, vii-ix. Honolulu: University of Hawaii Press, 2005.

Vaughan, Megan. *Curing Their Ills: Colonial Power and African Illness*. Cambridge: Polity, 1991.

Wang, Chih-ming. *Transpacific Articulations: Student Migration and the Remaking of Asian America*. Honolulu: University of Hawaii Press, 2013.

Weakland, John H. "Orality in Chinese Conceptions of Male Genital Sexuality." *Psychiatry* 19:3(1956): 237-247.

Wu, Yi-Li. "The Gendered Medical Iconography of the *Golden Mirror* (*Yuzuan yizong jinjian* 御纂醫宗金鑑, 1742)." *Asian Medicine* 4(2008): 452-491.

Wu, Yi-Li. *Reproducing Women: Medicine, Metaphor, and Childbirth in Late Imperial China*. Berkeley: University of California Press, 2010.

Yap, Pow-Meng. "Mental Diseases Peculiar to Certain Cultures: A Survey of Comparative Psychiatry." *Journal of Mental Science* 97(1951): 313-327.

Yap, Pow-Meng. "The Possession Syndrome: A Comparison of Hong Kong and French Finding." *Journal of Mental Science* 106(1960): 114-137.

Yap, Pow-Meng. "Words and Things in Comparative Psychiatry with Special Reference to the Exotic Psychoses." *Acta Psychiatrica Scandinavica* 38(1962): 163-169.

Yap, Pow-Meng. "Koro or Suk-Yeong—An Atypical Culture-Bound Psychogenic Disorder Found in Southern Chinese." *Transcultural Psychiatric Research* 1(1964): 36-37.

Yap, Pow-Meng. "Koro—A Cultural-Bound Depersonalization Syndrome."

British Journal of Psychiatry 111(1965): 43-50.

Yap, Pow-Meng. "Classification of the Culture-Bound Reactive Syndromes." *Far East Medical Journal* 7(1969): 219-225.

Zhang, Jingyuan. *Psychoanalysis in China: Literary Transformations, 1919-1949*. Ithaca: Cornell University Press, 1992.

林憲，《文化精神醫學的贈物：從台灣到日本》，臺北：心靈工坊，2007 [2004]，頁42-74。

高羅佩（Robert Hans van Gulik），《秘戲圖考──明代春宮圖，附論漢代到清代（西元前206-1644）中國的性生活》，東京，1951/(Leiden: Brill, 2004 [1951])。

當代中國都會心理熱的出現 *

黃宣穎（Hsuan-Ying Huang）著

詹穆彥 譯

* 本文譯自 Hsuan-Ying Huang, "The Emergence of the Psycho-Boom in Contemporary Urban China." In *Psychiatry and Chinese History*, edited by Howard Chiang, 183-204. London: Pickering & Chatto, 2014.

一、前言

過去幾年間，在中國都市興起的心理治療風潮吸引西方媒體注意。[1]這個蓬勃景象的到來十分迅速、令人意想不到，並與毛澤東時期的中國文化形成鮮明對比。作為正式學科的心理學，先是被斥為資產階級的偽科學，後來在文革時期被摒棄。目前對心理治療的歡迎，也和改革開放初期極其不同，當時的精神衛生系統幾乎沒有心理治療。雖然心理治療成為常見治療選項的程度仍未確定，但不可否認的是，諮詢或心理治療機構如雨後春筍般出現於上海、北京等主要城市，既出現於私人機構，也出現於醫院、學校及其他政府機構在內的公立機關。此外，成長中的培訓產業所提供的短期課程不斷增加：當人們急於學習心理治療，許多課程很快便額滿。

在今日中國都會的大眾媒體及日常生活中，[2]逐漸出現與心理

1　見 William Wan, "Freud Coming into Fashion in China;" Didi Kirsten Tatlow, "Freudians Put China on the Couch;" and Evans Osnos, "Meet Dr. Freud: Does Psychoanalysis Have a Future in China?" 54-63.

2　心理熱可以視為後毛時期先後出現的各種熱潮的一種，這包含「氣功熱」、「文化熱」、「股票熱」、「國學熱」和其他。「心理熱」一詞實際上並不那麼常見，也許人們對於一直命名新的「熱潮」感到厭煩。「心理熱」（psycho-boom）一詞借自 George Robert Bach and Haja Molter, *Psychoboom: Wage und Abwege Moderner Therapie*（Psycho-Boom: Ways and Byways of Modern Psychotherapy）；以及 Johann Schülein, "Psychoanalyse und Psychoboom: Bemerkungen zum Sozialen Sinnkontext Therapeutischer Modelle"（Psychoanalysis and the Psycho-Boom: Remarks on the Social Meaning-Context of Therapeutic Models），420-40。上述論者使用 "psychoboom" 的概念描述 1970 年代德國團體和工作坊的增加，大幅被人本主義心理學的各個支派所啟發。

學相關的事物（理念、觀點、態度、實作與形式），心理熱
（psycho-bloom）是最為顯著的部分。中國國內傾向於將其視為
三十年來快速經濟成長的自然結果，經常指向兩個直覺上簡單而
緊密相關的解釋。第一，經濟發展帶來越來越大的壓力以及許多
現代疾病，例如焦慮與抑鬱，必須有心理治療師這類新療癒者來
應對。第二，隨著生活水準大幅進步，人們對自己的心理健康更
加注意，並且願意負擔像談話治療這樣的昂貴服務。似乎很少人
們質疑心理熱的合理性，畢竟心理治療在多數已開發社會是一種
既有專業，而「心理」也剛成為中國都會中，個人與人際經驗不
可或缺的一個維度。[3]

　　經濟繁榮是否必定導致心理治療的普及？進口的文化產物會
以什麼方式興盛於新的社會環境？中國的心理熱與西方及其他發
展中國家的心理治療發展又有何差異？本文試圖挑戰被許多心理
熱參與者擁抱的普遍印象及決定論的想法。本文的策略既非描繪
出心理熱的全貌，也非重塑改革開放時期心理治療發展的詳細歷
史。相反的，本文的意圖在於選擇性的檢驗政策脈絡，以及許多
由國家所支持或策畫的舉措。有意思的是，它們沒有一項是由衛

他們描繪的情況在很多方面都類似於都會中國所發生的現象，但其中一個顯
著的差異則是在中國，「訓練」往往被說成一個主要目標。

3　最近的民族誌開始試圖探究心理主體性（subjectivity）在中國的出現。重要
的例子包含了：Arthur Kleinman et al. eds., *Deep China: The Moral Life of the
Person*; Andrew Kipnis, ed., *Chinese Modernity and the Individual Psyche*; 以及
Mette H. Hansen and Rune Svarverud eds., *iChina: The Rise of the Individual in
Modern Chinese Society*. 主體性的轉變，包含內在性的深化（the deepening of
interiority）以及對自我各面向逐漸增加的注意，這是心理熱的一個明顯脈
絡，而心理熱也正熱烈的形塑這樣的新主體性。這些議題筆者將另文分析之。

生當局所提出或進行的。本章的中心論點是：心理熱的出現至少
部分是這些計畫有意或無意的後果。本文將對心理治療訓練的狂
熱以及市場導向培訓產業的興起視為是這場運動的核心，這裡討
論的目標是闡釋國家的介入如何有利於將心理治療培訓塑造為以
普羅大眾（尤其是新興的中產階級）為目標的商品。

　　下文首先描述心理熱的特徵，接著探討其歷史脈絡，檢驗在
其出現之前的時期，包含：心理諮詢的流行概念被發明的改革開
放初期，世紀之交當精神衛生改革的基礎開始建立之時。心理熱
時期的歷史將隨之標定在一連串與國家機構密切相關的工作上：
勞動部的認證、電視節目《心理訪談》，以及為汶川地震生還者
提供的救助工作中心理治療的宣傳。藉由將這個運動視為在既有
衛生體系之外一種民間體系的出現，我們將探討這些計畫如何創
造出心理熱得以演變至今的條件，以及每個計畫如何對此做出關
鍵的貢獻。本章在結論處將回到心理熱的在地特徵，並討論由國
家在2013年5月，透過實施精神衛生法，加以心理治療最新的管
制。

二、中國都會的心理熱

　　儘管專業心理學和其普及的支流之間的界線並不總是清楚，
人們一般將心理治療（或其理想的版本）視為一種依附於專業社
群的專門療法。在美國及其他西方等心理學學科已經發展超過數
十年的國家，心理治療往往是精神衛生相關專業的次專業（或附
屬的專業），國家經由證照或註冊加以規範。典型的例子包含精
神醫學、臨床心理學、諮詢心理學與社會工作。這些專業的教育

課程中或許包含基本心理治療訓練，但要成為心理治療的專家必須接受進一步的訓練。這些訓練因學派或取向的不同而有所差異，但大多要求長期的訓練，並都有類似的架構，包括知識傳遞、臨床案例的督導，某些情況下還包含個人治療。如Tanya Luhrmann及James Davies的民族誌指出，[4]此類訓練需時甚長，很適合藉此進行個別治療師及廣泛社群的民族誌研究。

　　中國都會的心理熱與上述圖像有重要差別。首先，雖然許多心理熱的領導人物是精神科醫師或學院心理學家，但大多數主導此一新興領域的人卻沒有專業背景。大多數的人是透過勞動與社會保障部所設立的心理諮詢師短期訓練課程進入這個領域。[5]其次，心理治療雖然極為普遍，在精神衛生專業的訓練中卻又微不足道。結果是，許多精神科醫師或大學心理系畢業生對談話治療欠缺基本認識，這種情形並不罕見。第三，培訓課程大量出現，但為期極短，從幾天到至多一週不等。課程多由私人營利機構主辦，由受雇於公部門的精神科醫師或心理學家授課。第四，自從精神藥物學在1960年代興起，精神分析在西方的影響力不再，在中國卻大為流行。精神分析要求長期嚴格的訓練，但也透過短期課程傳播。最後，但同樣重要的是，人們參與這些課程的動機

4　Tanya Marie Luhrmann, *Of Two Minds: An Anthropologist Looks at American Psychiatry*; James Davies, The *Making of Psychotherapists: An Anthropological Analysis*.

5　「勞動與社會保障部」設立於1998年，取代先前的「勞動部」。2008年該部又改組為「人力資源及社會保障部」。然而，多數心理熱的參與者仍然喜歡稱之為「勞動部」。「勞動部」在本文中為「勞動及社會保障部」或「人力資源及社會保障部」的簡稱。

和付出各有不同。以心理治療為業只是諸多可能的結果之一，而實際上只有相對少部分參加訓練的人以此為目標。即使對於那些敢於嘗試成為治療師的先驅者，治療師的行業瞬息萬變。隨著人數大增，大多數人手上沒有足夠的客戶以維持收支平衡。因此在某個程度上，目前的心理熱似乎比較是心理治療培訓的熱潮，更勝於心理治療的需求。[6]

　　然而，如果認為心理熱只不過是處於初步專業化階段的新興職業，對理解相關現象幫助不大。[7]我們反而應將之更廣泛的視為是一種以心理治療訓練為核心的流行運動。這運動所包含的專業部分，大致關聯到原本就已存在、正式被認可的專業，如精神科醫師、學院心理學家與大學心理諮詢教師。這個專業的核心實質上持續增長，但相較於受一般民眾興趣激增而大受鼓勵的廣泛運動，仍然很小。即使培訓機構與參與者經常引用「培訓」作為他們的主要目標，在此明確的目標下，人們可以投身、並追求各種興趣。雖然的確有些參與者很嚴肅的將之視為一個新的事業，但有些人的目的是自助或治療性的；他們可能希望減輕自身的壓力，更深入了解自己，或幫助家人及朋友。其他的人則是來這裡

6　筆者的觀察是，這些年來，有辦法留在這個領域的治療師往往在顧客人數上有相當的成長，但他們只占投身心理治療實作的人們中的少數。總體來說，尋求心理治療的客戶人數可能成長，但應該比不上參加心理治療訓練的人增加的速度。

7　這個體會來自筆者在北京及上海的田野工作。在2008年夏天兩個月的初步研究之後，本人從2009年9月到2011年7月進行22個月的田野觀察。主要的基地在北京，但在上海待了三個月，也短暫造訪幾個城市。筆者與關鍵的報導人關係密切，並從那個時候開始持續觀察相關的網路活動。

認識朋友，或與對這個誘人、過去曾被禁止的知識領域有共同興趣的人們互動。除訓練外，心理熱也包含大量社交活動。

三、「心理諮詢」的鑄造

心理治療在文革的餘續中出現在學院心理學及精神醫學的交會之處。[8]這些早期的努力與「心理諮詢」一詞的提出密切相關，不論在過去或現在該詞都被認為是 "psychological counselling" 的字面翻譯。「心理諮詢」與民國時期便用來指涉 psychotherapy 的「心理治療」常被互用，但兩者還有些微意義上的區別，某個程度也與其原本語境的差異有關。在西方，心理諮詢比較出現在非醫療、教育或普及的場合，作為心理治療的一個被稀釋的版本，因為在口語中諮詢一詞意指詢問、交換意見及尋求建議，這些在生活中都有相應使用的詞彙。[9]然而，心理諮詢首次出現於醫療場景，並持續存在，使得兩者間的區別不大。最後，心理諮詢一詞在 21 世紀初被勞動部採用，並自此成為心理熱的主導語彙。

如心理諮詢先驅趙耕源博士在他對這個領域的歷史評述中所言，當社會開始認識到病患教育及出院後照護的重要性時，這個

8　直到最近，心理學在中國一直以來都是以大學和研究機構為基地的研究學科。它唯一的實作分支是 1980 年代首度出現的大學諮詢。在美國和其他西方國家，臨床心理學是精神醫學團隊整體的一部分，相較之下這個臨床學科即使今天仍鮮少存在於中國的醫院中。

9　值得注意的，臺灣的諮詢心理學社群選擇了「諮商」這個較正式的詞彙作為 counselling 的翻譯。

詞彙的使用最早出現在幾個精神醫院內。[10]「心理諮詢」被認為是向病患及其家屬解釋診斷、用藥及必要的處置技巧。「心理諮詢」大約在1980年以一種創新的介入方式出現，目的在協助病患適應出院後的生活。不久之後，「心理諮詢」成為綜合醫院門診的新模式，最早於1982年在西安推行，然後於1983年出現於廣州。[11]這種門診模式是一種照顧各種雜症的非預約門診，包含心理症狀、人際問題及身體上的不適。某個程度上強調精神的社會面向，每次會診的時間變長，但實際上會面要做的工作包含各類心理測驗、體檢、血液測試及病患教育。會面的目標在解決問題，而非探索自我；的確，此一務實導向似乎與心理治療理論或技術的關係不大。這個模式很快得到專業社群的背書：1990年代初獲得國家支持，衛生部規定在所謂「三級甲等」的醫院認證標準中，必須設立「心理諮詢」門診。長遠來看，衛生部也建議縣級以上的公共醫院也要開設這類門診。

在這段期間，（努力從文革時期的打壓中復興的）學院心理學的成員，建立起心理治療發展的另一個主要場域。心理學系在北京大學、杭州大學和幾個師範學院重新設置，但學科的規模仍小。在此限制之下，其初具雛形的實作分流沿著兩條線發展：開設諮詢或臨床心理學學位課程，在大學開辦學生心理諮詢中心。正式訓練課程的發展緩慢，然而也採用「心理諮詢」一詞的大學心理諮詢（college counselling），其發展軌跡與醫療系統類似。

---

10 趙耕源，〈心理諮詢的發展〉，頁288-295。

11 陳佩璋、何瑞嫦，〈綜合醫院的醫學心理諮詢工作〉，頁42-43；趙耕源等，〈綜合醫院開展心理諮詢100例小結〉，頁63-66。

香港心理學家梁湘明（Seung Ming Leung）及其同事指出，中國教育部在1990年代初決定推行「德育」提振大學的心理諮詢，而前者的推動與1989年學生運動有關。[12] 雖然大學心理諮詢宣稱採用最新的心理學知識與實作，但在相當程度上其根源為社會主義傳統的意識形態教育，或在高等教育中所謂的思想政治工作。在1990年代，大學心理諮詢中心的成員先前往往是思想政治教育工作者，其中有些人持續工作，至今依然在此領域有持續的影響。

四、世紀之交的改革

在中國經歷經濟快速成長期之後，精神衛生與精神衛生照護領域開始出現危機感。儘管毛澤東時期大規模政治暴力的長期影響尚不明朗，許多精神衛生問題在劇烈過渡到市場經濟的過程中開始浮現。在此同時，在1980年代在社會受苦及中國精神醫學研究的先驅凱博文（Arthur Kleinman）帶領下，人類學和精神醫學學者開始探索這些現象。[13] 從1990年代中期開始，一系列研究試圖顯示疾病模式、診斷標籤與整體的精神衛生照顧系統的顯著

---

12 S. Alvin Leung, Li Guo and Man Ping Lam, "The Development of Counselling Psychology in Higher Educational Institutions in China: Present Conditions and Needs, Future Challenges," 81-99.

13 見 Arthur Kleinman, *Social Origins of Distress and Disease: Depression, Neurasthenia and Pain in Modern China*. 凱博文和中國精神醫學的領導機構合作，最先是1980年代於湖南醫院的精神醫學部，而後是1990年代於上海精神衛生中心及北京醫學院的精神衛生研究所，促進了世紀之交開始的精神衛生體系改革。

改變。Michael Phillips 和他的同僚利用最新官方資料，揭露中國的自殺率在世界名列前茅。這份資料也顯示出顯著的人口學特徵：自殺率在農村地區及女性人口中顯著較高，農村婦女因常喝農藥自殺而被歸為易受害群體。[14]李誠（Sing Lee）記錄下戲劇性的轉變，「神經衰弱」這個曾幾何時在官方精神醫學論述中無所不在的診斷沒落，逐漸被「抑鬱症」這個在後毛時代受到西方精神醫學影響而復甦的疾病範疇所取代。[15] Veronica Pearson 和 Michael Phillips 在其對中國精神衛生照顧系統的評價中，描繪出嚴峻、幾乎是前現代的景象：處置重點為重大精神病，並高度仰賴機構照料，因涵蓋範圍有限，導致大量病患未能接受治療。[16]精神醫療機構大多為公立，經費不足，且主要人員缺乏正式訓練。一如預期，病患心理社會層次的需求，以及與其精神病症狀無直接相關的問題未受重視。

　　最終，隨著中國與國際社會的關係漸深，世紀之交成為精神衛生體系改革的成形期。1993 年，世界銀行的「全球疾病負擔」（Global Burden of Disease）研究指出心理及行為疾病所造成的衝

---

14 Michael R. Phillips, Huaqing Liu and Yanping Zhang, "Suicide and Social Change in China," 25-50; Michael R. Phillips, Xianyun Li and Yanping Zhang, "Suicide Rates in China, 1995-1999," 835-840.

15 Sing Lee, "Estranged Bodies, Simulated Harmony and Misplaced Cultures: Neurasthenia in Contemporary Chinese Society," 448-457; Sing Lee, "Diagnosis Postponed: *Shenjing Shuairuo* and the Transformation of Psychiatry in Post-Mao China," 349-380.

16 Veronica Pearson, *Mental Health Care in China: State Policies, Professional Services and Family Responsibilities*; Michael R. Phillips, "The Transformation of China's Mental Health Services," 1-36.

擊。1996年，世界衛生組織發布「國家促進精神健康」（Nations for Mental Health）計畫，促使世界各國提高民眾意識及政府的支持。1999年，在WHO／中國精神衛生高層研討會（the China/ WHO Mental Health Awareness Raising Conference）中，中國政府認定精神衛生為重要的公共健康議題，誓言重整搖搖欲墜的系統。相對於過去否認並淡化相關議題的嚴重性，中國在國家立場徹底改變。2001年11月，第三屆全國精神衛生會議在北京召開，主導的精神醫學家提出「中國精神衛生規畫」（2002-2010）及「關於進一步加強精神衛生工作的指導意見」。[17]衛生副部長殷大奎在該次會議中對嚴峻情況的發言清楚顯示政府態度上的轉變：

> 據估計，全國有嚴重精神病患者1,600萬人，還有約600萬癲癇患者；全國每年約25萬人死於自殺，估計自殺未遂者不少於200萬人。調查顯示，我國十七歲以下的3.4億兒童和青少年中，約3,000萬人受到情緒障礙和心理行為問題困擾；老年期精神障礙、酒精與麻醉藥品濫用等問題明顯增多；婦女、受災群體等人群中的精神疾病和心理行為問題也不容忽視。[18]

---

17 見百度文庫，〈中國精神衛生工作規畫2002-2010〉，http://wenku.baidu.com/ view/77d469150b4e767f5acfce98.html?from=related，瀏覽日期：2013年8月20日；中央政府門戶網站，「關於進一步加強精神衛生工作的指導意見」，http://www.gov.cn/ztzl/gacjr/content_459454.htm，瀏覽日期：2013年8月20日。下文中分別用「中國規畫」及「指導意見」作為其簡稱。

18 Yin Dakui, "*Qixinxieli jiaotashidi quanmian tuijin xinshiji jingshen weisheng gongzuo*"（With All the Hearts Together, Stand on Solid Ground and Advance Mental Health Care in the New Century), 4-8. 殷大奎，〈齊心協力腳踏實地全面推進新世紀精神衛生工作——全國第三次精神衛生工作會議報告〉，頁4-8。

　　「中國精神衛生規畫」的前言中也出現相同的評估,「關於進一步加強精神衛生工作的指導意見」則指出幾項需立即關注的議題。中國在SARS爆發後增加公共衛生上的投資,這些文件實際上成為國家政策。精神衛生照護依然由精神醫學主導,心理學與教育則提供協助,這顯現在使用「精神衛生」而非「心理衛生」指稱mental health一詞。[19]新的政策將能力建設(capacity building)視為首要工作;強化專業勞動力及擴大治療的涵蓋範圍被視為最為急迫。該指導意見依舊強調重性精神病的重要性,但一如孩童、青少年與婦女等高危險人口,諸如自殺、抑鬱、失智和災後狀況等新浮現的問題首次出現於官方論述中。這個改革指標性的成就是於2004年啟動,並於2008年擴大執行的「686項目」(「中央補助地方衛生經費重性精神疾病管理治療項目」)。該項目在2011年年末涵蓋中國一半以上的人口,並成為世界上規模最大的重性精神病治療及管理網絡。[20]

　　隨著更重視重性精神疾病,輕度心理問題及其治療在此一改革中的位置變得曖昧。國家衛生計畫及提案都重複地使用「心理行為問題」一詞,似乎企圖擴大精神衛生關注的範圍。一些段落

19 在中國,'psychiatry'一般譯為「精神病學」或「精神醫學」,而'psychology'則為心理學。在英文中,這些詞彙有共同的字首'psych',而其中文翻譯則有不同的開頭:其一是「精神」,而另一個則是「心理」。「精神衛生」和「心理衛生」兩個詞彙都可以代表'mental health',但前者緊密地聯繫到與精神醫學。

20 關於686計畫,見Jin Liu et al., "Mental Health System in China: History, Recent Service Reform and Future Challenges," 210-2166; and Hong Ma, "Integration of Hospital and Community Services—the '686 Project'—Is a Crucial Component in the Reform of China's Mental Health Services," 172-174.

使用「心理干預」一詞，但並未進一步說明，不過兩份文件都規
定與人事部合作的衛生部應為在醫院中施行心理諮詢與心理治療
的人員提供認證系統。衛生部 2002 年在衛生專業技術人員的認
證中，新增「心理治療師」一類。然而，這新系統僅開放給醫事
人員，並對即將出現的心理熱影響極為有限。[21] 衛生部試圖在醫
療系統內獲得進展，卻隨即被勞動及社會安全部所提出的另一個
項目超越；有趣的是，勞動及社會安全部甚至不在簽署指導意見
的六個部會（健康部、教育部、公安部、公民事務部、司法部及
財政部）及一個社會組織（中國殘疾人聯合會）之列。

五、勞動部認證

2001 年 8 月，勞動及社會保障部為 22 種職業頒布國家職業
標準：這是 1999 年公告國家職業分類以來，第二梯次的規範。[22]
這份清單包含「心理諮詢師」此一新職業的臨時標準，並不在
1,838 種被列在包羅萬象的職業類別綱要之列。這個新職業的訓
練和認證在接下來數年試行，並於 2005 年正式啟動。許多城市
設立廣泛的訓練場所網絡，認證考試被納入「全國統考」管理，
於每年 5 月和 11 月舉辦。這個計畫由國務院和中國心理衛生協會
合作，後者是匯集精神醫學、心理學、教育和相關的社會科學的

---

21 據說僅有約兩千人通過心理治療師的認證。他們全部是醫師或護士，對比於
通過心理諮詢師認證的人數，這個數目很小。

22 「國家職業分類及職業資格工作委員會（Working Committee on National
Occupational Classification and Vocational Qualifications）」，《中華人民共和國
國家職業分類大典》。

統合機構。自此，幾十萬人參加認證，這個系統變成人們獲准加入心理熱最重要的媒介。[23]

　　和中國的就業框架一致，新職業有三種等級，但並未執行第一級（最高等級）的訓練和認證。國家職業標準規範新職業的法定資格、訓練課程和所需能力。[24]隨著官方計畫的啟動，教科書在2002年出版，並於2005年修訂。政府部門將心理治療視為尚待發展的領域，特意將該計畫的學位要求設定在較低的層次，以容納更多應試者。最開始，第三級（入門級）的最低要求為只要具有中專學位，這在2005年改為無主修限制的大學學位。而第二級的新要求則被提高到相關領域的博士或碩士學位，或者參加第三級認證之後有三年的實務經驗。然而，很少人遵守這些規範；心理熱圈也多承認，因為訓練機構和地方政府的串通，很多人並未符合這些標準，便直接由第二級開始。

　　這個計畫的野心頗大：在極短的時間內將原本不具有醫療、心理或教育背景者變成治療師。課程分為兩個部分：必要的知識及所需的能力。前者實際上涵蓋這個學科內所有的主要分支，包含「基礎心理學」，指的是生物心理學、社會心理學、發展心理學、異常心理學、諮詢心理學，以及相關的法律事務。而後者則

---

23 因為勞動部從未發布官方統計，究竟發出多少張證書仍是個謎。在筆者的田野過程中，經常由精神醫學或學術心理學界具影響力的人物記錄流傳的數字。2008年開始田野時，數字在80,000-160,000之間。當2011年田野將近尾聲之際，多數筆者認識的人估計這數字大約在300,000左右。有意思的是，300,000仍似乎是每個人引用的數字，但數字肯定從那時候大幅增加。

24《勞動及社會保障部，國家職業標準：心理諮詢師標準（試行）》；《勞動及社會保障部，國家職業標準：心理諮詢師》。

包含廣泛的實務技巧，如診斷、諮詢或心理治療技巧，以及心理
評估。這兩部分的課程被濃縮到一套兩冊的教科書，含括了從考
試中脫穎而出的所有知識。國家職業標準規範必要的訓練時間：
第二級 400 小時，第三級 500 小時。類似於成人教育課程，課程
在週間晚上或週末進行，可能花 4-6 個月完成。隨著新科技的出
現，近幾年培訓過程變得更有彈性；不少機構如今提供線上課
程，讓學生可依自己步調學習。另一個熱門的形式是在考試前舉
辦的七到十天的速成班。這些課程非常局限在死記硬背的學習和
模擬考。大多數的狀況下，一趟到精神醫院或附近諮詢中心的實
地參訪、課程示範，或觀看熱門的心理治療的電視節目，便構成
所有的訓練實習。[25]

此項認證通常被認為是國家層級發給心理實作者唯一的「執
照」。然而，這種常識性的理解可能模糊了這個計畫的特殊效果
與起源。在勞動部的認證出現前，心理諮詢或心理治療只存在於
醫院或大學的心理諮詢中心。它們被認為是特殊技能，但在這些
領域之外並未形成獨立職業的基礎。這個計畫介於職業訓練與成
人教育之間，遠非理想的專業訓練。該計畫提供國家認可的資
格，使心理諮詢師（幾乎總是和心理治療師無法區隔）成為可追
求的職業，並將（之前非正式的僅開放給精神衛生專業人員的）
心理治療訓練轉變成為一般大眾可以購買的消費品。

這個計畫是兩條看似不相關的軌跡的會合：一是在中國勞動
制度改革過程中企圖創造新的職業，一是學院心理學試圖振興一

---

25 在這種場合最流行的選擇，包含 CCTV 的《心理訪談》及美國影集《捫心問
　　診》（*In Treatment*），每集會演出與一位普通患者的一段會談。

度被壓迫的領域。這個認證是龐大的國家職業資格系統的一部分，起源於1990年代中期開始的勞動制度改革。[26]由於國家不再保證就業，勞動部設法將自身轉型成中國主管職業訓練與認證的機構。這個系統打算無所不包，因此納進新興的職業，或那些隨著經濟發展被認為隨後會有需要的職業。被列在「商業與服務人員」部門的心理諮詢師的訓練計畫，在國家部門最早對創造新職業類別的承諾之列。其他在2001年設立的職業有防蝕技師、汽車修護技術士、蕈類園藝工、評茶員、餐廳服務員和其他許多人員。這些都接在2002年所發布的像是電子商務師、企業人力資源管理人員或銷售員這樣一連串職業之後。這些努力大部分都失敗，而國家也失去對就業大部分的控制力。對中國國家的龐大製造與服務產業而言，這個系統事實上是多餘的，因為這些產業通常需要的是沒有技術的廉價勞工。它也沒有辦法和在新的世紀歷經高度成長的職業或高等教育競爭。

此外，勞動部的計畫實際上為心理學在中華人民共和國歷史中的長期奮鬥開啟了新頁。主要的支持者郭念鋒教授是中國科學院心理學研究所的傑出學者，而後又是中國心理衛生協會的副主席。郭教授在文革前接受蘇聯式的神經心理學訓練，在1980年代中在醫療機構中推動心理諮詢。從那時開始，他涉入了各類訓練計畫，其中包含心理學研究所的函授學校。在勞動部認證發布前夕刊登的一篇論文中，郭教授將1950年代後期視為中國精神

---

26 基於新的勞動法（1995）和職業教育法（1996），勞動部彙編國家職業分類，為一整個職業光譜規定了技能標準，他們也借用英國國家職業分類，建立龐大系統。這個系統意圖補充並取代可追溯到毛澤東時期的「工人技術等級考核」。

衛生照護的黃金時期，在此時期諸如快速綜合療法這類本土模式被發展來對抗神經衰弱這個毛澤東時代的主要身心症疾病。[27]他認為心理諮詢服務的出現是改革開放時期心理學復興的一項主要成就。然而他也提醒，大量的工作人員雖訓練不足，但對滿足社會不斷增加的需求而言仍然太少。

> 當社會需求突飛猛起時，便只有借助非專業力量……。〔借助非專業力量的〕矛盾是現實的，但若從發展角度看，並不是令人悲觀的。其它專業改做心理衛生工作的人員都對這項工作懷著極高的熱情、興趣，潛在著很強的能力，在某些方面，其素質比專業人員只高不低。如果繼續教育工作進一步加強，上述矛盾肯定可以解決。[28]

　　上面的段落總結了心理諮詢事業在最初十五年間採取的路徑。主要的人員來自醫界與教育界。強調知識傳遞的短期課程是當時僅有的訓練機會。不久之後，當勞動部的計畫應運而生，同樣的模式則被應用在一般大眾。

六、商品化的訓練

　　心理諮詢這個新興職業一開始似乎並不特別誘人。在最初被批准執行訓練計畫的機構之中，多數為公家或半官方組織，包括

27　郭念鋒，〈中國心理衛生事業的現狀與未來對策〉，頁2-4。
28　郭念鋒，〈中国心理衛生事業的現狀與未来對策〉，頁3-4。

中國心理衛生協會的地方分部、教學醫院與大學。[29]私人機構僅
占少數。中央政府的監獄局、中國共產主義青年團的中國青年發
展中心及「華夏心理」(一個先驅的心理治療訓練公司),[30]被賦
予特權可建立跨區域的訓練機構網絡。這個初始的框架勾勒出這
個系統在接下來幾年的發展。監獄當局把心理諮詢納入矯正工作
中,並提出自己的訓練計畫。警察與軍隊也很快地採用同樣模
式。與此類似,中國共產主義青年團,接著是中國殘疾人聯合會
和中華婦女聯合會,都試著在社會服務中加入心理學。華夏心理
在北京有著由郭念鋒教授所領導、最權威的教學團隊,被委任設
立全國性的遠距學習系統,很快地成為勞動部認證最大的訓練提
供者。2002年以來,超過十萬人在華夏心理受訓並獲得證書。
這個系統於2005年正式啟動之後,私人公司成為課程的主要提
供者,將這個事業轉變為營利產業。類似於華夏心理與郭教授之
間的結盟,其他訓練機構偏好聘請地區醫院或大學資深精神科醫
師與心理學家作為師資。其中有些人變成「明星」講師、公司顧
問或合夥人。這個訓練產業產生了有力的說法,將諮詢師界定為
前景大好的職業。成千上萬與心理治療相關的網站上的說明文字
高度雷同,在心理熱期間廣泛流傳。舉例來說,華夏心理2006
年版的線上廣告,以呼應官方精神衛生體系改革論述的一段國家
精神衛生評估作為開場:

---

29 這個勞動部計畫的早期歷史是基於勞動部在計畫初幾年間的官方文件。這些
　文件可以在國家職業資格的線上資料庫取得。見中華人民共和國人力資源和
　社會保障部,http://www.mohrss.gov.cn/SYrlzyhshbzb/fwyd/zaixianchaxun/。
30 華夏心理現在於勞動部計畫之外提供了廣泛的訓練課程。資訊可見其網站:
　http://www.psychcn.com.

中國每年自殺死亡的人數已達28.7萬人，每年有200萬人自殺未遂者；1990年中國2,560萬例抑鬱症患者，僅有5%得到治療，而15%的抑鬱症患者抱有自殺傾向。中國科學院心理研究所吳瑞華研究員認為，缺乏從事心理諮詢的專業人才是造成我國自殺率相對較高的原因之一。據調查，13億人口中有各種精神障礙和心理障礙患者達1,600多萬，中國有1.9億人一生中需要介入心理諮詢和心理治療，1.5億青少年人群中受情緒和壓力困擾的青少年就有3,000萬。[31]

　　這些敘述並未提供資料來源，但引用的數字描繪出的狀況極為嚴重，讓讀者不安。這些文字武斷地假設心理諮詢是這些問題的解決方式，接著繼續比較美國與中國精神衛生人力：

在美國，每100萬人中有1,000人提供心理諮詢服務；而中國，每100萬人中只有2.4人。在美國，有心理學系的大學有3,000多所，在中國有心理學系的大學只有60所左右。而且，學歷教育體系中，心理諮詢專業仍為空白，極少數培訓資源，集中在北京、上海等特大城市的高校和科研院所……[32]

　　這種比較不只暴露中國的不足，也暗示一個令人興奮的訊息：對諮詢與心理治療的高度需求顯示出這個職業的巨大潛能。

---

31 華夏心理，〈心理諮詢師的職業前景〉，http://www.psychcn.com/hots/psychcn/200601/1170919282.shtml，瀏覽日期：2013年3月20日。

32 華夏心理，〈心理諮詢師的職業前景〉，http://www.psychcn.com/hots/psychcn/200601/1170919282.shtml，瀏覽日期：2013年3月20日。

雖然指導精神衛生體系改革的文件呼籲國家要立刻擴大投資，這廣告卻預設不同的讀者；它訴諸那些對這工作機會有興趣的人們。這個曾經與餐廳服務員、銷售員與其他尋常工作並列的職業被重新塑造成一個高尚的職業。諮詢師不再是平均工資收入者或精神衛生體系機器中的無名小卒；卓越的治療師提供豪華服務，依小時計價且收費高昂。這論述繼續寫道：

> 心理諮詢師收入屬於中上階層，目前，在美國，心理諮詢師每個小時的收入可以達到150美元左右。在國內，心理諮詢收費從每小時100元至1000元不等，平均收費200元／小時……。在北京的一些CBD商務區內，諮詢收費往往會達每小時100美元。[33]

廣告並未提及一些實際的問題：潛在顧客在哪？有鑑於中國幾乎沒有保險可涵蓋私人機構提供的心理治療，誰能負擔這麼昂貴的服務？如果多數大眾都認為心理治療極為昂貴，能否吸引夠多的顧客？廣告似乎假設日益增長的中產階級（他們正好是這些訓練計畫的主要顧客）會毫不猶豫的擁抱心理治療，而且其數量很快會大到足以支撐整個新專業。儘管如此，華夏心理的廣告提到，訓練即便無法保證之後的職業生涯前景大好，但仍可帶來更寬廣的意義，讓個人的生活獲益。如同它在最後一部分「學習的意涵」所言：

---

33 華夏心理，〈心理諮詢師的職業前景〉，http://www.psychcn.com/hots/psychcn/200601/1170919282.shtml，瀏覽日期：2013年3月20日。

1. 簡單地說，就是助人、助己、自我實現。
2. 學習心理諮詢師，您可以學習心理諮詢的知識與技巧，可以說明人們認識自己與社會，處理各種關係，逐漸改變與外界不合理的思維、情感和反應方式，並學會與外界相適應的方法。
3. 學習心理諮詢師不僅能夠幫助來訪者解決問題、排除困擾，還能掌握自我調節的方法，從而可以提高生活品質，提高工作效率，成功教育子女，處理好家庭關係。學習心理諮詢師可以增加就業和創業機會，最終實現自我成長、自我發展。[34]

在我的田野期間，勞動部計畫的畢業生經常透露，除了那些在工作中可以應用心理學知識的人外，很少有學員（通常不到班上的十分之一）繼續成為治療師。[35]上面所列的各點說明了大部分參與者的動機。

七、電視轉播心理治療

「心理諮詢」驟然成為新的職業選項的同時，中國卻很少有人真正體驗過西式的談話治療。這不僅對潛在的學員和病患是如此，對精神衛生專家也是一樣。包括醫院中「心理諮詢」門診和

---

34 華夏心理，〈心理諮詢師的職業前景〉，http://www.psychcn.com/hots/psychcn/200601/1170919282.shtml，瀏覽日期：2013年3月20日。

35 例如，醫師和教師參加勞動部計畫學習心理治療十分常見，他們漸漸認為這對工作會有助益。

大學諮詢中心在內的現有機構所提供的服務，和西方同行相似度
有限。多數人員僅受過短期訓練，這些課程很少有實習或是督導
的機會。只有極少數的菁英專家曾透過傳奇的「中德班」，或其
他課程直接接觸過西方的資深治療師。[36] 當訓練產業在心理熱時
期出現，有些菁英將成為具影響力的人物或名師，但他們當時的
影響遠遠不及之後地位的顯赫。

　　2005年正式發布勞動部認證前不久，一個電視節目的出現
戲劇性地改變這個狀況。2004年12月29日，標榜剪輯「真實」
心理治療對話的深夜節目《心理訪談》在國營的中央電視台十二
頻道「社會與法」中開播，每晚11:20到11:40間播映。這個治療
秀立刻成為大眾獲得日常問題與治療的普及知識最重要的媒介。
在許多參與者眼中，勞動部的認證和央視的這個節目二者的加乘
標誌了心理熱的開端。

　　節目的布景十分簡單：女主持人、當事人（client）（有時單
獨，有時由朋友或家人陪同）和治療師圍桌而坐。沒有現場觀眾

---

36 因為許多在這個領域著名的人物都是中德班第一及第二期的成員，它被廣泛
　 地認為是西方心理治療在中國的起源。德國治療師Margarete Haaß-Wiesegart
　 和中國精神病學與心理學菁英們的合作始於1980年代後期，但首次三年課程
　 要到1997年才始於昆明。其基地於2000年移到上海精神衛生中心。中德班對
　 心理熱的影響是其他課程所無法比擬的，尤其是在產出在培訓產業中最具魅
　 力的「大師」們，以及塑造大眾對心理分析或深度心理學的偏好。目前，中
　 德班在中國仍是最受尊敬的訓練課程。最詳細的記述請見該計畫創始者所
　 撰：Fritz B. Simon, Margarete Haaß-Wiesegart, and Xudong Zhao, *"Zhong De
　 Ban' oder Wie die Psychotherapie nach China Kam: Geschichte und Analyse eines
　 Interkulturellen Aben-teuers"*（The Sino-German Course or How Psychotherapy
　 Came to China: History and Analysis of a Cross-Cultural Adventure）。

的安排可能加強觀眾直接窺視療程的感覺。這個電視節目上出現一小群治療師，但李子勛和楊鳳池這兩位畢業於中德班的中年男性醫師最受歡迎，也最常出現。二十分鐘的節目試圖模仿真實但簡短且一次性的諮詢。典型的一集通常由主持人和當事人間的初步訪談開始，後者看似受真實問題所折磨的病患。接著一段影片以簡潔但戲劇化的方式介紹當事人的個人背景。隨後治療師開始面談，構成節目的重點。當事人與治療師的交談常分為兩至三段，其間穿插主持人的評論或其他短片。有限的時間內，治療師會展現一連串熟練的技巧：找出潛藏祕密、進行有趣的心理測試、做出洞察人心的解釋，並提供有智慧的建議。最後，困擾會被完美解決，療程中通常處於情緒崩潰邊緣的當事人心情則會顯著好轉。

　　這個節目開播後大獲好評，影響社會各個層面。首先，將主要目的設定為提供專業服務，該節目與繁忙的心理治療診所類似，從開始已治療了上百位患者。由兩位馳名全國的治療師領銜，節目的候診名單長得不可思議；全國有無數的人自願登記，希望在節目中接受治療。這個節目不僅影響接受諮詢療程的人，也影響更廣大的人口，他們因見到有類似狀況的人們如何被治療而受益。楊醫師在一段訪談中解釋：

　　這恰恰是我們有動力要做這個節目的重要原因，因為我們國家目前從事這方面工作的，有經驗的專業工作人員比較少，就我們所知一些偏遠地區可能一個市相當大一個人口群裡沒有一個心理醫生。我們在節目裡面幫助一個人，有可能在看這個節目有成千上萬的人裡面有幾百人、幾千人跟這個人狀

況差不多，沒有機會直接找到李醫師和我，但是通過電視看
到我和李醫師幫助這個人，他有可能看了這個節目就得到了
一些幫助。[37]

　　第二，這個節目是個戲劇空間，以引人入勝的方式呈現普及
的心理學知識和各類心理問題。觀眾得以熟悉新形態的從業人
員，他展示的療法，以及可以治療的廣泛問題。由這個節目提供
的有力的形象以前所未有的方式，塑造了大眾對心理治療的感知
與理解；廣為人知的是，在中國多數的病人追求強烈的介入，並
希望在最短的時間內得到最大的效果。[38]第三，觀眾可從心理學
觀點學習到如何理解人的心理。一位在這個節目中對治療師與當
事人互動進行敘事分析的美國心理學家Josh Krieger，認為透過
這個節目觀眾學會從心理學的新觀點珍惜生命及世界，這與普通
或傳統觀點相當不同。[39]

　　較少被提及的一點，是這個節目對參與心理熱者（或即將加
入者）的影響。這個節目來得及時，不僅讓楊、李兩位醫師在這
場新興的運動中成為家喻戶曉的人物，也產生了典範性的圖像，
在大眾面前將其從業人員的特質界定為敏銳、機智且極具魅力。

---

37 央視《心理訪談》楊鳳池、李子勛。見搜狐健康：http://health.sohu.com/
　　s2006/xinlifangtan，瀏覽日期：2013年3月20日。
38 眾所皆知，中國的心理治療療程很少超過三次，過半的案例可能都是一次性
　　的諮詢。這與許多治療師所宣稱的精神分析取向的理想是矛盾的。
39 Josh Krieger, "Manufacturing Psychological Understanding: How China's First
　　National Psychotherapy TV Show Teaches Viewers Psychological Narratives of
　　Chinese Family Problems."

當筆者在2007年首度發現心理熱現象時，許多網路論壇已經成為人們聚集並討論與心理治療相關議題的公共空間，議題則包含學習心理治療或實作的自身經驗。[40]多數的參與者似乎都剛加入這行業，但偶爾有些知名的人物會出現並與粉絲互動。《心理訪談》始終都是這些網站中最熱門的主題之一。人們詳細討論每天的節目，特別關注治療師的表現。有時候他們會爭論技術性問題，但普遍而言是充滿崇拜。在某個程度上，《心理訪談》似乎在地方世界（local world）具有教育功能，在此有許多人們渴望得來不易的訓練機會。如本文前面提到的，許多訓練計畫使用該節目情節作為心理治療技巧的教程。

八、心理治療與汶川地震

當極具毀滅性的地震在2008年5月12日襲擊四川省群山連綿的汶川地區時，筆者檢視幾個心理治療網站已有數月之久。筆者計畫6月底造訪上海與北京，每天藉由瀏覽這些討論版企圖掌握這兩個城市的訓練機構及課程。進行數位民族誌也提供偷窺的樂趣；這些網站流通的大量資訊很令人驚奇。人們非常願意分享各式各樣的電子檔案，包含文章、書籍及訓練課程的錄音。此外，許多人公開討論他們在訓練課程中的經驗，或者在心理治療療程中做了些什麼，又或者病人在療程中說了什麼。這段探查期給人的印象是這領域充滿樂觀。不斷關切痛苦的情緒，但這些負面經驗常常被理解心智潛藏面向及掌握治療技巧的興奮愉悅感所超越。

---

40 最受歡迎的其中一個網路論壇是：中國心理治療師：www.easemind.com.

　　汶川大地震後，當人們因同胞的苦難感同身受，並思量如何提供協助之際，這些網站的價值理念瞬間改變。網路談論某些過去鮮少觸及的議題，包含自然災害的心理後果，創傷後壓力症候群（PTSD），以及對這些狀況的治療。諸如研究文件與治療手冊等大量的資訊被上傳到這些網站上，雖然人們如何可從這些雜亂的材料中獲得何種洞見或能力猶未可知。這些人似乎很少擁有治療創傷後狀況的經驗，他們提到的創傷論述本身一如地震一樣的新。令人驚訝的，這些論述很快便失控；短短幾天內，這些網站被呼籲心理治療師一起到汶川當「志願者」的通知洗版。

　　這個發展是中國前所未見的志願服務風潮興起的一部分。[41]這個運動有明顯的愛國基調，並在很多面向重提為革命犧牲奉獻的社會主義精神。在汶川地震之後，許多人長途跋涉抵達災區提供協助；不少人自行前往，而非跟隨由政府或半官方組織所組成的團體。這種無私的精神很快便被國家讚揚且挪用。數個月後，志願者來到北京奧運這個全國的聚光燈之下，使得2008年成為「志願服務年」，也是在中國發展公民社會有里程碑意義的一年。然而，追隨心理治療網路論壇的人並非一般的志願者；他們給自己的任務是利用心理治療訓練所學安慰地震的受害者。雖然大家特別關注他們的善意和他們宣稱熟練的心理學療法，但很可能因為媒體審查的關係，媒體很少揭露當地實際的狀況。在抵達汶川的數千名自詡為治療師的人們當中，很多人盡可能地爭奪能找到的生還者，並說服他們接受陌生的治療。面對如此困難的情

---

41 最近簡短討論汶川地震救災工作中的志願工作及其在當代中國的道德意涵的文章，見 Yunxiang Yan, "The Changing Moral Landscape," 36-77.

況，這些剛入門的治療師僅能即興發揮和實驗嘗試；他們時常發明一些可能產生嚴重後果的古怪療法。如同當時流行的說法「防火、防盜、防心理」所顯示的，由於他們引起的破壞和創傷，心理治療在當地很快被歸類為「三害」之一。[42]這種混亂的狀況持續數個月之久，而當國家和所屬機構逐漸把大部分的救災工作併入指揮下之後，狀況才有改善。[43]

　　一般民眾能夠讀到的報導極為不同。媒體不令人意外地為國家組織的救災工作者的辛勞喝采，國家逐漸重視災難的心理後果以及其補救措施則被解釋為值得稱道的新成就。事實上，共產黨才剛將曾是禁忌的一些心理學語彙，如「心理和諧」和「心理疏導」等，納進構建「和諧社會」的新意識形態當中。[44]災難過後，人們立刻可在國家的官方論述中注意到心理術語的氾濫，這些術語透過大眾媒體廣為流通。在國務院於2008年6月8日所發布的「汶川地震災後恢復重建條例」中，兩次提到「心理援助」。[45]三

---

42 新聞界極少報導這些令人震驚的故事，但相關現象在心理熱的圈子裡眾所皆知。關於揭露志願工作黑暗面的報導，見陳統奎，〈心理援助，亂槍打鳥〉，http://www.nfcmag.com/article/866.html，瀏覽日期：2013年8月20日；李晶，〈512週年反思：防火、防盜、防心理諮詢師〉，http://blog.sina.com.cn/s/blog_5f177eb20100dchk.html，瀏覽日期：2013年8月20日。

43 包含精神醫學醫院、心理學系等在中國許多地區的領頭機構，被分派到照顧受到影響區域的特定位置，他們定期派專家到這些地方。這些努力使得四川省的省會成都以及接近受影響地區的主要都市成為心理熱的中心。

44 見人民網，〈中共中央關於構建社會主義和諧社會若干重大問題的決定〉，http://cpc.people.com.cn/GB/64093/64094/4932424.htm，瀏覽日期：2013年8月20日。

45 見中央政府門戶網站，「汶川地震災後恢復重建條例」，http://www.gov.cn/zwgk/2008-06/09/content_1010710.htm.

個月後公布的汶川地震災後恢復與重建的總體規畫中，心理學占據更大的篇幅。[46]超過一半的「心靈家園」章節涉及相關議題，包含心理康復、心理干預和心理創傷在內的許多心理學概念都被引用。

所有充斥地震災後餘波公共領域的這些術語，都被自然地聯繫到（如果不是等同）心理治療與心理諮詢，這些普通大眾打從心理熱開始之後最常聽到的術語。電視台爭相邀請心理治療師上各類報導地震的節目中。當創傷的心理面向受到大量關注，心理治療被認為是具有神效的唯一解方。以下的例子說明心理治療在地震後救災工作中如何被讚揚且神祕化。2008年5月29日，中央電視台的《心理訪談》播出「重建心靈家園」專輯。這個系列第一集的主角有三位，包括任職於中國疾病預防控制中心的劉津醫師，一位來自山東的心理學家，以及中國科學院心理學研究所的張侃教授。在訪問中，身為工程心理學（而非臨床心理學）的領頭專家張教授說，在受地震影響地區，雖有超過兩千人提供心理學的協助，但這仍然嚴重不足。他以熱情但疲憊的語調繼續說道：

> 地震影響了超過六百萬人。即使我們把〔創傷後症候群的〕發生率的設定低到一個百分比，會有六萬位病人需要心理治療，而且所有的治療都需要在一對一的基礎上來完成。

女主持人重複了最後一句「一對一」，而張教授強調這對這

46　見中央政府門戶網站，「汶川地震災後恢復重建總體規畫」，http://www.gov.cn/zwgk/2008-09/23/content_1103686.htm.

麼難以處置的病患而言是唯一的解藥。

九、地震後的熱潮

　　心理熱在2005-2006年時已相當明顯。除了勞動部的項目提
供多數人進入或接觸心理熱的主要管道，不同心理治療學派或主
題的短期課程、工作坊快速出現，以那些渴望學習更多或其他事
物的人為目標。2008年在汶川地震過後，這個領域進入一個新
的快速發展階段。不少著名的治療師巡迴全國，為快速擴張的聽
眾提供各類工作坊或課程；其中最成功的是畢業於傳奇性的中德
班的幾位「大師」。從香港、臺灣、日本、歐洲和北美來的治療
師，也來勘查這個心理治療訓練的市場。他們共同提供訓練機
會，範圍從最菁英導向（如由國際心理分析協會所管理的直接候
選人計畫〔direct candidate program〕，[47] 以及由中美精神分析聯盟
所運作的網路精神分析心理治療訓練，[48] 兩者都是非營利的努

47 國際精神分析學會（The International Psychoanalytical Association, IPA）由佛
　　洛伊德（Sigmund Freud）於1910年成立，被認為是國際精神分析運動的堡
　　壘。在多數亞洲國家的人們一般需要出國到已經有精神分析機構的地方尋求
　　分析訓練。IPA在北京（2009）和上海（2011）設立了直接的候選計畫，使
　　得獲選者可以在自己的母國完成訓練。
48 中美精神分析聯盟（The China-American Psychoanalytic Alliance, CAPA）可能
　　是世界上最大的（虛擬）精神分析協會。它有大約400名會員，大部分是被
　　美國不同的精神分析機構所認可的分析師。由Dr. Elise Snyder在2008年設
　　立，該機構開始提供給在幾個中國主要城市的學員長期、以網路為基礎的訓
　　練計畫，包含了講座、個人及團體督導以及個人的治療或分析。更多資訊，
　　請見CAPA網站，www.chinacapa.org 或 Ralph Fishkin et al., "Psychodynamic

力，目標為提供給未來該領域的領導者極為嚴格的訓練）到那些
有明確自助或自我探索議題設定的人們，有些課程甚至帶有新世
紀或靈性的色彩。既然各式訓練課程興盛多元，參與者可以從豐
富的訓練機會中選擇，並為自己組裝出獨特的學習地圖。

　　媒體和國家對災難的回應持續提高中國民眾對心理治療的意
識及興趣。當《心理訪談》藉由對觀眾展示「真實的」治療來保
有其獨特的利基時，以知名心理學家為主角的節目也倍增了。這
種新世代的「心理節目」更多的以娛樂為導向；常見的形式為談
話節目，心理師則常在受邀之列。[49]筆者的田野工作在2011年中
結束時，多數的電視頻道至少有一個這類的節目。汶川地震之
後，由國家所策畫、凸顯心理學成分的救災工作，成為對任何主
要天然或人為災害的反射動作。透過像玉樹地震（2010）、舟曲
泥石流災害（2010）、溫州動車事故（2011），以及無數較輕微
的災難事件，心理治療獲得廣大的關注。高知名度伴隨著心理治
療價值的膨脹，自從心理熱出現，心理治療已被描繪成奢侈的服
務。在2009-2010年之間，北京的心理治療費用在一年內漲了五
成，與國家宏觀調控下房地產飆漲的速度並駕齊驅。[50]

Treatment, Training and Supervision Using Internet-Based Technologies," 155-168.

49 例如，在江蘇衛視頻道極受歡迎的約會比賽節目《非誠勿擾》（*If You Are the One*），數名分析師在節目中分析其參賽者，很快成為家喻戶曉的人物。

50 2008年開始田野工作時，筆者在北京和上海遇到大部分的治療師每節治療收取150-300元。這個收費範圍在2009-2010年間大幅提升至300-500元，許多著名的治療師的收費可以高到每小時800或1,000元。當地方的衛生當局對公有機構的醫療治療價格施以相當嚴格的規範，私人機構的心理治療費用卻大幅提升。類似的趨勢也發生在訓練課程的學費。兩或三天的工作坊在2008年一般價格在1,000-2,500元之間。從2010年開始，這樣的課程學費為2,000-

　　過去數年間心理熱已發展成一個由多樣的人、網路、機構和事件所組成的龐大社會世界。一方面，這個社會世界類似其他許多國家的專業化初期，彼時治療術士、外行人、江湖醫生分享治療實作的場域。[51]另一方面，它和David Palmer在氣功的民族誌中所描繪的「氣功情境」（1980及1990年代橫掃中國，被重新發明的療癒傳統）有著結構的相似性。也就是說，在「一團網絡與聯繫中」「許多流行活動與網絡蓬勃發展」。[52]類似地，來自不同背景的人們在心理熱共同形成錯綜複雜的網絡。除了大量訓練活動，心理熱也包含豐富的社會活動。成員常一起用餐，相互拜訪辦公室，或共同參與企劃案。參與者很大比例是二十五歲至四十五歲、來自都市相對富裕階層的婦女。相對的，多數的「大師」則是四十多歲或五十出頭的男性。

　　當地人常基於某人主要隸屬何種職業，將這個龐大的社會世界劃分為三大範疇。首先是精神醫學及醫學。多數知名的治療師是精神科醫師或受過訓練的醫師，很多精神病院或一般醫院都設有「心理諮詢」、「臨床心理」或單純的「心理」部門。在多數例子中，這些單位的人員是醫師而非心理學家，而這些機構所提供的治療種類差異極大。其次是過去僅由學院心理學及大學心理諮詢構成的教育系統。最近，學生心理諮詢也在小學和中學蓬勃

4,000元。匯率在這段期間內（2008年7月至2010年6月）則維持在大約1美元對6.80元。

51　Mathew Ramsey, *Professional and Popular Medicine in France, 1770-1830: The Social World of Medical*; Roy Porter, *Quacks: Fakers and Charlatans in English Medicine*.

52　David Alexander Palmer, *Qigong Fever: Body, Science and Utopia in China*, 14.

發展。由於都隸屬公部門，這兩個範疇通常被統括在一個更大的範疇（「體制」）之中。

這兩個部門（也就是精神醫學／醫學再加上學院心理學／學校心理諮詢）在過去十年間大幅成長。然而，最近的熱潮主要是第三個範疇（所謂「社會部門」，指的是絕大多數非受雇於「體制」的心理熱成員）的快速擴張。這個範疇的成員包含所謂的「愛好者」（那些將心理治療課程當作嗜好者），以及有實際經驗的治療師。「愛好者」與治療師之間的界線模糊，因為大部分的治療師的案件量極少，主要在私人諮詢中心或心理治療診所兼職。由於心理治療執照並不存在，這些機構只能靠在地方政府的商業局註冊為教育或諮詢公司取得曖昧的地位。人們可能一時興起便執業，之後發現很難賴以為生。這個範疇因此多變且不穩定：很多人很快便退出這個領域，而有些人試著從心理熱所觸發的多種事業中找到立足點，包含就業協助計畫（EAPs）以及心理周邊商品。[53]然而，不少參與者繼續心理治療訓練與執業，將其視為嗜好、事業，或是探索自我的旅程。這類人大多較為富裕，無須擔心生計。

十、結論

本章從政策及國家干預的觀點，檢視中國都會最近興起的心

---

[53] 治療機構的各式周邊用品販售事業，隨著心理治療的茁壯而興盛。受歡迎的產品包含電腦心理測驗、沙遊治療器材（沙盒、沙和玩具）、生物反饋機器及可以提供極度放鬆的休閒椅。有些公司提供的套裝範圍從經濟的選項到設立整個諮詢中心都有。

理熱。在這個運動於2000年代初期出現之前,心理治療並不常見,存在於精神醫學與心理學的邊緣。當國家衛生當局在世紀之交開始走上精神衛生改革之路,心理事業受到的關注有限,幾乎難以想像後來心理熱的爆發。儘管如此,形形色色的政府部門,心理專業從業人員和私人企業所採取的行動和策略,將心理治療訓練轉變成為一般大眾可以企及的誘人對象。無數的人為了不同的原因參加這些訓練項目,進而構成一個由中產階級婦女主導的龐大社會世界。

此時就心理熱發展而言是個非常有趣的時刻。首先,2013年5月開始施行的精神衛生法,可能藉由將心理治療醫療化進而干預心理熱的發展。[54]與過去十年所享有的流動性與彈性形成鮮明對比,這個法案將心理治療與心理諮詢二者清楚區隔,而這兩者在心理諮詢於1980年代被發明之後長期被混為一談。心理治療現在被定義為應該由醫務人員在醫療場域從事的醫療行為。這個法案也規定了精神醫學機構應有專業人員提供心理治療,但並未定義這類專業人員的訓練與認證。最近,據聞勞動部認證將會在2014年有重要改變。一方面訓練與認證將會變得更嚴格;另一方面,現在就其性質而言被定義為非醫療的心理諮詢,將會被視為促進健康的手段,而非治療的模式。

其次,心理學技術很快被合併到不同公部門的實作當中。歷史上,醫院和學校是心理治療或心理諮詢發展的主要場所,而從勞動部的項目開始,已用於警察、監獄及軍方的心理人員訓練。

---

54 相關法條的英文翻譯,見 H. H. Chen et al., "Mental Health Law of the People's Republic of China (English Translation with Annotations)," 305-321.

如同人類學家Jie Yang在她的案例研究中所報導的，負責社會及社區服務的公共機構近年來也已跟隨這些腳步，逐漸採用心理學知識或技術來管理邊緣或弱勢人口。[55] 在許多情況下，這些公共機構派遣他們的人員到勞動部接受訓練。因為這些訓練往往是短期且淺薄的，因此不清楚這些服務在多大程度上已被心理學化。

　　本文也論及國家干預在心理熱中所扮演的角色。最近精神衛生立法以及心理學滲透到公部門，可能會再次對其發展造成有意或無意的深刻影響。心理熱（尤其是其中由常民所構成的「社會部門」）是否會繼續茁壯？如果是的話，它將會以何種方式持續其動能？多元的行動者在這場流行的運動中又將會如何回應新政策？對心理治療的高度興趣是否會從訓練擴展到治療，並且得以支持一個新的心理健康專業？這個運動的某個部分是否將會經歷合格的專業化過程，而這羽翼未豐的專業社群是否能轉變外來的療法，以符合在地的需求？這些問題不僅對心理熱重要，對中國的心理健康照護系統及廣大人口的心理健康福祉亦然。

---

55 Jie Yang, "Fake Happiness: Counselling, Potentiality and Psycho-Politics in China," 292-312; Jie Yang, "Peiliao Companion to Chat: Gender, Psychologization and Psychological Labor in China," 41-58; Jie Yang, "Song Wennuan, Sending Warmth: Unemployment, New Urban Poverty and the Affective State in China," 104-125.

致謝：筆者向在心理熱的社會世界中認識的心理治療師致上最深的謝意。在田野中，于欣、蕭澤萍、仇劍寅協助安排北京大學精神衛生研究所及上海精神衛生中心等機構的支持，本人受惠甚多。研究過程中從與臺灣友人的討論中受益甚豐，包括單瑜，王聲昌，簡意玲，劉書岑，楊明敏，陳嘉新，周仁宇，王浩威。我也十分感謝Arthur Kleinman, Byron Good與Benjamin Penny教授的寶貴意見，及其對文章初稿的指正。

徵引書目

Bach, George Robert, and Haja Molter. *Psychoboom: Wage und Abwege Moderner Therapie.* Reinbek bei Hamburg: Rowoholt, 1976.

Chen, H. H. et al. "Mental Health Law of the People's Republic of China (English Translation with Annotations)." *Shanghai Archives of Psychiatry* 24:6(2012): 305-321.

Davies, James. *The Making of Psychotherapists: An Anthropological Analysis.* London: Karnac Books, 2009.

Fishkin, Ralph et al. "Psychodynamic Treatment, Training and Supervision Using Internet-Based Technologies." *The Journal of the American Academy of Psychoanalysis and Dynamic Psychiatry* 39:1(2011): 155-168.

Hansen, Mette Halskov and Rune Svarverud, eds. *iChina: The Rise of the Individual in Modern Chinese Society.* Copenhagen: NIAS Press, 2010.

Kipnis, Andrew, ed. *Chinese Modernity and the Individual Psyche.* New York: Palgrave Macmillan, 2012.

Kleinman, Arthur. *Social Origins of Distress and Disease: Depression, Neurasthenia and Pain in Modern China.* New Haven, CT: Yale University Press, 1986.

Kleinman, Arthur et al., eds. *Deep China: The Moral Life of the Person.* Berkeley, CA: University of California Press, 2011.

Krieger, Josh "Manufacturing Psychological Understanding : How China's First National Psychotherapy TV Show Teaches Viewers Psychological Narratives of Chinese Family Problems." PsyD Dissertation, Write Institute, 2009.

Lee, Sing. "Estranged Bodies, Simulated Harmony and Misplaced Cultures: Neurasthenia in Contemporary Chinese Society." *Psychosomatic Medicine* 60:4(1998): 448-457.

Lee, Sing. "Diagnosis Postponed: *Shenjing Shuairuo* and the Transformation of

Psychiatry in Post-Mao China." *Culture, Medicine and Psychiatry* 23:3(1999): 349-380.

Leung, Alvin S., Li Guo and Man Ping Lam, "The Development of Counselling Psychology in Higher Educational Institutions in China: Present Conditions and Needs, Future Challenges." *The Counselling Psychologist* 28:1(2000): 81-99.

Liu, Jin. et al. "Mental Health System in China: History, Recent Service Reform and Future Challenges." *World Psychiatry* 10:3(2011): 210-216.

Luhrmann, Tanya Marie. *Of Two Minds: An Anthropologist Looks at American Psychiatry*. New York: Vintage Books, 2001.

Ma, Hong. "Integration of Hospital and Community Services—the '686 Project' —Is a Crucial Component in the Reform of China's Mental Health Services." *Shanghai Archives of Psychiatry* 24:3(2012): 172-174.

Osnos, Evans. "Meet Dr. Freud: Does Psychoanalysis Have a Future in China?" *New Yorker* 86:43(November 2011): 54-63.

Palmer, David Alexander. *Qigong Fever: Body, Science and Utopia in China*. New York: Columbia University Press, 2007.

Pearson, Veronica. *Mental Health Care in China: State Policies, Professional Services and Family Responsibilities*. London: Gaskell, 1995.

Phillips, Michael R. "The Transformation of China's Mental Health Services." *The China Journal* 39(1998): 1-36.

Phillips, Michael R. Huaqing Liu and Yanping Zhang. "Suicide and Social Change in China." *Culture, Medicine and Psychiatry* 23:1(1999): 25-50.

Phillips, Michael R., Xianyun Li, and Yanping. Zhang. "Suicide Rates in China, 1995-1999." *Lancet* 359:9309 (2002): 835-840.

Porter, Roy. *Quacks: Fakers and Charlatans in English Medicine*. Stroud, Gloucestershire: Tempus Publishing Inc., 2001.

Ramsey, Matthew. *Professional and Popular Medicine in France, 1770-1830: The Social World of Medical Practice*. Cambridge; New York: Cambridge University Press, 1988.

Schülein, Johann. "Psychoanalyse und Psychoboom: Bemerkungen zum Sozialen Sinnkontext Therapeutischer Modelle." *Psyche* 32:5-6（1978）: 420-440.

Simon, Fritz B., Margarete Haaß-Wiesegart and Xudong Zhao. "*Zhong De Ban*" *oder: Wie die Psychotherapie nach China Kam. Geschichte und Analyse eines Interkulturellen Aben-teuers.* Heidelberg : Carl-Auer-Systeme Verlag, 2011.

Tatlow, Didi Kirsten. "Freudians Put China on the Couch," *New York Times*, 28 October 2010.

Wan, William. "Freud Coming into Fashion in China," *Washington Post*, 11 October 2010.

Yan, Yunxiang. "The Changing Moral Landscape." In *Deep China: The Moral Life of the Person*, edited by A. Kleinman et al., 36-77. Berkeley: University of California Press, 2011

Yang, Jie. "Fake Happiness: Counselling, Potentiality and Psycho-Politics in China." *Ethos* 41:3（2013）: 292-312.

Yang, Jie. "Peiliao Companion to Chat: Gender, Psychologization and Psychological Labor in China." *Social Analysis* 57:2（2013）: 41-58

Yang, Jie. "Song Wennuan, Sending Warmth: Unemployment, New Urban Poverty and the Affective State in China." *Ethnography* 14:1（2013）: 104-125.

人民網，〈關於構建和諧社會若干重大問題的決議〉（中國共產黨第十六屆中央委員會第六次全體會議），http://cpc.people.com.cn/GB/64093/64094/4932424.html，瀏覽日期：2013年8月20日。

中央政府門戶網站，「汶川地震災後恢復重建條例」，http://www.gov.cn/zwgk/2008-06/09/content_1010710.htm，瀏覽日期：2013年8月20日。

中央政府門戶網站，「汶川地震災後恢復重建總體規畫」，http://www.gov.cn/zwgk/200809/23/content_1103686.html，瀏覽日期：2013年8月20日。

中央政府門戶網站，「關於進一步加強精神衛生工作的指導意見」，http://

www.gov.cn/ztzl/gacjr/content_459454.htm，瀏覽日期：2013年8月20日。

百度文庫，〈中國精神衛生工作規畫2002-2010〉，http://wenku.baidu.com/view/77d469150b4e767f5acfce98.html?from=related，瀏覽日期：2013年8月20日。

李晶家族的博客，〈512週年反思：防火、防盜、防心理諮詢師〉，http://blog.sina.com.cn/s/blog_5f177eb20100dchk.html，瀏覽日期：2013年8月20日。

陳佩璋、何瑞嫦，〈綜合醫院的醫學心理諮詢工作〉，《中國醫院管理》，10（黑龍江，1983），頁42-43。

陳統奎，〈心理援助，亂槍打鳥〉，http://www.nfcmag.com/article/866.html，瀏覽日期：2013年8月20日。

〈國家職業分類及職業資格工作委員會〉，《中華人民共和國國家職業分類大典》，北京：中國勞動社會保障出版社，1999。

搜狐健康，〈央視《心理訪談》楊鳳池、李子勛做客搜狐〉，http://health.sohu.com/s2006/xinlifangtan，瀏覽日期：2013年3月20日。

華夏心理，〈心理諮詢師的職業前景〉，http://www.psychcn.com/hots/psychcn/200601/1170919282.shtml，瀏覽日期：2013年3月20日。

《勞動及社會保障部，國家職業標準：心理諮詢師標準（試行）》，北京：中國勞動社會保障出版社，2001。

《勞動及社會保障部，國家職業標準：心理諮詢師》，北京：中國勞動社會保障出版社，2005。

殷大奎，〈齊心協力腳踏實地全面推進新世紀精神衛生工作〉，《中國心理衛生雜誌》，16:1(2002)，頁4-8。

郭念鋒，〈中國心理衛生事業的現狀與未來對策中〉，《健康心理學雜誌》，8:1（河北省，2000），頁2-4。

趙耕源，〈心理諮詢的發展〉，收入陳學詩、陳秀華編，《中國現代神經精神病學發展概況》，北京：中國科學普及出版社，1995，頁288-295。

趙耕源等，〈綜合醫院開展心理諮詢100例小結〉，《中山醫學院學報》，5:3(1984)，頁63-66。

索引

作者簡介

（依作者姓氏筆劃排序）

王文基（Wen-Ji Wang）

劍橋大學科學史與科學哲學博士，現任職於國立陽明大學科技與社會研究所，並與公共衛生研究所合聘。研究興趣為科學史，精神醫學及殖民醫學史。早期研究涵蓋歐洲精神分析史，日治時期台灣癲病史。晚近研究主題為二十世紀華人社會的精神疾病及心理衛生。與學界友人合編有《意外多重奏：STS如何重組真相》（2012），《台灣科技爭議島》（2015），《東亞醫療史：殖民，性別與現代性》（2017）等書。

中村江里（Eri Nakamura）

目前為日本學術振興會（Japan Society for the Promotion of Science, JSPS）的研究員。著有《戰爭とトラウマ：不可視化された日本兵の戦争神経症》（《戰爭與創傷：日本帝國軍隊中隱形的戰時神經症》）（2018）一書，該著檢視日本患有精神疾病的軍人，在亞洲─太平洋戰爭發生時是如何被對待的，以及為何在戰後日本社會對其經驗有著集體性的失憶。

北中淳子（Junko Kitanaka）

現任日本慶應義塾大學人文學科的人類學教授。成長並受教於日本，爾後於芝加哥大學取得碩士學位，並於麥基爾大學取得博士學位，師承Margaret Lock與Allan Young。與國際人類學家與精神科醫師共同合作研究精神醫學議題已逾二十年。研究生涯中獲獎無數，當中包括2007年的由美國人類學學會所頒給其之博論的醫療人類學獎。博論後以 *Depression in Japan: Psychiatric Cures for a Society in Distress*（2011）為名由普林斯頓大學出版。此書隔年獲得到美國人類學學會「東亞人類學最佳專論」之Francis Hsu獎，並由Pierre-Henri Castel譯為法文（*De la mort voluntaire au suicide au travail: Histoire et anthropologie de la depression au Japon*）於2014年出版。目前進行的新研究計畫包括下列議題：工作環境的健康篩檢及預防醫療、後核時代的精神治療與創傷照護，以及生命週期醫療化（特別著重於失智症）。近來的著作有 "The Rebirth of Secrets and the New Care of the Self in Depressed Japan."（2015），"Depression as a Problem of Labor: Japanese Debates About Work, Stress, and a New Therapeutic Ethos"（2015）。

呂寅碩（In-sok Yeo）

畢業於韓國延世大學醫學院。獲得寄生蟲學的博士學位後，又於法國巴黎第七大學獲得醫學史（古希臘醫學）博士學位。現為延世大學醫科大學醫史學科教授兼主任。除對韓國、古希臘醫學與醫學哲學有豐厚的著述外，亦將希波克拉底（Hippocratic）文集以及法國醫學哲學家Georges Canguilhem的著述翻譯成韓文。

吳易叡（Harry Yi-Jui Wu）

畢業於中山醫學大學醫學系，曾任精神科住院醫師，隨後赴英國牛津大學衛康醫學史研究所深造，取得歷史博士學位。曾任職於香港大學文學院人文學中心、新加坡南洋理工學院歷史系及李光前醫學院，目前為香港大學李嘉誠醫學院醫學倫理及人文學部助理教授兼副主任。研究範圍包含非傳染疾病的跨國史、敘事醫療，以及何將人文社會學科的批判性融入醫學教育。論文曾發表於 *History of Psychiatry, Medical History, East Asian Science, Technology and Society, The Lancet, The Lancet Psychiatry, The Clinical Teacher, International Journal of Environmental Research and Public Health, Positions: Asia Critique* 等期刊。目前正在撰寫專書，分析世界衛生組織於戰後進行跨國社會精神醫學研究的歷史。

巫毓荃（Yu-Chuan Wu）

台灣大學醫學系學士，原為精神科醫師，2012 年於倫敦大學學院衛爾康醫學史研究中心取得歷史學博士學位，目前任職中央研究院歷史語言研究所助研究員。其主要研究興趣為東亞的精神醫學、心理學與心理治療史。論文曾發表於《台灣社會研究季刊》、《新史學》、*Journal of the History of Medicine and Allied Sciences, Culture, Medicine, and Psychiatry, History of Science* 等期刊。目前研究聚焦於二十世紀初日本的心理治療，包括自西方引入以及日本本土的心理治療法。除了嘗試脈絡性地理解心理治療的概念與實作外，也強調東西方的比較。

兵頭晶子（Hyodo Akiko）

2007年於大阪大學獲得文學博士，專研日本史。本書收錄的〈大正時期的「精神概念」〉一文改寫自博論第五章，並榮獲日本思想史學會首獎。獲獎後改寫此文，並收錄於2008年出版的 *Mental Disease and Japanese Modernity: From the Possessed Mind/Body to the Diseased Mind/Body* 一書的第五章——"Mental Disease and Japanese Modernity"。曾於2007年與芹沢一也合著有《時代がつくる「狂気」精神医療と社会》一書；並與橋本明合著有《治療の場所と精神医療史》一書。近作包含有「今、『社会的入院』を問い直すために：イタリア精神医療との比較から」（2015），以及〈「生きている」ということを取り戻す：『プシコ ナウティカ』と《千と千尋の神隠し》から〉（2017）。兵頭研究核心為精神疾病概念的歷史性，質疑現代社會是否真的需要精神醫學。她認為生活中面臨的危機並非單純的疾病問題，而需靠所有人的共同參與方能解決。

姜學豪（Howard Chiang）

美國加州大學戴維斯分校（UC Davis）歷史系專任助理教授，美國普林斯頓大學科學史博士。研究專長包含近代中國思想與文化史、科學史、全球史、性別研究、華語語系研究等。著有英文學術專書 *After Eunuchs: Science, Medicine, and the Transformation of Sex in Modern China*（2018）。主編英文論文集含 *Sexuality in China: Histories of Power and Pleasure*（2018）、*Historical Epistemology and the Making of Modern Chinese Medicine*（2015）、*Psychiatry and Chinese History*（2014）、*Transgender China*（2012）等。

黃宣穎（Hsuan-ying Huang）

美國哈佛大學（Harvard University）社會人類學博士，國立台灣大學醫學系畢業，現任職香港中文大學人類學系助理教授。赴美進修前曾於衛生署桃園療養院、台灣大學附設醫院擔任精神科住院醫師，畢業後曾在澳洲國立大學中華全球研究中心擔任博士後研究員。研究興趣主要為醫療人類學，特別是精神醫療與心理衛生領域的人類學研究，長期關注西式心理治療在都會中國的發展。

鈴木晃仁（Akihito Suzuki）

日本慶應義塾大學經濟學部歷史學教授。先後於東京大學學習科學史，並於倫敦衛康醫學史中心學習醫學史。迄今研究主要著重日本及英國的精神醫學史以及傳染病史，研究成果包括：*Madness at Home: The Psychiatrist, the Patient and the Family in England 1820-1860*（2006）、"Measles and the Transformation of the Spatio-Temporal Structure of Modern Japan"（2009）、"Smallpox and the Epidemiological Heritage of Modern Japan: Towards a Total History"（2011）。2007年獲得慶應賞；2014年獲康乃爾大學醫學史研究所 Carlson Award。目前撰寫之專論透過透過大量私人精神醫院史料檔案，研究20世紀早期的東京精神疾病，特別在現代與傳統拉扯的脈絡下探討精神醫師與病人的活動與處遇。

劉峻（Theodore Jun Yoo）

芝加哥大學（University of Chicago）東亞語言文明學系博士，現為韓國延世大學韓國語文學系副教授。2008年及2016年分別出版 *The Politics of Gender in Colonial Korea: Education, Labor, and*

Health, 1910–1945（2008）以及 *It's Madness: The Politics of Mental Health in Colonial Korea*（2016）兩本書。目前正在撰寫的新著暫名為 *The Two Koreas: Two Nations in the Modern World* 的書稿。

譯者簡介

（依作者姓氏筆劃排序）

王珮瑩（Pei-Ying Wang）

土城人，對犯罪精神醫學史的興趣，來自於台北大學司法系時期的因緣際會。流浪到清華大學歷史研究所後，因耽溺於日本壓抑的美學，曾在東京大學、慶應義塾大學，以及青山學院大學看過四季的風景，親身去感受台灣和日本這百年餘來的相連與流轉、變化。由於著迷於Foucault的理論，過去曾在天下第一女子看守所實際工作了2年，用身體體驗「規訓與懲罰」的力量。現在，也在全台太陽最早升起的法院，實際與在善惡之間飄移的困惑少年們交會、碰撞，思考文本之外，現實可能的作為。曾與朋友合著有《看不見的殖民邊緣：日治台灣邊緣史讀本》，並譯有《文化精神醫學的贈物》，《透視科技與社會的九道工法》等。

林桂卉（Guei-Huei Lin）

國立陽明大學科技與社會研究所碩士，現於國立臺灣大學擔任研究助理。學生時期即對為什麼要規訓異常感到興趣，因為修讀精神醫學與現代社會課程而開始進行自殺防治相關研究，關注政治社會對於自殺議題的論述與實作。持續抵抗主流所謂「自殺不能解決問題」價值，堅決相信人有決定自己生命存續狀態的權利。

官晨怡（Chen-I Kuan）

現為台大健康行為與社區科學研究所助理教授，於美國雪城大學
人類學系取得博士學位，專長為醫療人類學。她早期研究生產中
的性別政治與社群差異，以及醫師社群的科技信念，探討影響生
產照護決策與婦女生產經驗的社會文化因素，近期則將研究轉向
台灣社會中的兒童常規疫苗拒打現象，藉以探究風險社會中的親
職經驗，以及科學知識與常民觀點間相互形塑的關係。研究興趣
包括：醫學、科技、性別、移民、族群、全球化、常民風險觀、
醫療社群文化等。

陳令杰（Ling-Chieh Chen）

倫敦大學亞非學院歷史學系博士候選人。出生臺北，十八歲後即
離鄉背井，居住過臺南與新竹，也曾在臺灣周邊海域飄流，可惜
不是海賊王；現暫居倫敦。大學與碩士分別畢業於國立成功大學
歷史學系與國立清華大學歷史研究所，後曾任《新史學》雜誌助
理編輯。主要研究興趣為近代中國和近代臺灣的郵政通信史，
並從之觸及社會、性別與文化史層面的探索。目前正在進行的博
士論文，將處理民國時期內外戰事紛擾下，中國郵政如何維繫以
及戰火對大眾日常通信的影響。主要著有論文〈玉纖輕撮話纔
通—日治時期臺灣的電話女接線生〉（2016）、〈清末海關與大清
郵政的建立1878-1911〉（2013）、〈清代錫口的發展與變遷〉
（2011）、〈論清末臺灣新式郵政之創設〉（2010）。

張邦彥（Pang-Yen Chang）

畢業於國立陽明大學醫學系，隨後就讀陽明大學科技與社會研究

所。過去曾任臺北市立聯合醫院仁愛院區醫師，2018年起任職於臺大醫院環境及職業醫學部。大學時夢想成為作家或劇場人，後來卻鑽進了STS、醫學史與科學史的領域，未來的發展仍有待探索。碩士論文探討清末民初的催眠術歷史及其大眾科學意涵。

張泓昊（Honghao Zhang）

北京大學生物醫學英語專業出身，現為北京大學心理與認知科學學院在讀博士生。現研究領域為風險與認知決策及積極心理學。

湯家碩（Chia-Hsuo Tang）

畢業於國立陽明大學科技與社會研究所，現為荷蘭阿姆斯特丹大學人類學系博士生。研究興趣涵蓋科技、醫療與社會的跨域接觸。目前研究主要關懷醫療NGO在低度發展國家的健康治理活動中所蘊含的全球─地方互動，以及醫療科技與服務的跨國導入所產生的社會後果。碩士論文〈重訪龍發堂：精神衛生治理與一個機構的道德生涯，1980-1990〉曾獲得中研院人文社會科學研究中心衛生與東亞社會研究計畫獎助。

彭婷紋（Ting-Wen Peng）

東吳大學英國文學系畢業，熱衷球賽及外語。曾於不同補習班指導過各年齡層學生英語，現任職於貿易代理商，負責各國原廠的聯絡窗口和訂單統籌。一次旅行途中結交了人生中第一個韓國朋友之後開始學習韓文，於2013年通過TOPIK六級檢定。工作之餘偶爾接翻譯案、家教，並樂於主辦討論會與外語同好們交流學習方法和技巧，覺得能將自己的所學傳遞給別人、同時也從他人

身上得到啟發是有莫大滿足感的事。

詹穆彥（Mu-Yen Chan）

清華大學歷史學研究所科技與社會組碩士班畢業，喜愛旅行、閱讀、寫作、拍照、健行和不斷發掘新的興趣，試圖當個文青但似乎不太成功。曾受過理科及歷史學訓練，對科學史尤有濃厚興趣。研究所時期因緣際會投入醫療史及精神醫學史領域，將所學結合個人特殊的生命經歷，意外開展了一個讓自己與許多人都覺得有趣的當代台灣妥瑞人社會研究，探討科學類別與被分類者的動態關係。由於不滿足於僅僅爬梳文獻，更一頭栽入創立台灣首個妥瑞人實體社團（妥瑞夢想團），並以此作為研究田野。雖然因而大大延後了畢業時程，把碩論當博論寫的荒唐之舉卻也讓自己感受到研究的樂趣與無比的成就感。

中研院人文講座叢書
精神科學與近代東亞

2018年12月初版　　　　　　　　　　　　　　　　定價：新臺幣680元
有著作權‧翻印必究
Printed in Taiwan.

主　　　編	王　文　基
	巫　毓　荃
著　　　者	王　文　基
	巫　毓　荃　等
叢書主編	沙　淑　芬
校　　　對	吳　淑　芳
封面設計	黃　毓　智
編輯主任	陳　逸　華

出　版　者	聯經出版事業股份有限公司	總編輯	胡　金　倫
地　　　址	新北市汐止區大同路一段369號1樓	總經理	陳　芝　宇
編輯部地址	新北市汐止區大同路一段369號1樓	社　長	羅　國　俊
叢書主編電話	(02)86925588轉5310	發行人	林　載　爵
台北聯經書房	台北市新生南路三段94號		
電　　　話	(02)23620308		
台中分公司	台中市北區崇德路一段198號		
暨門市電話	(04)22312023		
台中電子信箱	e-mail：linking2@ms42.hinet.net		
郵政劃撥帳戶	第0100559-3號		
郵撥電話	(02)23620308		
印　刷　者	世和印製企業有限公司		
總　經　銷	聯合發行股份有限公司		
發　行　所	新北市新店區寶橋路235巷6弄6號2樓		
電　　　話	(02)29178022		

行政院新聞局出版事業登記證局版臺業字第0130號

國家圖書館出版品預行編目資料

精神科學與近代東亞/王文基、巫毓荃主編．王文基、
巫毓荃等著．初版．新北市．聯經．2018年12月（民107年）．
484面．14.8×21公分（中研院人文講座叢書）
ISBN　978-957-08-5200-4（平裝）

1.精神醫學　2.文集　3.東亞

415 .9507　　　　　　　　　　　　　　107017927